"863"现代数字医疗核心装备与关键技术研究课题系列丛书

中国医疗器械产业发展之路

主编　谭民望

编者　（以姓氏笔划为序）

吴祈耀　　陶笃纯

崔玉琴　　潘明荣

中国医药科技出版社

图书在版（CIP）编目

中国医疗器械产业发展之路／谭民望主编．—北京：中国医药科技出版社，2007.12
（"863"现代数字医疗核心装备与关键技术研究课题系列丛书）
ISBN 978-7-5067-3779-1

Ⅰ．中…　Ⅱ．谭…　Ⅲ．医疗器械－工业企业－经济发展－研究－中国
Ⅳ．F426.4

中国版本图书馆 CIP 数据核字（2007）第 204534 号

美术编辑　陈君杞
责任校对　张学军
版式设计　郭小平

出版　中国医药科技出版社
地址　北京市海淀区文慧园北路甲 22 号
邮编　100082
电话　发行：010 - 62227427　邮购：010 - 62236938
网址　www.cspyp.cn
规格　787×1092mm $\frac{1}{16}$
印张　13
字数　271 千字
版次　2007 年 12 月第 1 版
印次　2009 年 3 月第 2 次印刷
印刷　北京市松源印刷有限公司
经销　全国各地新华书店
书号　ISBN 978 - 7 - 5067 - 3779 - 1
定价　75.00 元
本社图书如存在印装质量问题请与本社联系调换

"863"现代数字医疗核心装备与关键技术研究课题系列丛书编委会

目录

第一章 总 论

第一节 国际医疗器械产业态势

一、总体形势

医疗器械是关系到人类生命健康的新兴产业，其产品聚集和融入了现代科学技术的大量成就，许多现代化产品是医学与多种学科相结合的高新技术产物，在世界发达国家中，近十余年来一直保持着很高的年增长率，被誉为朝阳工业，是 21 世纪十分活跃的新经济增长点，其发展态势，已成为一个国家的综合工业、经济、技术实力与水平的重要象征。在目前发达国家的人均医药卫生消费中，药物和医疗器械的比例已达到 1∶1。

作为一个多学科交叉、知识密集、资金密集型的高技术产业，医疗器械产业的发展可以带动 8 个相关产业的发展，包括电子信息、精密机械、精细化工、高端材料、光机电、民生用品、装备业和现代服务业等。从 20 世纪中叶开始，大量的新技术、新材料应用于医疗器械产业，以光学、电子、超声、磁、同位素、计算机为基础，包括人工材料、人工脏器、生物力学、监测仪器、诊断设备、影像技术、信息处理、图像重建等多方面内容，在医学各领域得到了广泛应用。

20 世纪 90 年代，全球经济衰退，但医疗器械产品仍然看好。在该时期，美国医疗器械工业增长 6%～7%，超过同期 2.7%～4.4% 的总体经济增长率；西欧整体经济发展举步维艰，但欧共体的医疗器械工业增长率却保持在 3% 以上；日本经济增长率仅为 3.5% 左右，而医疗器械工业增长率达 8%。与此同时，医疗器械市场也颇景气：美国市场销售增长率为 5.1%，欧共体为 6.1%，日本为 8.3%。医疗器械经济的活跃还反映在企业兼并、风险投资市场的活跃上（后详）。

二、市场规模

根据美 HIMA（医疗卫生工业制造商协会）报道，1995 年全球医疗器械（BME 产业，包括医疗器械和医学生物材料）的销售市场共 1200 亿美元，1996 年达到 1300 亿美元，1997 年为 1370 亿美元，1999 年为 1530 亿美元，近年来连续以 6%～7% 的速度增长。

另据美国著名 Frost & Sullivan 公司市场分析报告，2003 年全球医疗器械市场容量是 2484 亿美元；预测 2005 年全球医疗器械销售额达到 2500 亿美元左右（见图 1-1）；直至 2008 年左右，增幅可维持 6.5%，可跻身当今世界经济发展最快、贸易往来最为活跃的工业门类。与此同时，医疗器械产品的国际贸易额每年以 25% 的速度增长，销售利润达 40%～50%，产品附加值相当高。

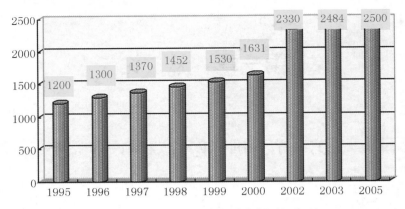

图 1-1　世界医疗器械市场销售额（亿美元）

资料来源：华云俊《医疗器械行业的发展趋势》

三、市场格局

全球的医疗器械生产公司目前超过万家，但世界规模的大型公司仅有 40 余家，却占有市场份额的 80%～85% 左右。世界销售收入前 10 名企业包括美国 7 家、德国 2 家和荷兰 1 家，其中 Johnson & Johnson(强生)是全球规模最大的医疗器械公司，年收入达 149 亿美元，占全球市场的 8.5%，见表 1-1。

表 1-1　世界排名前 10 名医疗器械公司基本情况

公司名称	国别	员工人数	年 销 售 额	主要产品领域
Johnson&Johnson(强生)	美国	98500	(亿美元) 106	外科缝合线系列、微创外科系列、心血管介入、消毒灭菌、骨科
GEMS(通用医疗)	美国	27500	79	CT、MRT、PET、B 超等各种医学影像设备及病人监护类
Baxter(百特)	美国	43000	73	血细胞分离技术与产品、全自动血浆采集系统、输液系列、腹膜及血液透析
Tyco(泰科)	美国	202000	65	缝线和腹腔镜、外科器械和装置、诊断成像、注射针和注射器
Medrionic(美敦力)	美国	26050	58	世界最大的心律调节器生产商，心血管支持、药物传输系统、电疗
Abbott Laboratories(雅培)	美国	60571	54	药物注射及传输系统，各类诊断设备等
Philips Medical System（飞利浦医疗）	荷兰	17600	47	CT、MRT、PET、B 超等各种医学影像设备及病人监护等
Siemens Medical（西门子医疗）	德国	28000	46	CT 等医学影像设备及病人监护等
Becton Dickinson(碧迪)	美国	25000	36	自毁型注射器、眼科手术器械、输液、细菌鉴定仪等
Fresenius Medical Care（弗雷申牛斯）	德国	35370	34	透析系列等

资料来源：《上海生物医学工程》2004 年

美国是世界上最大的医疗器械市场和先进医疗技术主导国。1999～2004 年的复合增长率达到 9%；将继续发展微创外科、心血管以及整形外科植入方面的创新器械。

强影响力的日本的竞争是主要原因。进口在 1993～1996 年间增长了 45%；1997 年有所回落。电子类医疗器械进口同期增长 46%，主要来自德国和美国。

（四）研发动态

目前国际医疗器械行业的主要研发动态是：设备数字化、网络化、智能化、专业化；主要技术发展趋势是：数字化、信息化、大型医疗器械产品、高技术转移和现代医疗保障体系。在信息化方面的重要趋势是运用互联网电子商务，以及开发诊断和治疗多种不同病况的综合性产品。

在研发领域，美国医疗器械企业每年投入约 210 亿美元，远大于其他国家。据 Frost & Sullivan 公司的调研报告，近年来美国生产厂家增加研究与开发资金投入，并将此视为医疗器械产业增长的重要标识。2000 年的投入约占销售总额的 7%，而 2002 年已超过 8%。

体现在技术与产品类别上，未来医疗器械产业的增长热点有：计算机相关技术，家庭和自我保健器械，微创医疗器械和器官移植和辅助医疗器械。其中前 3 项主要为数字化医疗设备。

五、产业趋势

（一）强强联合

医疗器械领域全球竞争、降低成本、扩大需求的形势，使横向、纵向并购活动非常活跃。并购活动的本质，是通过外部资源的整合和配置，涉足新业务领域；通过强强联合增强竞争优势，整合制造资源，建立成本优势。

20 世纪最后几年，医疗器械企业兼并重组连绵不断。如 1998 年以来，美国 GE 公司兼并了 Elscint 的 MRI 生产部门，以生产 C 型 X 射线系统闻名的 OEC Medical System 公司，以及设计生产核医学仪器和 PET（正电子断层成像）的 SMV（Sopha Medical Vision）公司。

兼并的初衷是扩充专业技术队伍，增加某类产品的技术开发能力，或增加相同医学专科成套设备的供应能力。如飞利浦兼并 ATL、Agilent 和 ADAC 实验室，就增强了超声显像仪、核医学等医学成像设备仪器的开发能力。又如美国原以心脏起搏器生产闻名于世的 Medtronic 公司先后兼并一些心血管外科仪器及器械公司，增强了心血管外科的成套设备供应能力。

为涉足新业务领域而进行战略性并购，是指在自身比较薄弱的战略性业务领域，通过并购该领域领先的中小公司，建立业务基础；并利用公司的品牌和资源，加速拓展该领域。大型医疗器械公司的并购活动大多属于此类（见图 1-3）。例如飞利浦于 2002 年底完成收购 Healthcare Products Group（HCP）。HCP 隶属马可尼医疗系统，主要业务是销售医用胶片、放射科用试剂及相应设备和辅助用品，也包括数字式 X 射线机；2002 年销售收入 6 亿美元。

另一方面，不同业务领域的大型医疗器材公司通过强强联合增强竞争优势，以进行研发、制造、市场、服务等业务资源的整合。GE 近几年的扩张就是一个典型：2003

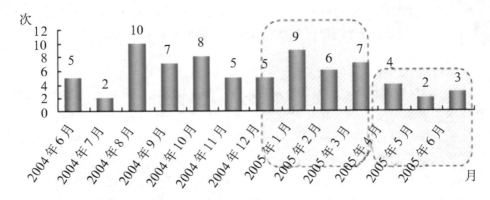

图1-3　2004年6月~2005年6月医药行业重大并购时间次数
资料来源:《中国医药并购监测报告》

年10月,通用电气通过其GE Medical Systems完成对总部在芬兰的Instrumentarium公司并购。后者从而成为GE的医疗保健信息技术部在欧洲的总部,这个部门年销售额达26亿美元。两公司合并后,提供范围广泛并且领先的医学影像、病人监护、麻醉传输、重症护理和信息系统。2004年4月,GE公司又成功收购英国造影剂和生命科学公司Amersham,成立GE医疗集团,将GE在医疗工程、物理和信息技术领域的实力和Amersham公司在生物与化学方面的优势合二为一。新的GE医疗集团覆盖医疗影像、诊断制药和药品研发等广泛业务;并计划建立一系列高科技以及优质服务的医疗业务;其2004年销售总额估计超过140亿美元。

根据美国麻省医疗器械商会统计, 2000~2005年,每年交易额在1亿美元上下的大型兼并或风险投资活动在60~90起之间;2004年更达到最高峰382亿美元,其中强生一家的兼并额高达254亿美元。2005年全球大型企业兼并共59起,成交额63亿美元,即平均每起1.08亿美元。

从大型医疗器械企业2005年兼并状况看,最活跃的仍是心血管类器械;就成交额言,诊断与成像类最大,其中外科手术和心血管类,共占到总成交额的80%;其次是呼吸类、外伤科、监护与IT、骨科。大型医疗器械企业,强生、通用医疗、美敦力、西门子、泰科、飞利浦、波斯顿科学、史赛克、碧迪、雅培的兼并交易在总额中高占59.6%。

兼并活动的一个明显趋势是,风险投资倾向新建企业。心脏病和糖尿病的高发率,刺激着心血管类医疗器械领域的兼并投资继续增长;外科器械类兼并增长主要来自MIS整容外科和肥胖症手术的贡献;在诊断领域分子成像药剂的增长使用,则导致诊断类器械企业兼并继续增长。

（二）集优化运作

随着开发和生产理念的变革,国际集优化运作正从部件协作配套,逐步扩展到整个制造链。

医疗器械产品具备学科多样性、复杂性,兼备公益性与市场性,其应用事关人的生命、健康,因此对产品安全性、有效性要求严格,被各国政府普遍要求接受全程监督管理；因而较一般产品具有较长（3～5 年）的开发周期和较复杂的生命周期，大致包含以下几个阶段：概念研发、原型设计、动物实验、临床验证、生产工艺、质量体系、入市许可及产品跟踪（见图 1-4）。

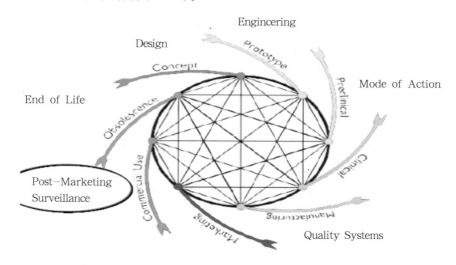

图 1-4　医疗器械产品生命周期

复杂的产品生命周期，也是前述大型医疗器械企业垄断制造业格局的成因之一。但另一方面，随着 IT、软件、互联网技术的迅速发展，可以在共同依循的通信、软件套、工作流规范下分担的设计、生产环节越来越多，行业间分工合作的深化，和规模化生产制造环节的外包渐趋普及；合同制造商角色逐步成型并强化。因而医疗器械厂商得以专注于产品设计、研发和销售，而运用并购、资源整合的手段作资本经营。由此形成了如图 1-5 所示的国际医疗器械产业链结构。

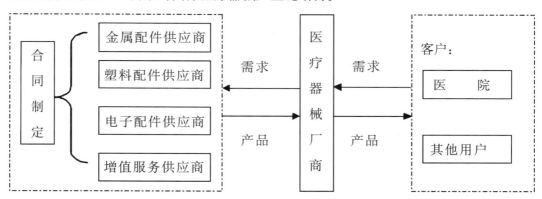

图 1-5　国际医疗器械产业链结构

与复杂的产品生命周期和产业链结构对应的，是医疗器械产业特定的技术价值链（见图 1-6）和市场价值链（见图 1-7）。

医疗器械制造链、产业链和技术价值链的成型，使得越来越多的企业，为实现高产品质量和低成本，在设计、实验、开发、制造、测试、销售、售后服务诸环节中，不

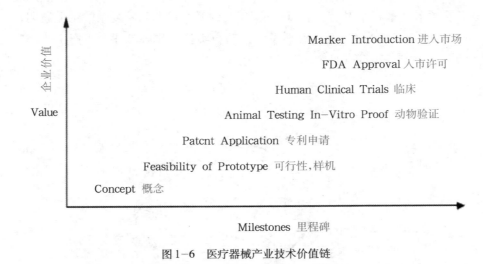

图1-6　医疗器械产业技术价值链

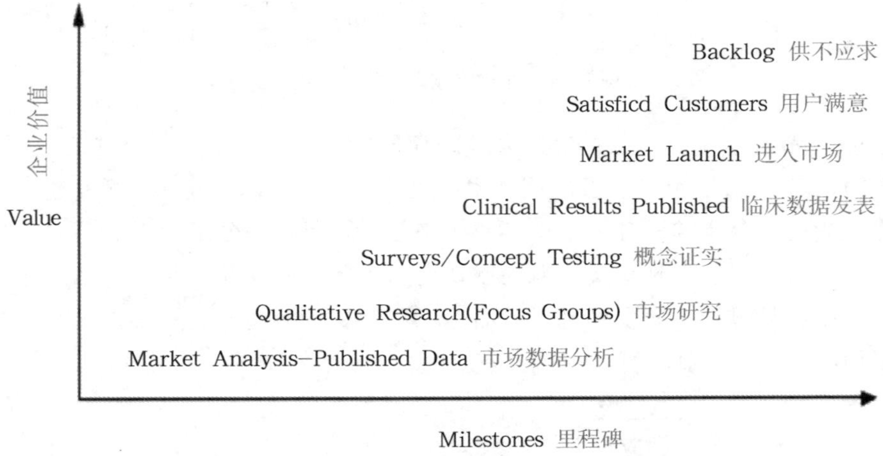

图1-7　医疗器械产业市场价值链

再依赖个体优势，而是充分发挥全球性多元专业优势，重新确定自身定位，并将资源重新配置到最能体现自身优势的领域，构筑竞争优势，获得持续发展的能力。

（三）外包战略

集优化运作具有外包、内包、离岸经营、合资、兼并等多种模式。

例如，近年医疗器械产业领域跨国公司开始重视在发展中国家建立生产经营本地化基地和研发基地，以充分利用后者在人才和市场等方面的资源，更好地发展自己。中国加入ＷＴＯ后，外商对我国的投资也从最初的来料加工、合资办厂逐步发展到兼并中国企业及独资办厂的阶段。世界三大医学成像产品制造商（ＧＥ、西门子和飞利浦）都先后在我国建立起生产经营本地化基地和研发基地。不仅为其有效地进入中国市场，而且为更好地利用与整合有用资源，生产可靠性好、高性能、价位低、适合我国市场的产品，提供了非常有利的条件。

外包，是前述多种集优化运作模式中新兴并日益普及的一种，它指企业将内部生产和经营活动部分地或全部地转变为从外部供应商处购买。

目前，美国医疗器械制造业外包比率约为25%，并在继续上升。造成这种趋势的原因有两点：一是合同制造商在很多医疗器械产品制造方面具有价格便宜、供货迅速、制造技术甚至超过OEM水平等优势，促使医疗器械OEM在这一产品制造环节选择外包；另外是许多OEM认为产品制造环节难以形成企业的核心竞争力，产品研发、设计和市场营销才是企业核心竞争力之所在。

（四）产业基地

产业基地在形式上表现为医疗器械及其相关产业的企业集群及其在地域上的集中，构成一个相对完整的产业链和价值链，这些企业之间存在密切的经济联系。一个良性发展的产业基地可以对当地经济发展起到不可估量的推动作用。国外相关知名产业基地有英国剑桥科学园区、美国麻省生物技术研究园区、美国维吉尼亚生物技术研究园区、美国北卡罗来纳三角洲研究园区、加拿大魁北克生物技术创新中心、意大利San Raffaele生物医疗科学园等。

建立基地需要的条件是：相关专业人才聚集；配套加工企业群，如机电、电子信息、光、高分子材料、塑料、模具、传感器、软件等；资金，如风险投资、银行贷款、政府基金等；产业服务平台，如检测中心、动物实验资源、产品入市认证服务、质量认证服务等；临床资源等。

第二节　国内医疗器械产业态势

一、市场规模

（一）企业

建国以来，医疗器械业经历了从无到有、基本形成独立产业分支；改革开放第一个10年的膨胀与重新组合；以及1987年以来的高速发展，共3个阶段。我国医疗器械工业布局和产业结构趋向合理。国有企业继续在行业内发挥骨干作用，同时涌现出一批乡镇企业和民营企业，出现了多种所有制成分共同发展的良好局面。截至2004年12月底，我国共有医疗器械生产企业10447家，其中一类2494家，二、三类7953家；共计核发医疗器械产品注册证28043个，其中进口注册证6510个，许字证号注册证136个，国产三类注册证3531个，国产一、二类注册证17866个；医疗器械重点产品生产企业1240家，其中列为国家重点的616家，属国家重点监管的624家。

（二）制造业

近些年医疗仪器设备制造业发展也很快，1978～2005年，产值年均递增16.1%；并且经过多年的努力，已经有了一些国产化高、精、尖产品，如磁共振、CT、数字B

超、中低能直线加速器、旋转式伽马刀、数字减影成像系统、激光手术器纤维光纤内窥镜等；符合国际技术标准的全中文直接数字化 X 线医学影像系统已研制成功并投入临床应用；还有一批新型数字化医疗设备和技术已研发成功并获得国家专利。

2005 年医疗器械实现工业总产值 352.5 亿元，2000～2005 年期间年递增 19.4%；实现销售收入 341.6 亿元，年递增 20.9%。高档医疗装备国产化进程加快，现有产品更新换代周期缩短，行业整体水平和市场供应能力进一步提高。无论是供应国内市场还是出口创汇，现代化医疗仪器产品的比重均有较大增长，特别是一些医学成像设备，已从中国组装模式进入中国制造或中国开发生产模式；病人监护仪器已占领国内绝大部分市场；B 型超声、直线加速器、临床实验室仪器和一批植入性生物材料制品亦已在国内市场占有一席之地。

（三）资产

到 2006 年 3 月底，中国医疗器械行业总资产达到 351.1 亿元，其中 2006 年 1 季度新增资产 12.53 亿元，比 2005 年 4 季度的 19.08 亿元减小了 34.33%；其中：医疗诊断、监护及治疗设备制造业重复了 2005 年 1 季度大幅负增长的轨迹，资产减少了 7.95 亿元，降幅达 63.41%；同样呈现大幅下降态势的还有机械治疗及病房护理设备制造业，新增资产增幅从上季度的 17.05% 变为 −87.21%。但其他医疗设备及器械制造，以及医疗、外科及兽医用器械制造，却保持着强势的资产增长，2006 年 1 季度新增资产分别为 21.35 亿元和 10.21 亿元，比上年 4 季度翻了 2～4 番。

（四）销售

2005 年，中国医疗器械市场已成为继美国和日本之后世界第三大市场，医疗器械年销售额达到 325 亿元，并且年增长率高达 40% 以上，高端医疗设备销售更是达到 20% 以上的增长速度。

同年，中国医疗器械出口继续快速增长，出口额高达 36.79 亿美元，同比增长 32.48%；进口额为 37.86 亿美元，同比增长 15.32%。当前我国医疗设备市场的总价值约为 12 亿美元，预计到 2006 年底增加至 17 亿美元；专家预测我国 2008 年医疗器械销售额将达到 1000 亿元以上，并且继续以 10% 以上的高速度增长；在未来 5～7 年内，中国将超过日本，成为全球第二大医疗设备市场，自然也成为国际医药器械巨头抢摊的市场。

（五）潜力

我国拥有发达国家所不及的优异医疗器械临床应用研究环境，13 亿人口，有 28 万个医疗机构，其中医院 17764 所，300 万张床位；从 1995 年起，平均每病床的专用设备占用额，年净增长在 5000 元左右，增长率在 16%～20% 之间，2001 年已达 58800 元；有 430 万卫生技术人员，其中医师 146 万，护士 125 万；病种、病例及门诊和住院的绝对数量极大，2003 年诊疗人次为 21 亿，入院人数为 6100 万人。

另一方面，中国经济总量占世界 7%，但医疗器械产业只占世界市场的 2%～3%；国内药品与器械比例仅为 8：1，发达国家接近 1：1；中国 65 岁以上人口逾 1 亿人；随

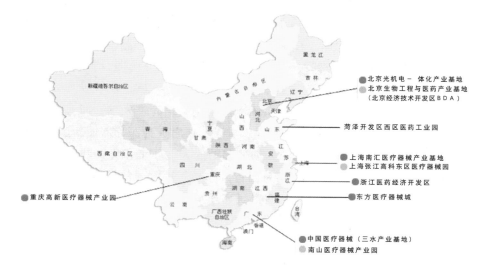

图 1-12　医疗器械产业基地分布图

为目标；通过积极引进世界 500 强企业入驻，带动国内企业的技术进步。

根据筹备计划及建设安排，此产业基地总计投资人民币 30 亿元，分三期开发完毕；在其集中建设区将引入和培育国内外大中型企业及行业龙头近百家；到 2015 年，基地总产值期望超过 100 亿元。

2．上海南汇医疗器械产业基地　国家和上海首个火炬计划医疗器械特色产业基地。占地 75 亩，建筑面积约 5 万平方米。园区规划集医疗服务、教育、研究和生产为一体，已吸引美国强生、德国西门子医疗器械公司、上海医疗器械检测所等企业和科研院所入驻。微创医疗器械、爱申科技、复星医疗器械等多个项目已经或即将落户该基地。入驻企业若列入国家火炬计划项目，都将按照《国家级火炬计划项目管理办法（试行）》、《上海市关于扶植和鼓励实施"火炬计划"的暂行规定》以及上海国际医学园的有关规定，享受贷款、税收等方面优惠，以及相应奖励政策。

3．南山医疗器械产业园　位于我国高档医疗器械的重要制造基地深圳，在医用影像系统、血液分析仪、病人监护仪、伽马刀等领域都代表了国内最高水平，在世界上也占有一席之地。深圳南山区医疗器械企业产值增长强劲，占全市 70% 以上，约占全省 60%、全国 20%。园区核心区定位"创新研发、公共技术平台、服务体系建设，加强深圳生物医药产业链的上游实力"；扩展区定位"中试基地、产业化基地，发挥产业集聚效应"。

除一批重点产业化项目外，拟建的实验动物中心、GMP 生物医药中心、医疗器械样机试验制作中心等一批公共服务平台项目都将落户在基地内。该基地将按照国际一流的生物医药专业园区标准规划建设，重点吸引世界 500 强中的制药、医疗器械企业入驻。目前，深圳市发改局正牵头制订入驻标准。据悉，拟入驻项目的投资额、预计产值、税收贡献等将作为入驻的重要条件。

基地将重点发展生物医学工程、海洋生物技术、生物制药、现代中药、化学制药等 5 大领域，通过建立完整的生物医药产业公共技术支撑平台、产业化支撑平台、创业服务平台和政策环境平台，使生物医药产业成为深圳经济的增长极快、最具竞争力的创新药物研发及产业化基地、技术含量最高的医疗器械产品生产基地。

4.上海张江高科东区医疗器械园　园区规划面积为110公顷，其中85公顷用于生产经营，25公顷用于生活配套。重点发展高新技术医疗器械，借鉴国际著名科学园区的成功经验，致力于建设一流的软硬件环境，引进、培育、发展一批高新技术企业；提供先进的配套设施，引进和孵化高新技术成果，使之成为医疗器械新产品、新材料、新技术、新产业的创新基地和辐射源；创造和谐的人文环境和优美的自然景观，吸引一大批高素质人才入园创业，使之成为创新人才和管理人才的培养基地。

规划到2010年，产业园将聚集20家研究开发机构、10家国内外大型医疗器械骨干企业和50家左右的医疗器械中小企业，预计年产值超过100亿元。

其开发建设计划是：1年形成框架，2年渐显规模，3年基本建成。实行一次规划、整体开发、按项审批。凡经认定的企业或项目，在现代医疗器械园可享受国家和本市有关鼓励技术创新的各项优惠政策；国家和本市有关鼓励科技成果转化和产业化的各项优惠政策；本市促进中小企业发展的有关优惠政策；《进一步支持浦东新区生物医药、微电子、软件产业发展的若干财政扶持措施》；《关于鼓励浦东新区企业技术开发机构发展的若干意见》；设立专项基金，支持现代医疗器械企业的发展。

5.北京市光机电一体化产业基地　规划面积7.5平方公里。园区以高新技术产业为主，传统产业改造提升为辅，规划重点发展微电子、光电子、数控机床、印刷机械、智能仪器仪表、医疗设备、电子专用设备、激光技术、机器人等主导产业。

在已完成的首期开发2.55平方公里基础设施建设中，共引进韩国现代MOBIS、比亚迪等16家实体企业，协议投资总额83.83亿元，其中外资5.47亿美元。在支持创业、激励创新的功能性政策推动下，"自我设计、自主经营"和"鼓励成功、宽容失败"的园区文化和创业氛围正在形成。

执行国家级开发区及国务院赋予高新技术产业园区的各项优惠政策。根据北京市《关于进一步促进高新技术产业发展的若干规定》和相关文件，本市所属全民、集体企事业单位，凡具备高新技术企业规定条件的，均可享受以下政策：

（1）企业所得税按减15%税率征收。出口产品产值达到当年总产值40%(不含)以上的，经税务部门批准的企业所得税按减10%税率征收。

（2）高新技术企业自注册之日起3年内免征，第4至第6年减半征收企业所得税(以上内容适用内资和外商投资企业)。

（3）软件开发生产企业经认定后，自获利年度起，享受企业所得税"两免三减半"的优惠政策。

（4）对增值税一般纳税人销售其自行开发生产的软件产品，2010年前按17%的法定税率征收增值税，对实际税负超过3%的部分即征即退。

（5）一般纳税人销售其自产集成电路产品(含单晶硅片)，2010年前按17%的法定税率征收增值税，对实际税负超过3%的部分即征即退。

（6）集成电路生产工艺研发及集成电路设计企业视同软件产业，适用软件产业有关政策。

（7）对单位和个人包括外商投资企业在本市从事技术转让、技术开发业务和与之有关的技术咨询、技术服务取得的收入，免征营业税。

（8）经认定的高新技术产业成果转化项目，自认定之日起 3 年内所缴纳营业税、企业所得税、增值税的地方收入部分，由财政安排专项资金支持；之后两年减半支持。经认定的重大高新技术成果转化项目，自认定之日起 5 年内上缴的营业税、企业所得税、增值税，地方收入部分，由财政安排专项资金支持；之后 3 年减半支持。

（9）企业生产出口商品所需进口原料和零部件，免领进口许可证。经海关批准，在高新区内按实际加工出口数量，免征进口关税和进口环节产品税或增值税。

三、市场分析

（一）行业整体增长

尽管历史原因造成我国医疗器械统计口径差异很大，各方面统计数据很不统一，但医疗器械行业整体的增长势头是毋庸质疑的。根据经贸委对 500 家左右独立核算的医疗器械生产企业，近 5 年医疗器械以不变价计算的工业总产值，年均增长速度在 10%以上，而利润总额的年均增长速度高达 40%以上。根据医疗器械行业"十五"规划预测，2010 年我国医疗器械行业总产值将达 1000 亿元。

我国的医疗器械工业总产值 90 年代以来一直保持快速增长，在 1994～2002 年期间全国医疗器械工业总产值和市场销售额增长率一直保持在 12%～15%的水平。只有2003 年的销售收入为负增长，大约为 -3.1%，但利润总额仍增长了近 40%。

2003 年全国医疗器械产业工业总产值达到 203.6 亿元，销售收入为 189.1 亿元，利润总额为 23.5 亿元。2004 年前三季度中国医疗器械市场销售额为 548 亿元，实现销售收入 160.29 亿元，同比增长 19.44%，增幅在上半年比 1 季度回落 16 个百分点的基础上回升 1 个百分点；实现利润 18.68 亿元，同比增长 58.29%，比上半年增幅提高了近 25 个百分点，成本增幅比上半年回落近两个百分点是效益提升的重要因素。其中高技术医疗设备约 100 亿元，并且在以每年 14% 左右的速度增长。1999～2003 年医疗器械行业总产值、销售收入、利润情况分别如图 1-13、1-14、1-15 所示。

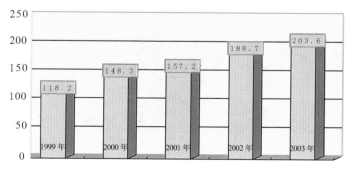

图 1-13　1999～2003 年我国医疗器械行业总产值（亿元）
资料来源：中国医疗器械行业协会

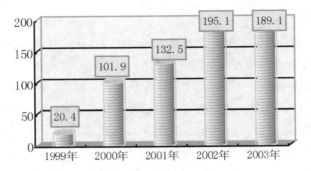

图1-14　1999年~2003年我国医疗器械销售情况（亿元）
资料来源：中国医疗器械行业协会

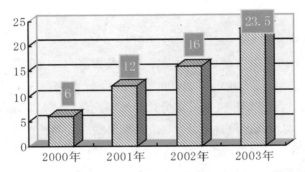

图1-15　2000年~2003年我国医疗器械产业利润总额（亿元）
资料来源：中国医疗器械行业协会

　　2004年前3季度数字化医疗设备的销售额如图1-16所示，其中CT产品、磁共振、超声、X射线和监护分析仪器占75％。

　　目前中国医疗机构的整体医疗装备水平还很低，全国17.5万家医疗卫生机构拥有的医疗仪器和设备中，有15％左右是20世纪70年代前后的产品，有60％是20世纪80年代中期以前的产品。这些设备的更新换代，将是一个需求释放的过程，会保证未来10年甚至更长一段时间内中国医疗器械市场的快速增长。

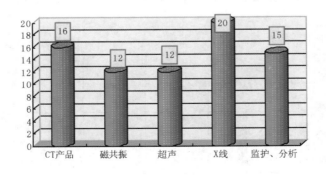

图1-16　2004年前3季度中国数字化医疗设备销售额（亿元）
资料来源：中国医疗器械行业协会

（二）进出口简况

根据海关的统计数据，我国近几年医疗器械进口总额和出口总额都保持增长态势，如图 1—17、1—18 所示；进出口市场空间巨大。2003 年我国医疗器械的出口总额为 20.2 亿美元，比上年增长了 33.16%；进口总额为 25.54 亿美元，比上年增长了 33.71%。2004 年前 3 季度，医疗器械出口快速增长。近 10 年来，国内医疗器械的出口也已从 1300 万美元升至 3 亿美元以上；进出口贸易总额在各行业中处于首位，为 32.53 亿美元，同比增长 24.62%。2004 年医疗器械前 9 个月进口额 20.2 亿美元，同比增长 16.58%；医疗器械出口 12.34 亿美元，增长 40.47%；卫生材料出口达到 5.22 亿美元。

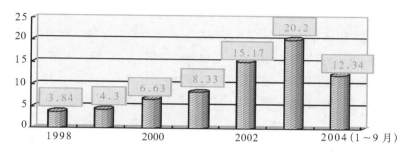

图 1—17　1998～2004 年前 3 季度我国出口额（亿元）

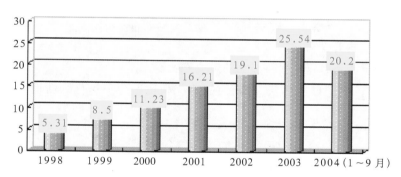

图 1—18　1998～2004 年前 3 季度医疗器械进口额（亿元）

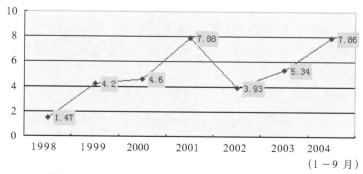

图 1—19　1998～2004 年前 3 季度医疗器械贸易逆差（亿元）

数据来源：《医药经济报》

但总体呈现较大的贸易逆差，而且贸易逆差呈波浪形增长趋势，如图1-19示。2001年贸易逆差达到最高值7.88亿美元，随后两年有所回落，但2003年仍比2002年增长了36%，达到5.34亿美元。

（三）跨国公司在华简况

炙手可热的中国市场，吸引了众多跨国医疗器械企业进入，其中最有份量的是美国GE，德国西门子，荷兰飞利浦和日本岛津、东芝等。

"三驾马车"分享市场。研究显示，GE与西门子发展势态强劲，前者已经占领了中国CT机、核磁共振设备等高端医疗设备市场的半壁江山；西门子紧随其后；飞利浦则在迎头赶上；而岛津与东芝在中国占有的市场份额却在逐步下滑。

在整个中国高端医疗设备领域，GE的市场占有率已达到50%~60%，是该市场中的绝对领导者。在拓展中国市场的同时，GE也逐步把中国放在其全球发展的核心位置。GE在中国生产的医疗设备不只供给中国市场，还要向全球供应。目前，中国普及型CT市场上超过50%的装机量来自北京GE医疗研发制造基地。GE医疗的近期目标是，2005年不仅要在中国实现50亿元的销售额，同时其全球市场从中国的采购额也要达到50亿元。

第三节　振兴国内医疗器械产业要旨

项目组认为，振兴国内医疗器械产业要旨有三：

在宏观层面，提升全行业的核心竞争力；

在中观层面，提炼、推广多种成功的企业发展模式；

在认识层面，倡导自主创新、"蓝海战略"和世界"平坦化"新理念。

一、提升核心竞争力

（一）优化产业结构与布局

在我国超过12000家的医疗器械企业中，大型企业很少，科技型民营中小企业构成主导力量，对产业的发展有决定性影响。因此应重视促进中小企业协调发展，建立地区性产业群；确立地区性产业特点；形成地区医疗器械行业的综合优势；构建地域性以技术产出为主的创新平台，推动区域医疗器械产业和地区经济的发展，并对全国医疗器械产业发展做出贡献。

应鼓励现时技术及资金力量相对雄厚、具有产品持续发展优势的大型企业进行跨地区联合兼并，形成若干个拥有国内国际著名品牌、同类产品，国内市场有较高占有率，并有相当规模产品进入国外市场的多元化经营或非多元化经营的大型医疗器械企业集团；鼓励中小型企业进入技术密集型高新医疗器械的开发生产行列，积极加入产业核心企业群。

1.加强构建产业核心企业群和地区性产业群　抓住国家实施西部大开发、振兴东北老工业基地、促进中部地区崛起等发展战略的契机，优化医疗器械产业在全国的总体布局，形成前述 3 大聚集区、10 个产业基地，同东北地区、中西部地区若干专业性生产基地的优势互补、相互促进的互动机制，促进各地区医疗器械经济协调发展。

2．三大聚集区的普遍性问题　为发挥 3 大聚集区的"排头兵"作用，一方面，需要调整、解决其带普遍性问题，这包括：完善符合产业特点、推动产业发展、鼓励公平竞争、适应与国际接轨的医疗器械监督管理条例等法规和法制化体系建设；建立协调体制，发挥行业协会在企业和政府间桥梁作用以及对企业的自律和服务作用；加强国际合作，融入全球产业链；推动兼并重组，培育龙头企业；推进以企业为主体、院所为支撑、市场为导向、产品为核心、产学研相结合的科技创新体系。另一方面，发挥聚集区之间的互补作用，重点解决各聚集区的个性问题。

例如，综合考虑区位条件、经济基础、技术基础、产业配套、研发能力及临床资源等各项条件，以深圳为首的珠三角医疗器械产业聚集区最具竞争力；但考虑到中国 13 亿人口的强大内需以及中央鼓励发展区域经济的相关政策，珠三角的成功发展经验也可为其他地区所用，并适度开展差异化竞争。

对于日渐增多的产业基地、科技园，专家认为有几个值得注意的偏向：

（1）大多制造业成份过大，研发成分不足。GDP 虽然上去了，对当地产业发展和社会生活质量的提高贡献不大。

（2）太依赖特殊政策，使之与周围环境隔离，未能很好利用。

（3）普遍重视 GDP 而不能很好利用周围环境的另一后果是同质化。

3．三大聚集区的个性化问题　如：对于珠三角，加强研究机构和公共技术平台以及企业内部研发队伍的建设，以弥补开发力量和外来人才的不足；向内地外包生产，以及加大出口比重，以弥补相对内地员工工资较高的弱势。

对于长三角，发挥经济实力与人才优势，沿先进应用技术方向调整产品结构，摆脱传统产品、常规产品局限性；加强政府在发展、规划、资源方面的整合、监管和导向力度，抑制重复建设与不正当竞争。

对于环渤海，抓住农村市场崛起的极大机遇，发挥大批小型企业转型快速灵活的特点，推出普及型产品；利用京津冀都市圈区域规划契机，加强核心区与周边区的协作、配套，建成竞争力产业群，实现产业链和价值链互补。

（二）全球定位

在中国加入世界贸易组织、国内外市场一体化和国外企业享有同等国民待遇的新形势下，现代医疗器械企业必须定位于国内外一体的全球医疗器械市场，即中国医疗器械产业既要面向国内医疗器械市场，也要面向国际医疗器械市场，更要敢于面向欧洲、美国和日本三大国际医疗器械市场，其核心是对内以高标准严格要求企业自身，对外以高质量高水平的产品来满足多层次水平的市场用户。

1．实现自产与国外产品互补　现阶段应实施自产和国外产品互补相结合的原则。我国医疗器械产业规模水平与国外差距明显，必须按国情、需求、效益，有所为有所不为地择优发展。不要过分强调产品品种门类齐全和自给自足，要发挥全球各国各地区的产品及工艺技术优势，实行国际互补。对一些国内市场需求量大、并有利于带动多个关联工业技术发展的品种，则应抓住不放开发，努力打造具有我国特色的国内外著名品牌。

扶持优势企业的创新能力建设，引导并支持企业建立技术中心，建设技术交易平台，加速科技成果的转化。鼓励企业引进——消化——吸收再创新，鼓励科技人员创新。加快科技支撑体系建设，为原始创新提供重要支撑，打破部门、地区封闭，建立科技资源共享、共用、共建体制。加强国际合作与交流，建立国际水准的信息科技平台。完善知识产权保护。

2．推进产权制度改革　加快医疗器械行业结构的战略性调整，鼓励优势企业采用联合、兼并、参股、控股等手段，按照产业化、集聚化、国际化发展方向，加大现有产业资源的整合，培育具有国际竞争力的大型集团。鼓励科技型企业沿专业化和特色方向发展，形成分工协作、优势互补的合理产业格局，发挥整体规模效益。支持有条件的企业"走出去"，以参股控股、并购、租赁、境外上市、设立研发中心或在外在内设厂等方式，利用国外先进的生产设备、研发能力和优秀人才，生产在国际上适销对路的产品，主动参与国际竞争。

二、推广成功的企业发展模式

企业，是现代经济社会的生存基因；产业基地、聚集区，乃至整个医疗器械产业的宏观架构，是以1万多个医疗器械企业的"中观"生存态势为基础。

前文所述，在"九五"和"十五"构成的10年中，我国为自主研制新型医疗器械建立起较好基础的另一方面反映，就是产业组织结构的推进调整。20世纪80年代末，全国医疗器械生产企业组织结构，开始由原来单一隶属系统的国有经济加集体经济的固有结构模式，演变为开放、多元化的多种经济所有制聚合结构。

（一）发展类型

由于所处地域、所有制基础、成立时期与背景等因素的不同，目前我国医疗器械生产企业具有不同发展类型：

1．掌握高新技术，有项目开发优势，并已进入快速发展阶段的新兴高成长性企业；

2．完成了原始积累，缺乏核心竞争力（产品科技含量低、创新性差，品种单一、同质化、分散，技术储备少，技术力量弱等）的中型企业；

3．掌握一定新技术的新建小型企业和众多弱势企业；

4．大量中间类型企业的主要困难是技术、人才、资金，产品同质化问题突出。

（二）发展道路

20多年的改革开放历程，加之中国参加WTO后与国际医疗器械产业界加速相互渗透的影响，已涌现出一批发展道路各具特色的企业。

深圳迈瑞生物医疗电子股份有限公司的创始人，从熟悉的生物医疗电子科技产业代理业务起步，但很快就实现自主品牌开发的转折，从此矢志不渝地"聚焦"于医疗设备的研发、生产和服务；主导产品从生命信息监护扩展至临床检验与试剂、数字医学超声成像、临床麻醉系统4大领域，但坚持自主创新品牌和严格的科学管理不动摇；率先于纽约证交所上市成功，成为进军国际市场的前驱。

西门子迈迪特（深圳）磁共振有限公司在产品、技术上同样专注于所长领域——磁共振，但其产业发展道路则以国际化"联姻"为最显著特色。原深圳迈迪特仪器有限公司接受西门子医疗系统集团控股建立生产磁共振设备的合资企业，曾被业界相当一部分同仁质疑。但合资后的实践和国际市场动向证明，迈迪特所选择的，是当今国际经济社会企业发展主流道路之一，它给国家同样创造了可观的经济、技术效益。

金科威实业有限公司与迈瑞同处我国医疗器械产业前沿深圳，同样以监护仪为专注产品，但却是国有控股企业，其成功的自主开发与系统集成相结合模式，不仅破除了"国有不如私有"的偏见，而且在全球经济一体化的当今形势下，成为中国成功运用国际资源的难得案例。

山东新华医疗器械股份有限公司更是有60余年悠久历史的国有老企业，却能顺应时代潮流，借助良好的市场环境，在深化企业改革的基础上，学习借鉴国内外成功企业的经验，焕发生机，走向国际化，走出自身创新发展之路。

苏州六六视觉科技股份有限公司亦有足足半个世纪的演变历史，从一再的改制、改革中获取适应时代潮流的生命力，但在专业方向上坚定不移，成长为当今中国经营规模最大、装备先进、技术力量雄厚的眼科医疗器械研发、生产基地。

同属我国医疗器械骨干企业的北京万东医疗装备股份有限公司，同样是借20余年来改革开放的春风，完成了从技术水平、科技含量有限，主要面对国内县级及以下医疗机构的常规设备，向地市级以上高端医疗机构市场所需X射线机等产品的过渡；并严格国际认证，开始进军国际市场。

同为专业超声企业，北京天惠华数字技术有限公司为结束进口产品垄断中国高端黑白超声市场的局面，作出重要贡献。年青的开立科技有限公司，则运用创始人厚积的科技与业务基础，起步便瞄准医用彩超，仅用两年功夫，即将全数字彩色B超直接销到南美、中东、欧洲、美国市场。

几乎与开立同样年轻的北京谊安公司，从仅有5名员工、代理进口品牌起步，选准麻醉机、呼吸机领域，迅速完成贸易向生产的转变，在五六年中成长为产品覆盖国内外5000余家医院，出口世界40多个国家与地区的专业制造商。

同是民营企业的江西特康科技有限公司能独树一帜，率先成功研发国内唯一具有自主知识产权的血细胞分析仪和血细胞分析仪用试剂，打破进口产品在医学检验仪器领域对这一分支的垄断，应归因于坚持自主创新，不贪图做贸易的短期利益；专注技术攻关和售后服务，在质量难关前不退步。

和佳集团——珠海市和佳医疗设备有限公司致力于以肿瘤治疗设备为核心的产品系列。但与一般治疗类设备制造商不同，和佳不仅建立了强大的市场网络，而且富创建性地推出"肿瘤微创综合治疗方案"，并大范围组建运营"肿瘤微创综合治疗中心"，推进医院、企业、学术机构强强联合。

医疗设备和生命科学实验室仪器的专业制造商和代理商，总部位于香港的力康生物医疗科技控股有限公司，注重决策和经营透明化，显示出一家国际型控股集团先进的管理理念与体系。其"以人为本，以文为魂"的企业文化，体现在精心自办企业商学院和企业内刊这样一些细节上。

走新型工业化道路，积极推动医疗器械行业科技进步和自主创新，优化结构，转变产业经济的增长方式，提高国际竞争力，促进产业持续稳定发展，是这一代同仁的光荣使命。在这个多元化的时代，上述不同企业的发展道路，既映射着各有千秋的生存模式，也体现了下文所述、共同依循的一系列新理念。

三、倡导新理念

（一）自主创新

掌握关键技术，提高核心竞争力，坚持"以自主创新为主，创新和引进相结合"，解决提高产品技术性能结构的出路，是提升内源性产业的要素。在适应我国卫生健康事业发展需求和跟踪国外领先技术的基础上，坚持应用领域创新，走自主研发、技术创新、掌握自主知识产权的发展道路，是前述所有典型企业成功之道的精髓；也是当今中国一切产业基地和聚集区立业之本。

以企业论，无论是成功进入国际市场的迈瑞、开立，还是从几个创业者惨淡经营起家最终在某条产品线上结束进口产品垄断局面的特康、天惠华、谊安；无论是几十年国有老厂新华、六六视觉，还是新兴的国有控股企业金科威；无论是从常规设备转向高端产品的老牌骨干企业万东，还是在经营模式、管理体系上独有建树的新秀和佳、力康；更有在中外合作模式上勇尝"禁果"的西门子迈迪特，无一例外的是敢于创新、善于创新的当代先锋。

普遍重视人才激励机制、员工职业准则，表明这些成功企业，不仅重视自主知识产权和掌握核心技术，而且重视掌握核心技术、创新能力强的复合型人才。

以聚集区论，长三角急切要突破传统产品、常规产品的结构，环渤海要建立起有效的协作、配套体系，珠三角—深圳要保持领先竞争力，无一不寄希望于创新、持续创新——产权制度上的、产业组织结构上的、研发平台上的、政府—行业协会—标准化组织—企业关系上的、国内外合作模式上的、各种企业资源运用上的。

"创新是民族的灵魂"，这一道理同样适用于中国医疗器械发展之路的探索。

（二）"蓝海战略"

管理战略的创新，是企业所有创新课题中的关键之一。

在国内竞争本已日趋激烈，国外巨商又随WTO形势大举进入的今日市场，什么样的管理战略能引导企业走出血腥拼搏的"红海"？两位哈佛学者在其2005年出版的全球畅销书《蓝海战略》中，主张摆脱与对手针锋相对竞争、单纯依赖产品差异化和低价位的传统套路，重建市场边界、着眼全局博弈、超越现有需求、细构战略顺序、克服组织障碍，并把战术实施纳入战略范畴——开创一个蕴含庞大需求的新市场空间，甚至把对抗转化为合作、对手转化为伙伴，走上崭新的发展之路。

固然我们无谓不切实地夸大学者之见的效力，任何观点能成为真知灼见，必有其实践依据。事实上，如果我们重新审视迈瑞"先难后易"的国际化销售战略——从欧洲发达国家入手，回头辐射亚非拉地区；迈迪特为何作出接受西门子控股的大胆决策；和佳为何花如此大力量在全国各地组建运营"肿瘤微创综合治疗中心"；规模不算大的力康为何要认真办一个企业内部学院，从中都能看到"蓝海"理念的异曲同工。

项目组还高兴地看到，同行沟通、探讨协调的风气在我国医疗器械企业中日渐普及。在越来越多的论坛、沙龙上，相同或不相同产品领域的同行相互切磋，坦陈发展战略与合作吁求。这可以看作是国内企业即将在世界大舞台上与国际同行谋求竞合共赢的"国内演练"。

（三） 世界"平坦化"

在自身全球定位上，我们有两种历史教训，一是闭关自守，以邻为"狼"，要求"每一颗螺丝钉都是国产的"；另一极端是消极依赖国际产业转移、引进国外资金和引进国外技术，走"引进—消化—落后"之路。

在 2005 年的另一本全球畅销书《世界是平的》里，《纽约时报》老报人 Tomas Friedman 介绍了另一种视角。他从柏林墙倒塌和同年建立的 Windows 操作系统开始，列举了所谓"世界平坦化的 10 大动力"，认为"世界是平的，不是圆的！意味着新的社会、政治和商业模式的出现"；"今天在美国能做到的事，原则上已没有什么在印度班加罗尔、在中国大连不能做到"。

如果我们用这种积极的视角去看待数字技术和网络技术，尤其是互联网技术的发展和急速普及，在全球范围内推动着的经济、文化、社会革命，在医疗器械产业上，我们就会发现，金科威实现产品、部件的全球化配置、"系统集成做产品"；迈瑞开始委托海外公司承担外包，在国际市场上都属于前驱性行为；就能从离岸经营的观点理解西门子—迈迪特联盟的历史必然性与社会贡献；就会赞赏善于运用国际资本、风险资金的我国企业家有远见卓识；就能从"供应链"的角度理解和佳致力"医院、企业、学术（机构）强强合作模式"的隽见；亦能感受到"产业链不成型"、"产业结构失衡"形势之严峻。

改革开放和加入 WTO，使得我国的技术资源、人才资源、管理资源、工业资源逐步国际化，产业发展的整体环境在逐步改善；有了在全球范围内进行技术整合、发展自己的可能性。

国际集优化协作分工配套模式逐渐流行。一家公司的产品生产过程中涉及三、四百家专业化协作企业已不罕见。其所体现的是一个群体优势，形成 OEM（大部件整合制造商，只制造不设计）或 ODM（大部件整合制造商，既制造也设计）及生产专业化部件和专业化模块产业（包括金属配件、塑料配件、电子配件和增值服务）。近 10 年，一些先进生产工艺技术及装备先后引进产业，有些生产厂家已采用了这种专业化协作和国际择优配套模式，其实质是从提高并保证产品质量、降低成本的目标管理出发，充分发挥从设计、实验、开发、部件加工制造、整机组装调试、临床验证、市场销售到售后服务整个产品价值链的多元化优势而采取的新理念，新措施。它既确保产品性能质量，降低成本，也能带动医疗器械的上游产业。

中国的医疗器械产业应当学会接受、运用这样的国际协作模式，靠自身技术进步提升产业结构和产品技术性能，走出"引进—提高—创新"之路。

第二章 产业聚集区

第一节 珠三角医疗器械产业分析

一、珠三角总体情况简介

从地理概念上说，珠江三角洲是指西江、北江、东江下游的冲积平原，范围包括西、北江思贤滘以下的西北江三角洲和东江石龙以下的东江三角洲。位于广东省南部，行政区域涉及广东省的广州、深圳、珠海、佛山、江门、中山、东莞、南海、顺德、增城、花都、从化、番禺、三水、鹤山、新会、高明、斗门、台山、开平、恩平等20多个市县，甚至包括香港九龙半岛和澳门半岛，面积26820平方公里。

出于对我国香港和澳门地区有关数据等情况掌握的局限性，我们这里暂不准备完全遵循"珠江三角洲"准确的地理概念，而把位于粤东北的汕头包括进来，进行分析和介绍，从而形成一个"准珠江三角洲"的概念。下面所谈的"珠三角"，指的就是这样一个"准珠江三角洲"。

在本书重点分析的全国三个医疗器械集聚区中，珠三角地区的地域面积和所覆盖的人口数量无疑是最小的，而且从历史上看，这个区域几乎完全没有医疗器械产业的基础，除了极个别的单位外，从总体上可以说，珠三角的医疗器械产业是近20年来发展起来的，完全是我国改革开放的产物。20世纪80年代初，我国第一批设立的四个经济特区，就有三个（深圳、珠海和汕头）位于这一地区。经济特区先行先试，作为我国改革开放的排头兵，带动了经济的快速发展，也在这个地区催生了生机勃勃的我国高技术医疗器械产业。

二、珠三角医疗器械产业的过去和现状

正如上所述，在20世纪80年代之前，医疗器械产业在珠三角基本上是个空白。唯一的例外是汕头超声仪器研究所，它的前身诞生于1960年代初，不过那时他们只是一个小型的科研机构，主要产品是用于工业无损检测的超声产品和用于医学的初级超声产品——A超。直到1978年，这个单位才正式组建为现在这个名称的真正意义上的医疗器械企业，有了医用超声影像诊断仪器、超声换能器和工业无损检测设备等三大业务方向。其实，这一年也正是我国改革开放的开始之年。

珠三角医疗器械产业真正的发展还是从20世纪80年代开始的。当时具有中国科学院背景、中外合资的安科公司1986年在深圳的诞生可以说是具有里程碑意义的。其重要意义在于：①一批学有所长、有较强科技背景的知识分子在改革开放方针的指引下走出科学院和高校的象牙塔，奔向面向国民经济的主战场；②公司选址于改革开放前沿的深圳特区，意味着确立了产业面向市场的大方向；③建立中外合资的企业模式，

表明对外开放的强烈意向；④原行业外的力量介入医疗器械行业，说明我国传统的医疗器械行业的性质将发生质的变化。后来安科公司的一系列成就，包括80年代末到90年代初开发成功中国第一台磁共振成像系统（MRI）、中国第一台彩色多普勒B超等并取得良好的市场反应，打破了长期以来国外公司对我国高技术医疗器械市场的垄断局面，成了我国医疗器械行业开始迈向高技术阶段的标志。

由于珠三角是我国改革开放的前沿，市场经济发育较早，人们的市场经济观念和创业意识较强，又相对容易找到资本的支持，在安科公司成功案例的示范和激励下，从深圳到珠海、广州，乃至珠三角的其他地区，陆陆续续诞生了一大批医疗器械企业。其中有不少经过自身的艰苦奋斗和市场经济风雨的洗礼，克服了重重困难，从小到大，由弱到强地发展了起来，有的已经成为了行业中的佼佼者。当然也有一些在发展过程中由于这样或那样的原因受到了挫折，甚至经营不下去的。其中不乏勇猛的斗士，跌倒了又爬起来，重新创业，终于取得了成功。

从20世纪90年代后期起，有不少从海外归来的留学生，看到珠三角较成熟的市场经济环境、较好的营商条件、毗邻港澳的地缘优势和政府的扶植政策，选择了这个地区作为创业基地。逐步有一批在国外学有所长的留学生在这里建立了他们自己的医疗器械企业，进一步增强了珠三角医疗器械产业的优势，也提高了国际化的程度。

由于珠三角地区是我国对外开放最早的地区，又毗邻我国港澳地区，同国外交往较多，人们有比较宽阔的国际化视野，包括这里的医疗器械行业。这里有许多医疗器械企业非常积极地参与了国际交往，包括与国外企业的合资和项目合作、参观或参加本行业的国际性展览会，与在国外工作的中国留学生建立密切的合作和交流关系等。经过若干年的积累，这些企业逐步熟悉了国际市场，把自己的品牌在国外打响，创造了产品出口的机会。产品出口的逐年快速增长，也有力地促进了这个地区医疗器械产业的高速发展。

尽管医疗器械有自己的特点和专门要求，但由于产业链的某种相似性，医疗器械产业的发展，与机械、电子和通讯等产业的发展建立了一定的相关性。特别是在珠三角地区新发展起来的医疗器械企业，多半都是轻型的，不像内地传统的国有企业那样搞大而全，而是凡能利用他人资源的，决不自己包揽，本企业通常只抓两头：研发设计和总装调试，中间生产环节外包外协的比例一般都比较高。珠三角地区除重型机械工业之外，近20年来，相关工业有了长足的进步，已与改革开放初期不可同日而语。特别是深圳及其周边地区的电子、通讯产业，以及广州、顺德、中山一带的家电产业的飞速发展，为医疗器械产业的发展提供了十分有利的条件。

据2004年的统计数据，珠三角地区共有医疗器械生产企业约1000家，见表2-1。

表2-1　　珠三角地区医疗器械生产企业分布

	深圳	广州	珠海	佛山	东莞	中山	汕头
医疗器械生产企业数	359	273	104	79	57	47	27

（注：2006年底，深圳的医疗器械生产企业数已增加到429家，占广东省1162家的36.9%。因未能得到其他城市的最新数据，在此表格中只统一用2004年数据。）

在医疗器械产业发展中，珠三角内部也形成了两个具有不同特点的板块：①深圳及其周边地区，以医疗电子、诊断和治疗类产品为特色；②广州及其周边地区，以医用保健和齿科设备为特点。

之所以形成这样的局面，除了本地区核心企业的中心扩散效应之外，一个重要原因是前面提到的这两个地区的基础产业特点不太一样。深圳地区电子、通讯和信息等产业发展得很好，因此产业链有较大相似性的医疗电子产品的发展获得了较好的产业配套的依托，从而得到了长足的进步。具有典型意义的例子是深圳地区的安科公司生产的磁共振成像系统（MRI）、X-CT、彩超、外科手术导航系统、医学图像存档和通讯系统（PACS）；迈瑞公司的产品包括病人监护仪、B超、血液及生化分析仪和麻醉机等四类；西门子迈迪特公司专门生产MRI；金科威公司生产病人监护仪、妇产科产品（胎儿监护仪、电子阴道镜等）、麻醉呼吸机；雷杜公司生产酶标分析仪、半自动凝血分析仪、全自动生化分析仪；珠海宝莱特公司的产品包括各类多参数监护仪、中央监护系统、胎儿监护仪、妇产科监护工作站、妇产科中央监护工作站、远程监护系统、经颅多普勒血流仪、电子阴道镜、干扰电治疗仪、鼾症治疗仪等。在深圳地区，与深圳奥沃公司有各种渊源的公司不少，尽管公司名字不同，生产的产品也有所差别，但它们的一个共同点是研发和生产放射治疗设备。这些公司基本上都是从奥沃公司派生出来的，离开奥沃独立出来以后，各自发展有一定自身特色的产品。举例如下：深圳市海博科技有限公司的立体定向伽马刀；深圳市双环灵顿科技发展公司的中子后装治疗机；玛西普医学科技发展（深圳）有限公司的伽马射线头部立体定向放射治疗系统；深圳市奥沃医学新技术科技发展有限公司的立体定向伽马射线全身治疗系统等。近年来，我国国产的病人监护仪有相当大的比例是在深圳、珠海等地区生产的，有好几家企业的品牌已经为国内广大医院所接受，并已批量向国际市场出口，成绩最突出的是深圳迈瑞公司，另外深圳金科威、珠海宝莱特、深圳理邦、深圳科瑞康等企业也有相当好的业绩。其实最初，监护仪是深圳安科、深圳科健搞起来的，后来由于人才流动和示范跟随效应，在这个地区开发和生产监护仪的企业越来越多，相互之间形成了既有竞争又有配套合作的格局，促使这个地区监护仪的发展呈现欣欣向荣的势头。

在广州，比较好的当数三瑞了。三瑞集团自1992年成立，一直从事高科技医疗器械的研发制造，为医院提供有竞争力的医疗器材解决方案和服务。这个企业长期致力于妇女健康和优生优育事业。集团总部设在广州，旗下有广州三瑞医疗器械有限公司、香港耀滔有限公司、盟利（香港）有限公司、南京东大迪艾基因技术有限公司等子公司，在广州、南京建有超过15000平方米的研发／生产基地，在全国各主要中心城市设有营销分支机构和用户服务中心，分销渠道、服务网络覆盖中国大陆。集团产品自2001年底开始进入国际市场，目前已经出口到40多个国家和地区。目前该集团的重点项目包括：围产监护设备与解决方案，为已成型的重点项目；宫颈癌诊疗一体化解决方案，刚启动的重点项目；微创外科手术器材与解决方案，规划中的重点项目。

在广州周边地区，特别是顺德、中山等地，家电业发展得较好。其实有一些小家电产品跟家用保健产品在产品性质上比较接近，可能这就是这个地区医疗器械的主要门类是医用保健产品的主要原因之一。另外，也有某种跟随效应在起作用。一旦有一两家企业生产了某种产品并取得了成功，一定会有一批公司跟上去。譬如，不难发现在广州周边地区，特别是佛山（原来的顺德和南海等市已并入佛山市），有大量医疗器械厂家都生产齿科设备。不难一口气举出一系列冠佛山地名的齿科设备生产企业的名字，如佛山海环、佛山科顶、佛山科仕迪、佛山南海罗村弘科、佛山匀升、佛山安乐、佛山诺胜、佛山中创、佛山佛亿波、佛山科宏等等。

三、珠三角地区医疗器械产业在全国的地位

根据 2005 年的部分统计数据加部分估计数据，珠三角地区医疗器械产业的总产值大约在 100 亿元左右，其中深圳为 53.38 亿元；2006 年更增加到 68.39 亿元，占了一半以上。

在全国三个医疗器械产业集聚地区中，珠三角地区的总产值约占全国的 15%，可能算不上很高，但其技术含量估计是最高的，出口比例最高，而且发展潜力也可能是最大的。

我国的高技术医疗器械产业在某种意义上可以说是从珠三角地区起步的，在这个区域出现了许多项高技术医疗器械产品的"中国第一"。譬如，中国第一台磁共振成像系统（MRI），中国第一台彩超，中国第一套医学图像存档和存储系统（PACS），中国第一台旋转式伽马刀，中国第一台全自动生化分析仪，中国第一台外科手术导航系统等等。在这方面，可能在这三个聚集区中最为突出。此类产品技术含量高，部分或全部具有自主知识产权，相关企业十分重视产品的研发和改进，不断有新产品或新型号面世，因此发展的后劲较大。

珠三角地区的企业外向型普遍较强，也包括医疗器械产业在内。珠三角地区的医疗器械产品出口数量相对较大，在全国所占比例肯定大于其总产值所占的份额。由于珠三角不是一个行政区域，难于取得完整的统计数据，暂以深圳市的统计数据作为代表，应该在很大程度上能说明问题。

近年来，深圳市的医疗器械产品出口增速很大，直至 2005 年，每年都超过 70%。2005 年出口总额达到 3.77 亿美元，占当年总产值的 56.5%。2006 年出口额进一步增加到 5.76 亿美元，同比增加 52.9%，出口额已占总产值的三分之二。与此同时，产品出口目标地区已从第三世界迅速发展到欧美高端市场，这是十分可喜的现象（见图 2-1）。

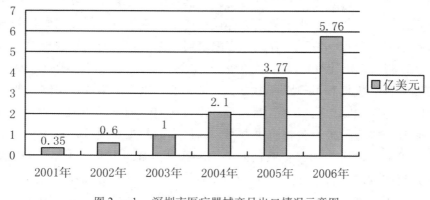

图 2-1　深圳市医疗器械产品出口情况示意图

四、珠三角地区医疗器械产业的特点

（一）技术含量高，创新能力强，拥有自主知识产权的比例高

珠三角地区过去的工业基础较差，医疗器械行业几乎是个空白，不像中国内地一些城市（如北京、上海）那样有传统意义上的医疗器械产业的底子。这一事实有其两面性。坏的一面是几乎从零开始，起步阶段难度很大，缺人、缺经验，工业配套能力又差。人员要从外地引进，经验要一点一滴地积累起来，许多外协和配套也要到外地去找，可以说是举步维艰。好的一面是"一张白纸，好画最新最美的图画"，没有缺乏生命力的老国营企业的包袱，这里市场机制成熟较早，人们有较新的思想观念。正是由于我们国家最早在这个地区实施改革开放政策，才使珠三角有可能以一个较高的起点，成长起它独具特色的医疗器械产业。以当时有中国科学院背景的安科公司于1986年扎根深圳为标志，从某种意义上说，这里成了中国高技术医疗器械产业的发源地。随着上述的 MRI 和彩超的"中国第一"出现在深圳，在中国的医疗器械产业发展史上，又记录了一个接一个诞生在深圳的"中国第一"：PACS、旋转式伽马刀、神经外科手术导航系统、全自动生化分析仪等等。这些高技术的医疗器械产品都是以年轻人为主的科技人员在深圳的企业里开发出来的，这些企业普遍重视研究开发和技术创新工作，研发投入强度相对较大。2006年深圳全行业研发投入与销售额的比例为7.7%，有的企业更高达10%，如深圳迈瑞，这个企业2005年研发总投入达1.04亿元，2006年又增加到1.36亿元。因此，深圳医疗器械企业的产品，拥有自主知识产权的比例较高，附加值也较高，2005年全行业利税与产值之比高达15.3%，并具有很强的市场竞争能力。整个珠三角地区虽然达不到作为地区典型的深圳市的水平，但大体情况也有一定类似之处。

（二）经济效益较好，增长速度较高

由于珠三角地区的医疗器械产品多数技术含量较高，企业的管理也比较规范，因而经济效益相对较高。由于获得确切数据的困难，只能引用《2005年中国医药统计年报》中广东省（相信其中珠三角占绝大部分）的统计数据作为比较的根据。主营收入排名全国第二的广东省（54.7342亿元），利润总额却排名全国第一（5.8841亿元），利润率为10.75%；而主营收入排行全国老大的江苏省（61.0307亿元），利润总额只排名第四（4.4174亿元），利润率只有7.24%。2005年广东省的工业增加值（17.5812亿元）同样超过了排名老大的江苏（15.1776亿元），前者的增长率达到31.23%，大大超过后者的24.96%。

（三）产品种类比较多，某些产品的市场占有率相当高

在珠三角地区，深圳是大型高技术医疗器械和医疗电子产品的主要生产基地。主要的产品门类是高技术医学影像产品（如 MRI、X-CT、B超及彩超等）、放射治疗产品（伽马刀、X刀、中子刀等）和医疗电子产品（各类病人监护仪、胎儿监护仪等），另外电子血压计、血糖仪、体温计、体外冲击波碎石机、介入性导管及支架、义齿等也是深圳市的强项产品。佛山市的齿科设备和其他不少医疗器械产品在中国市场上的

占有率是相当高的。比较典型的是安科和西门子迈迪特的MRI、奥沃系各公司的伽马刀、以迈瑞为首的许多公司的各类监护仪等。无论是产品质量还是维修服务，都达到了较高的水平，赢得了广大用户的信任。这在很大程度上提高了深圳和珠三角医疗器械产业在全国的知名度。

（四）产业配套能力较强，集聚效应初步显现

虽然珠三角地区的医疗器械产业发展历史还不太长，但发展速度很快。从少数公司成功所产生的示范作用，随之出现跟随和衍生现象，相应的连锁反应导致了产业集聚效应的发生。譬如从安科派生出去、与安科有各种渊源的医疗器械生产企业在深圳、珠海就有好几十家。这是一个十分典型的例子。由于种种原因，这些企业大多设在深圳市的南山区，以至于只占深圳市面积不到8%的南山区的医疗器械生产企业数占了深圳市总数的36.2%。集聚效应的另一个有趣例子，就是前面提到过的一连串"佛字号"的齿科设备厂家，其实这些厂家相距都不远，共享大家都需要的资源比较方便，可以达到专业化生产和降低成本的目的。

经过20余年的发展，珠三角地区的工业已经发展到一个相当的水平，跟当年这个地区的医疗器械产业刚刚起步的阶段已如同两重天。在现在这个地区的医疗器械企业除了重型精密机械加工之外，绝大多数都能在本地区解决外协和配套问题。这在很大程度上对这个地区的医疗器械产业的发展提供了非常有利的条件，使其有可能进一步加速成长。

一个非常典型的例子是，深圳市近年来电子和信息产业的迅速发展，使生产电脑所需的配件和加工都可以在一个半小时车程的范围内得到解决。实际上，许多同电脑和其他电子产品相类似的医疗电子产品，在很大程度上可以借助于这个具有很大相似性的产业链的支撑。同时，深圳较为成熟的市场经济环境也促进了深圳医疗器械本身的产业链和价值链的形成，各个企业有可能根据自身特点在这样一个产业链中定位，分享自己应得的一份价值。而不是大家都挤在一起，重复性地生产相互雷同的产品，残酷地进行同质化竞争，拼个你死我活，最后同归于尽。比如说医疗器械专业工业设计公司、超声探头制造企业和监护仪模块供应商近年来纷纷在深圳诞生，这些自然形成的产业配套，有力地支持了医疗器械整机制造厂家的健康发展，而这些专业性企业也找到了自己的生存空间，具有良好的发展前景。

另一个有代表性的例子是深圳义齿制造企业的相对集中，体现了产业集群的优势。深圳现有义齿制造企业大一点如现代、洋紫荆、山本真、新致美、美冠达、诚信、家鸿等，一共大约有50家，义齿产量占到了全国的3/4，据报道年产值已达20多亿元（未经具体核实），其中60%～70%出口。2006年9月世界牙盟年会在深圳举行，全球最高级别的牙科专家出席了这次会议，深圳多家义齿制造企业和口腔医疗器械制造商参加了有90多个国家和地区的厂商参加的会议附设的展览会，取得了很好的效果，对他们拓展海外市场帮助很大。预计深圳义齿的生产订单可增加三成，也有利于其他口腔器械生产企业借此迈出占领国际市场的步伐。

（五）创业积极性高，企业活力强

珠三角的大环境，本身就鼓励创业，人才的流动性也较大。再加上国内外市场对医疗器械产品的旺盛需求，更促使许多年轻科技人员从全国各地来到这里，愿意在医疗器械行业内一试身手。许多海归的学子，被珠三角良好的创业环境所吸引，选择在这里安家创业，特别是深圳。深圳每年都有数十家新的医疗器械企业诞生，当然其中也有不少家经历了创业失败的惨痛。不管怎么讲，这种创业的冲动，有力地推动了深圳医疗器械产业生机勃勃的发展。海归留学生在医疗器械领域创业成功的典型例子有西门子迈迪特和深圳益心达。薛敏、刘克成、倪成等几位在国外学有所成并积累了不少工作经验的留学生，于1998年毅然回国，选择了"支持创业、宽容失败"的宝地深圳，创立了开发和生产磁共振成像系统的迈迪特公司，开始了他们创业之路。在当地政府的大力支持下，经过他们几年的艰苦奋斗，开发成功了0.35T永磁型MRI和1.5T超导型MRI，并迅速打开了市场。由于他们的突出表现，西门子公司决定同迈迪特合资，组成西门子迈迪特（深圳）磁共振有限公司，并成为西门子公司全球低场永磁型MRI的研发和生产中心，业务蓬勃发展，2005年销售额超过了4个亿。深圳益心达医学新技术公司由留美医学博士王涛于2001年所创建，这也是他在好几个城市中反复比较择优的结果。公司专业从事介入医学导管的研制、开发和生产。目前公司员工达300多人，2005年实现销售6000多万元，在介入医学导管生产方面居亚洲领先位置。公司已购2.5万平方米的土地，正在建造"益心达介入医学导管科技园"。益心达因此成为深圳第一家自己买地建科技园的"海归"公司。

在珠三角的医疗器械行业里，除极个别之外，基本上没有传统意义上的国营企业，不是股份制企业就是民营企业，当然也有一些外资企业。这样的所有制结构，注定了珠三角地区医疗器械企业有比较旺盛的活力和生命力。当然，珠三角医疗器械行业里规模较大的企业还不算太多，到目前为止，年产值超过10亿元的还只有1家，绝大部分还都属于中小型企业，不少尚处于创业阶段。但是，可以预料，在不久的将来，一定会有一批大而强的医疗器械企业在珠三角出现。

（六）外向性强，出口比例高

珠三角特别是深圳医疗器械企业的活力还表现在它们不仅关注国内迅速扩大的市场，同时眼光向外，十分关注更为广阔的国外市场。深圳有很多家医疗器械企业在七八年前就开始参加国外的各种专业的展览会，联系海外代理商，争取打开海外市场。经过不懈努力，它们中间有好几家企业，如迈瑞、金科威、理邦等，这方面取得了很好的成绩，出口量逐年增大。成立才没几年的深圳开立公司，秉承了其领头人姚锦钟的一贯风格，一出产品就面向国际市场，用了不多时间便在产品出口方面取得了可喜的业绩。在这种示范效应的带动下，越来越多的企业加入了这个队伍，出国参展的行列不断扩大。现在每年参加世界最大的德国杜塞尔多夫的医疗器械博览会（MEDICA）的深圳企业数已高达30~40家，大多数都颇有斩获。这样，深圳医疗器械产业的出口比例一年比一年高，现在已经达到67%（2006年总出口额达到5.76亿美元），估计今后出口比例还会更高，在全国各城市中出口比例是最高的。这也是促使深圳医疗器械产业高速发展的一个重要因素。

在这方面的佼佼者是深圳的迈瑞公司，他们的外销工作启动早，坚持不懈，在市场开发的同时，在产品开发和产品质量方面下了很大的功夫，从要求最严的欧洲市场做起，然后再扩散到其他地区，目前他们的产品已经赢得了几大洲数十个国家的认可和青睐。2005年其拳头产品监护仪的海外销售额超过公司总销售额的三分之一；2006年，这家公司的出口又快速增长，产品已打入100多个国家和地区，全年出口额9128万美元，接近年产值的一半。

（七）特别重视产品质量和产品及质量体系认证

由于珠三角地区的市场经济发育相对成熟，大多数企业都十分清楚产品质量对企业的重要性，它们普遍自觉采取了种种措施来保证产品的质量和可靠性，以提高自己的市场竞争能力。医疗器械产品是一类特殊产品，因为要用于人体，必须保证其安全性和有效性，所以世界各国对其控制普遍较严，各自要求进口医疗器械产品达到一定的标准，需经过有权威性的第三方认证，或者要求生产厂家必须通过符合国际标准的质量体系认证。正因为这个地区的医疗器械企业重视产品的出口工作，所以也促使它们更加重视质量体系建设。许多企业早在10年前就通过了ISO9000质量体系认证和对医疗器械的专门要求ISO13485的认证。深圳2006年通过质量体系认证的企业有76家。国际有名的ＴＵＶ等认证公司专门在深圳设立了分支机构。这个地区许多企业还下了大本钱专门请了国外权威认证机构对它们准备出口的产品进行了ＣＥ认证和ＦＤＡ认证，为它们企业的产品拿到了出口必须的"通行证"。所有这些，都使珠三角地区的医疗器械企业在这个过程中开阔了眼界，提高了层次，具备了较高的市场竞争能力。

（八）政府重视，政策支持

据了解，珠三角地区各个城市普遍比较重视发展医疗器械产业，并出台了相关的支持该产业发展的政策。政府的态度对于行业的发展无疑具有十分重要的影响。其中，最具有代表性的是深圳和佛山两个市，当然珠海市政府也是相当重视医疗器械产业的。

深圳市政府将医疗器械列为"十一五"期间重点发展的六个产业之一。每年在政府的科技经费中，把对医疗器械等行业的支持经费单列，保证支持到位，不被挤占。为了大力推进深圳市包括医疗器械产业在内的生物医药产业的发展，深圳市政府在2004年成立了一个专门小组，负责向国家发改委申报深圳国家生物产业基地的工作。经过努力，2005年10月，国家发展改革委下发了《国家发展改革委关于认定深圳国家生物产业基地的通知》认定深圳市为全国首批三个国家生物产业基地之一。

深圳国家生物产业基地计划成立五个重点开放实验室，其中包括医疗器械研发和医疗器械检测这两个实验室。这些重点开放实验室的建设，可以极大地加强深圳市医疗器械企业的研发能力，为行业提供技术服务；为深圳医疗器械产业发展应用基础研究提供技术支撑；对把医疗器械产业培育成为深圳经济的支柱产业，在深圳建设全国性的医疗器械产品出口基地，具有十分重要而又深远的意义。另外，这个基地还计划建设一个医疗器械样机制作中心，准备以相当优惠的条件为中小型医疗器械企业提供必要的场地和专业化服务。目前这个基地的建设正在积极推进之中。

这个地区的另一个国家级医疗器械产业基地在佛山市三水区，2006 年 3 月 20 日，"中国医疗器械（三水）产业基地"在广东省佛山市三水工业区中心科技工业园正式挂牌。按计划，该基地将分三期建设，目前已有入园项目签约。据基地负责人估计，到 2015 年这个基地的医疗器械年产值将达到 100 亿元。

五、珠三角医疗器械产业的发展前景

如前所述，由于先发优势、市场环境好、技术含量高、企业活力强、政府支持力度大、国际市场开拓走在前面等有利条件，珠三角地区的医疗器械产业的发展前景无疑是非常乐观的。预计在近 5～10 年内，这个地区的医疗器械产业还会蓬勃发展，高速增长。据保守估计，到 2010 年，珠三角地区医疗器械产业的总产值增加到 250 亿～300 亿元应该是有把握的。当然也有人对此数据作出乐观得多的估计，笔者认为不妨把不利因素多考虑一点，以清醒的头脑采取针对性的措施去克服各种困难，改善发展的条件，也许比一味作乐观估计对行业更有帮助。

毋庸讳言，除了上面谈到的种种有利条件和优势之外，与其他两个医疗器械产业集聚区相比，珠三角也有其明显的不利条件。如果不能用适当的对策去解决这些问题的话，那么可能会形成对这个地区医疗器械产业进一步发展的制约因素。现把这些不利条件和建议的对策逐一说明如下。

（一）珠三角地区医疗器械相关的研究力量不足

事实上，珠三角地区与医疗器械方面的研发工作基本上都是在企业完成的，这个地区相关的研究机构较少，高校的相关专业也不是很多，在全国的排位并不那么靠前。一般企业只能做与产品密切相关的开发工作和某些应用性研究，在壮大到一定程度之前，企业去做那些带有一定超前性的应用基础研究是不现实的，更不要说基础研究了。企业的成长和产品的创新从根本上是要有具有创新性的科研成果作为依托的。珠三角在这方面的现状对这个地区的医疗器械企业显然不是那么有利。如果不能认真地应对，采取恰当的措施改变这种状况的话，必将会使这个地区医疗器械产业的发展后劲不足。

相应的对策可以有三点：①加强这个地区研究机构和公共技术平台的建设。据了解这方面的工作正在进行，各地政府都有一定的计划，有的已经开始实施。当然这需要有个过程，不可能一蹴而就。另外所建的研究机构和公共技术平台的价值取向、评价体系和运行机制都是它们能否对企业真正起到支持作用的关键因素。②加强企业内部研发队伍的建设。这里可做的工作很多，例如引进高素质人才、加强培训和继续教育、在有条件的企业设立博士后工作站、改进对研发人员的激励机制等等。③加强与区域外的高校和研究机构，包括国外相关机构和人员的合作，尽量将区域外的资源为我所用。实际上，珠三角地区有一些企业已经在这么做了，有的还见到了可喜的成果。但是也有一些企业目前仍然处于相对闭塞的状态，这种情况必须尽快改变。

（二）珠三角自身培养高素质人才的能力相对不足，从外地引进人才的吸引力下降

由于历史的原因，珠三角地区的高校相对于京津地区和沪宁杭地区少很多，有相关专业的更显不足。近年来虽然有所发展，差距依然不小，这是客观存在，在短期内是很难解决的问题。过去一些年，珠三角地区医疗器械企业之所以能蓬勃发展，基本上是靠从外地引进的人才。那时候，总的人才流动趋势是"孔雀东南飞"，从全国各地招人相对还是比较方便的。现在全国各地普遍发展起来了，优惠政策遍地开花，到处都在采取各种措施来吸引人才、留住人才，这个地区各个企业都觉得吸引优秀人才的难度越来越大。如果这个问题得不到解决，同样将成为制约珠三角医疗器械产业发展的瓶颈。

如何解决这个问题呢？①加强本地区高校相应专业的建设，走教学加科研的道路，不断提高培养各个层次的人才的能力。本地区现有高校有不少正在建设或加强生物医学工程专业，设立硕士点和博士点。由高校与有条件的企业合带硕士生和博士生、指导博士后研究人员也是一个很有效的培养人才的方法。把人才培养同企业的实际研发工作结合起来，肯定比在大学里从文献到论文或者做"玩计算机游戏"式的论文实在得多。这样培养出来的人才动手能力强，接触实际多，工作上手快，水平一点不比在高校里培养出来的低。②高层次的人才除了需要一定的物质条件作为基本保障外，他们更追求的是事业的发展和自我价值的体现。靠事业吸引人是所有搞得好的企业应该追求的方向。发展到一定层次的企业，有可能为所需人才提供较好的工作条件和发展前景，应该依然可能从全国各地甚至国外招揽到有用的人才。③把企业的研发机构设到高校或者研究机构比较集中的地方去，这样相对容易招到不愿轻易离开当地的高层次人员。深圳几个大型通讯企业已经在这方面树立了相当成功的典范，具备一定实力的医疗器械企业应该也可以尝试这条道路。④政府出台更好的政策，对创业提供更加有效的鼓励和支持政策，自有各地的人才愿意到这个地区创业办公司。

（三）珠三角地区企业员工的工资水平相对较高，产品竞争力受到一定限制

这可能也是一个不能回避的客观事实。在经济发展水平相对较高的地区，员工平均工资高一些也是非常自然的。但是要想清楚，这个"高"只是相对于国内其他地区而言的。要解决这个问题可以有三个办法：①提高产品的技术含量和附加值，让产品成本构成中，人工成本所占比例相对下降。这就要求这个地区的医疗器械企业更加重视发展高技术含量的产品，产品升级将成为该地区企业的重要任务。②利用内地许多欠发达的省份劳动力成本比珠三角低很多的现状，可以到内地适当的地方设厂，把成熟产品转移到内地生产，或将生产的某些环节搬到内地，必将有效地降低生产成本。③进一步加大打开国际市场的力度，加大出口比重。其实劳动力成本的高低是一个相对的概念。诚然，珠三角的劳动力成本是比国内一些欠发达地区高，但与发达国家相比，我们的劳动力成本（甚至包括科技人员的薪酬水平）只是人家的十分之一或者更低。相比而言，我们的人工成本根本谈不上高，而是非常低的，只要把好产品质量关和保证良好的服务，在价格方面我们的医疗器械产品在国际市场绝对有很强的竞争力。

第二节　长三角医疗器械产业分析

"长三角"从地理概念上包括上海市、江苏省南部、浙江省北部以及邻近海域，面积约为 99600 平方公里，人口约 7500 万；从工业经济概念上指以"上海为龙头，苏浙为两翼"的苏中南、浙东北工业经济带；从城市经济概念上指的是苏浙沪毗邻地区的 16 个市组成的都市群，包括上海市，浙江省的杭州、嘉兴、湖州、宁波、绍兴、舟山、台州，江苏省的南京、镇江、无锡、苏州、常州、南通、泰州、扬州。

早在 2001 年，长江三角洲就以约全国 2.2% 的陆地面积、约 10.4% 的人口，创造了约全国 22.1% 的国内生产总值、约 24.5% 的财政收入、约 28.5% 的进出口总额，成了中国经济版图上一道独特的风景线。

一、长三角医疗器械产业概况

随着我国医疗器械产业的发展，全国已形成了珠江三角洲、长江三角洲及环渤海湾三大医疗器械产业聚集区。据不完全统计，三大区域医疗器械总产值及其销售额之和均占全国总量的 80% 以上。作为其中之一的长三角产业聚集区因其自身的优势，具有明显的特点。

（一）产业历史沿革

传统医疗器械产业在长三角地区的起源和发展有着悠久的历史。

长三角地区最早的医疗器械作坊诞生在江苏的苏州，1862 年，制针艺人华春山在苏州开设了华家琢针店，从此开创了江苏医疗器械制造历史。

到 1936 年，上海已有医疗器械工厂、工场、作坊 13 家，卫生材料厂 2 家，从业人员约 380 人。直到 1949 年建国前夕，除上海的私营医疗器械工厂尚存 36 家，从业人员不足 1000 人外，江苏、浙江的医疗器械工厂均处于破产状态。可是，另一方面，经历了长达 35 年的发展历程的长三角地区医疗器械行业，虽说当时整个行业的生产规模小、资金薄弱、技术落后、品种单调，却撑起了旧中国医疗器械产业的大半壁江山。

医疗器械作为一个新兴的工业门类得以建立和发展，则是在中华人民共和国成立之后。50 年代后期，江苏的南京、扬州、淮阴、南通等地新建了一批医疗器械厂和卫生材料厂；浙江的杭州、温州、宁波、绍兴等地也新建了一批医疗器械厂。上海则改建了建国前的医疗器械工厂，并新建了一批，到 1955 年已有 257 家医疗器械工厂。由于具有深厚的工业基础，无论是产品还是技术，作为长三角地区龙头的上海，都是我国医疗器械行业的领头羊，并以此带动着江苏和浙江两地的医疗器械产业的发展。直至 20 世纪 60 年代，上海和长三角地区的医疗器械产值分别占全国的 50%、70% 左右。

党的十一届三中全会提出了改革开放、发展经济的基本方针，我国医疗卫生事业加速发展带动了长三角地区医疗器械工业的持续、快速发展。早在 20 世纪 70 年代初期，我国医疗器械首先向国际社会开放市场，一大批先进的医疗器械如 B 超、大型 X

射线设备、头部扫描ＣＴ、半自动和全自动生化分析仪器进入了中国的各级医疗机构。

全国医疗器械行业在自力更生的思想指导下，同时掀起了一股"仿制"热。在这段时间内，上海依然在国内率先研制并生产了医用直线加速器、放射性同位素治疗机、大规模集成电路心电图机、黑白Ｂ超、多道脑电图仪、血气分析仪器、500和800ｍＡＸ线机等一批新型医疗器械。

与此同时，浙江、江苏两地的医疗器械产业异军突起，江苏的Ｘ线机、眼科医疗器械、一次性注射器等；浙江的医用光学仪器、医用高分子材料制品等产品有了快速发展，相继成为当前中国医疗器械产业的主要产地之一。因此，整个长三角地区仍旧是我国医疗器械产业研发、生产、经营、教育的主要基地。

长三角地区医疗器械产业的技术经济综合发展能力，尤其在科技创新、产业经济规模增长和核心竞争力提升等方面的潜在能量依然存在。所生产的医疗器械产品涉及所有门类，品种多，规格齐全，品质优良，在国内外享有声誉。Ｘ射线机、手术急救设备、手术器械、超声设备、眼科仪器、注射穿刺和针灸器具、齿科材料和设备、一次性耗材、卫生材料和辅料等都是长三角地区的优势项目。随着各地区产业的发展创新，逐渐形成了各自明显特色和强势产品。如苏州的眼科设备，无锡的医用超声，南京的微波、射频肿瘤热疗，宁波的核磁，上海的数字影像和常规设备、微创介入器具及生物医学材料工程等，在全国具有很大的影响。

（二）产业现状

下文将从产业规模、所有制结构、产品结构、市场运行情况、产业集中度来分析现状。

1．产业规模　长三角地区医疗器械产业的规模不断扩大，以民企为主体的科技型中小企业数量激增且十分活跃，呈现出都市型产业的特征，但具有代表性的典型企业为数不多。

（1）近三年来，长三角地区医疗器械生产企业数量平均年增长率为10%（见表2-2），一方面表明社会经济环境宽松，另一方面表明医疗器械有巨大潜在市场；但与此同时，也对产业规划、行业监管等提出了课题。

表2-2　　长三角地区医疗器械企业数量

年份	上海	浙江	江苏	长三角地区	全国企业数
2001	569	536	997	2102	
2002	616	667	1149	2432	
2003	745	830	1256	2831	9009
2004	854	938	1428	3220	10417
2005	974	967	1580	3521	12000

（2）按国家分类管理的三种产品类别划分，长三角地区生产Ⅱ类产品的企业数量最多；江、浙、沪的Ⅲ类产品生产企业分别为其总数的18%、16%和28%，三地平均仅为20%左右；三类产品开发和产业化滞缓的状态与地区的经济地位、科技地位显然是不相符的（见表2-3）。

表 2-3　　2005 年生产三个类别医疗器械产品的企业数

产品类别	上海	浙江	江苏	长三角地区
Ⅰ类	234	316	363	913
Ⅱ类	467	498	929	1894
Ⅲ类	273	153	288	714

（3）按企业规模分组，长三角地区医疗器械企业以中小型占绝大多数，小型企业总计 223 家，占全国小型企业总数的 39.26%；中型企业仅有 25 家，占全国中型企业总数的 38.46%。不同规模企业生产产值及销售收入见表 2-4，其数据表明，长三角地区医疗器械产业大型企业还未发展形成；中型企业产值、销售收入和出口交货值所占比例均比小型企业少。

表 2-4　　长三角地区不同规模医疗器械企业产值、销售收入及所占全国的比重

企业规模	企业数		总产值		销售收入		出口交货值	
	家	%	万元	%	万元	%	万元	%
大型	0	0.0	0	0.0	0	0.0	0	0.0
中型	25	38.46	625892	35.6	609567	35.85	286160	36.96
小型	223	39.26	697139	40.15	687787	40.94	204722	53.69

数据来源：《中国医药统计年报》

2．所有制结构

长三角地区私营企业为主体且增幅迅猛，国营、集体性质的企业比例减小，所有制性质呈多元化格局的产业结构已逐渐形成（见表 2-5）。

表 2-5　　长三角地区 2005 年企业所有制类型状况

企业性质	国有	集体	民营	有限	股份	外资	合资	其他	总数
数量（家）	83	66	1338	754	429	182	169	494	3521
占总数%	2.35	1.86	37.89	21.35	12.14	5.15	4.78	14.27	100

3．产品结构

长三角地区的医疗器械还是以传统产品、常规产品为主体，大型现代化医疗生产设备数量较少（见表 2-6）。长三角地区各地科技资金投入的比例，与国内先进行业或业内先进企业有一定差距，离欧美发达国家相距更远。表明企业科研创新的能力较弱，或者科研投入经费不够。

表 2-6　　长三角地区产品结构及科技投入

产品结构		高新企业比例		科技投入
中档	高档	是	否	占销售额%
50%	20%	25%	75%	2.46

4．市场运行情况　　长三角地区近 5 年来，医疗器械的工业销售额保持在 22.82%

的增长，出口销售额每年增长约为 35.67%。

5．产业集中度　根据 2005 年《中国医药统计年鉴》对主要医疗企业的不完全统计如下（见表 2-7）。

表 2-7　　　2000～2005 年工业销售产值

年份	长江三角总计（亿元）	全国总计（亿元）	长江三角占全国的比重（%）
2000	82.7950	177.1578	46.74
2001	105.9665	194.3426	54.53
2002	105.9763	223.5908	47.40
2003	127.0292	275.4679	46.11
2004	186.2501	360.2012	51.71
2005	186.6240	505.9920	36.88

（三）产业发展特点

通过近几年的发展，尽管长三角地区医疗器械生产企业的经济效益有明显提高，销售额年年在增加，但低水平重复和"一小二多三低"是本地区整个医疗器械行业较普遍的现象。"一小"，大多数生产企业规模小；"二多"，企业数量多，品种数量多；"三低"，大部分产品科技含量低、企业管理水平低、生产能力利用率低。

到 2005 年为止，长三角地区共有 3521 家医疗器械生产企业，而以较低档重复生产初级产品为主；以零部件对外委托加工、外来零件进厂装配的小作坊企业为主，规模小，产品科技含量低，这些企业占企业总数的 85% 左右，而其销售产值不足总量的 20%。

1．产品结构方面　静态来看，长三角地区医疗器械产品总体上是以常规传统门类为主，约占总量的 80% 左右。在数字影像设备等大型、精密的高技术产品方面明显缺乏优势，产品开发技术水平落后国际水平 10 年以上，临床需求基本依赖进口。从动态分析可以看出，近年来高科技含量的医疗器械和一次性无菌产品的销售产值呈明显上升趋势，其中一次性无菌产品和卫生材料、敷料的销售总和超过医用电子设备。同样是劳动密集型产品，一次性无菌产品明显比卫生材料发展形势好，而且出口数量巨大；技术含量较低的物理治疗设备、手术室和病房设备以及卫生材料销售产值逐年下降，而手术器械、X 射线机相关产品的产值大幅增加。

由此可见，该地区医疗器械产业仍然以低附加值产品的生产和出口为主，高档产品销售约占 24% 左右。精密医疗器械虽然增长很快，但是增幅主要由外资、合资企业所贡献。自主产品集中于中低档，总体技术水平与国外同类产品相差 10 年左右。

2．产业结构主体是中小企业、民营企业　相对于国营企业的弱势，民营企业凭借其体制、经营和管理等优势，逐步占据市场份额，成为抗衡外国品牌的主力军。据统计，目前长三角地区 3521 家医疗器械生产企业中 40% 左右是民营企业，主要集中在江苏、浙江，并以科技型中小型企业为主体。但其大部分规模小、经济实力不强。总体上，产业中约 10% 的骨干企业（含国企、外企、民企），贡献了医疗器械工业销售额的 80% 以上。

中小企业虽然成了产业主体，但当前的宏观环境对中小企业带来一定的负面影响。

医疗器械产品投入高、开发周期长，中小企业一般无实力开发高端产品，生产经营中低档产品又面临激烈的市场竞争。加上产品注册周期长，不同地区监管工作不平衡；招投标工作运作不尽规范；专业人才难以引进等，使企业发展存在阻力。为此，中小企业普遍采取措施加大科技投入、提高产品质量和可靠性、增强竞争能力。对企业的成本控制、品牌建设方面提出了更高的要求。

3．长三角地区的医疗器械发展出现了新的态势 各地政府纷纷提出了医疗器械产业发展目标，并在资金、技术、政策、品牌培育上给予扶植和支持。

近年来，长三角地区突现了一些在国内外市场有影响的特色产品以及一批主要的企业，如苏州的眼科设备、无锡的医用超声、南京的微波设备、上海的心血管微创介入器械及射频肿瘤热疗设备，宁波的 MRI 和婴儿培养箱，杭州桐庐的内窥镜等。江苏鱼跃医疗设备有限公司、上海医疗器械厂有限公司、微创医疗器械（上海）有限公司、上海医疗器械（集团）有限公司手术器械厂、上海康德莱企业发展有限公司、浙江杭州尖端内窥镜有限公司、宁波戴维医疗器械公司等近几年分别研究并开发了一批具有局部或完全自主知识产权的高端精密医疗仪器，在形成规模生产。创品牌等方面走出了扎实的步子，已具有相当的竞争优势。其中苏州六六视觉科技发展有限公司几十年来，坚持眼科服务，通过自主创新，开发了准分子眼科治疗机、人眼像差仪等高科技产品，填补了空白，推动了持续发展；同时，苏州市政府将该厂的眼科产品当作该市的"品牌"给予大力扶植，使其在全国的影响和地位逐渐增强。

4．广泛开展国际合作与交流，逐步与国际接轨 长三角各地区纷纷引进外资和技术，2005 年底已有外资和合资企业 300 户，江苏的苏州、上海的张江等还开设了医疗器械园区，一批新兴医疗器械企业已逐步形成。产品开发由原来单一的摹仿性设计和独立制造相结合模式，演变为自主设计制造、中外合资合作开发和国外设计合资生产等多种模式。合资合作产品从简单的一次性医疗用品发展到 X-CT、MRI、B 型超声等高科技的机电一体化品种。合资合作项目从以引进资金为主，向技术、产品、管理和资金四位一体引进过渡。特别是后期，企业认识到：在引进技术、产品和资金的同时，必须引进先进的现代化管理。合资合作产品已逐步从立足国内市场发展到面向国内外一体市场。

5．依法对医疗器械产业实施监督管理 在国家颁布了以《医疗器械监督管理条例》、《医疗器械产品注册管理办法》为核心的一系列法规和监管实施办法以来，长三角地区相继依法对医疗器械产业实施监督管理，对国内、国外的医疗器械产品都实施强制性注册；对生产企业实施质量体系认证或考核制度；加强标准化体系建设和标准化管理，使产业逐步走上法制化建设轨道。

二、长三角地区医疗器械产业在全国的地位

（一）相对优势

1．良好的产业基础与技术支持 长三角地区医疗器械产业起步较早、工业基础较好，且以民营企业为主，无论是在技术、人才还是资金等方面，近几年来发展很迅速，除了民营企业自身的努力外，还依赖于当地良好的产业基础，模具、机械、材料等产业的良好发展。

长三角地区，尤其是上海先进制造业中仪器仪表及机电一体化的自动控制等元件和芯片制造技术、计算机技术、新材料、新工艺的开发应用等在全国均属先进，为本地区医疗器械产业的发展提供了有力的技术支撑，也带动了模具、机械等上游基础产业的大幅上升，形成了互补、协调发展局面。

2．形成一批市场占有率高的特色产品　长三角地区生产的医疗器械产品涵盖了射线诊疗设备、医用超声仪器、医学信息及远程医疗系统、医用磁共振诊断设备、心血管微创介入器械、眼科等专科设备和器械、医用光学仪器和软硬管内窥镜系列、电生理描记和检测仪器、一次性使用无菌器具、血液透析装置、口腔材料和综合治疗设备、植入材料、手术器械、医用供氧和净化设备、手术室和急救设备、卫生材料和敷料、体外诊断试剂等几乎国内所有门类、品种。凭借较出色的质量和完善的销售网络，获取了较高的市场占有率和信誉度。

如近年自主创新开发的数字影像设备，在全国形成一定的影响；又如上海地区在手术导航、数字X射线、肿瘤热疗、医院信息化等方面的基础研究等达到了国内先进水平，形成了相应的科技成果并产业化，在很大程度上提高了长三角地区医疗器械产业在全国的知名度。

3．相对的人才优势和医疗器械的研究基础　长三角地区的教育资源和人才储备都很雄厚，无论是江苏的南京大学，浙江的浙江大学，还是上海的复旦大学、交通大学、上海理工大学医疗器械学院，都设有与生物医学工程相关专业，具备较强的科研实力；而且多年来，各地高校、研究所、企业有协同开发研究的传统，已基本掌握了不同门类产品的关键技术；近年来又引入了不少带回先进技术的"海归"专业人士，有利于产学研结合，整合人才、资金和技术优势，加快自主创新的科技开发并推进产业化。

（二）业绩

1．经济总量　根据2005年《中国医药统计年鉴》对全国993户医疗器械企业的统计，长三角地区医疗器械产业的总销售值为186.624亿元，占全国总量505.9亿元的36.88%。其中上海为51.0327亿元，江苏为99.1341亿元，浙江为36.4572亿元（说明：本文中除有注明外，统计数据分别由上海市、江苏省、浙江省医疗器械行业协会提供）。

由于统计口径不同，根据各地实际统计，长三角地区的总销售值约为266亿元，约占全国总量750亿元的35.5%。其中，上海约86亿元，江苏约120亿元，浙江约60亿元。两种统计口径均表明长三角地区医疗器械产业在全国约占1/3以上，可见其在国内的影响和地位。

2．各地政府近年高度关注医疗器械产业发展　上海市已通过若干重大科研项目的实施，前瞻性地部署了数字化医疗装备、微创介入器材和设备等高新技术产品的开发和组织科研攻关，已经形成多项突破成果并投入生产，有些基础研究在国际上的地位也有了很大的提升。

例如，在数字化医疗装备方面，已完成研发并投入批量生产的主要成果有超声波聚焦肿瘤消融仪、电子胃镜、植入式心脏起搏器、多道电生理记录系统、光活检癌前病变诊断仪、小型高频移动式X射线机、500mA高频直接数字化X射线机、医用电子直线加速器等，这些科研项目的技术性能均属国内领先，部分已经达到国际同类产品的先进水平。

在微创介入器具及诊断治疗设备方面，已完成并投入生产的有冠动脉支架及含药支架等，其性能已经达到国际同类产品水平。

在医用生物材料及组织工程的研发方面，已投入批量生产的有硅橡胶导管系列、多层色超硬质树脂人造牙、透明质酸钠、医用胶原蛋白海绵等，正在进行对人工皮肤、软组织缺损修复凝胶等组织工程系统产品的研发，这些都填补了或将填补上海医疗器械产业的一些空白点。

江苏省早在20世纪70年代就开始研制高技术产品。裂隙灯显微镜、微循环显微镜、高压注射器、快速换片机、微波针灸仪、人造血管、眼科手术器械等都是江苏企业首创或独家生产、市场占有率很高的产品。进入90年代后期，除了保持传统产品的强劲势头外，在电子医疗设备、高档眼科设备、数字影像设备、微创介入器具及生物医学材料工程等方面也有所创新，成为江苏省经济发展中的亮点。

浙江省生产的几十个门类的产品在全国历来有一定的影响，有较高的市场占有率。近年开发的526个新产品中，自主创新的有204项，仿制的88项，引进消化吸收的55项。其中微量注射器、婴儿培养箱、MRI成像系统、硬管内窥镜及一次性无菌产品等，无论是质量还是维修服务，都达到较高水平，受到用户欢迎，并进入了国际市场。

（三）未形成区内协调机制

1．统一的市场及分工体系尚未形成　长江三角洲地区内与市场经济要求相适应的体系尚需要一个形成过程，行政区域间的各种障碍也有待清除。区内的医疗器械产业结构趋同，企业的专业化分工、规模经济及城市的规模经济尚未形成，这都影响长三角地区各种生产要素及资源配置效率的提高，以及本地区医疗器械产业的持续发展。

2．公共管理协调不够　这涉及区域发展中需要跨区管理的一系列问题，如地区内医疗器械质量监管、医疗器械产品和市场准入、技术创新合作等。在现有管理体制下，各地政府还难以从整个地区利益最大化出发进行决策并采取行动，地区内各地方利益还难以与地区整体利益统一；也难以高效地实现地区内一系列需要跨区的统一管理，这些都会制约整个地区医疗器械产业的发展。

3．缺乏沟通和协作　各地区都有待根据区位特点和比较优势，通过沟通和协调来制定一些共同的政策，鼓励和引导要素流动，促进区内产业结构调整和产业布局的合理化。否则，目前产业结构雷同和重复建设等问题都将制约长三角地区医疗器械产业充分发挥自身优势。

三、长三角地区医疗器械产业持续发展面临的主要问题

（一）在制造、研发、配套、协作等环节的产业链有待完善

从理论上讲，医疗器械产品产业化可以从应用研究甚至部分基础研究开始，包括产品开发、样机试生产、检测和临床应用、领证，再到小批量生产、试销、大批量生产、市场开拓等步骤，形成产业链；从狭义上讲，产业化是从小批量生产开始，到形成产品进入市场为止。产业链延伸的过程也是产业不断增值的过程。医疗器械因其精密性和科技含量高等特点，其产业链有相当的特殊性。主要表现在环节众多，对基础工业的

要求特别高，部分环节利润率、附加值特别高等方面。

从目前长三角地区医疗器械产业来看，存在着产业链不健全等问题。医疗器械企业普遍存在：产品开发前期缺乏应有研究；开发中期较少发挥产、学、研、医联盟优势；开发后期对产品"孵化"及产业化推进缺少得力措施和手段保证。整个产业集中度低、缺少综合协调和规划管理，行业的科技人才、物资和信息资源没有能整合利用。

依托长三角高校及科研资源和实力，长三角医疗器械在某些领域的前期研究和产品开发已处于国内领先地位，形成了大量的科技成果。但是，如何将这些基础科研的成果进行转化，使之对行业发展形成推动力，却成为长三角地区产业化过程中的瓶颈之一。

医疗器械成果的开发，不同于一般的科研项目，需要大量的资金和精密仪器设备的辅助，同时需要专业检测、临床试验等必要保证。然而，长三角地区在产、学、研、医各方面尚未形成有效的合作与联盟，造成研究所里虽有成果却少有问津、中小型企业苦于没有研发的实力；即便科研成果进入企业，企业也觉得该科研成果非市场需求所在；研发过程中的基础配套、产品测试、临床应用以及注册申报等整个周期更是艰难冗长。

作为长三角地区龙头的上海，其传统的精密制造业基地的地位，本应该是发展医疗器械这一特殊行业的优势所在。然而在对上海2005年产值前20位的企业调研过程中，发现多数企业的一个共同困扰，依然是关键原材料、零部件、模具、大型生产设备等等均需要进口；许多时候，国内采购不是无法满足、就是面临着比直接进口更高的成本。即便是一些跨国企业，比如西门子医疗、柯达医疗影像、贺利氏古莎等，在上海完成的产业环节附加值也都不高。在全球化制造业向中国转移的大背景下，医疗器械产业的配套、协作要求已经成为该产业进一步增值的主要壁垒之一。

医疗器械行业缺乏的正是所谓的中场产业[1]，长三角地区要发展医疗器械产业，需要配置一批医用电生理模块生产企业群、医疗器械结构配件生产企业群、医疗器械产品售后服务企业群、医疗器械外形设计企业群，使它们在整个产品价值链上充分发挥各自优势，使整机生产企业能够在整合上游产业集团优势的条件下参与市场竞争。

长三角地区医疗器械行业的产业链不完善还表现在全套设备的技术、制造等方面存在的缺陷，比如B超类产品，上海在探头技术方面处于全国先进地位，所生产的中低档探头也有一定的市场占有率，但由于缺乏整机技术及大规模制造能力，B超整机生产目前仍达不到应有规模，以致于在该领域无法实现产业化目标。

(二) 产业整体结构不合理，缺乏中高档产品核心竞争力

从长三角地区医疗器械产业整体产品结构看，仍局限于以传统常规产品为主体，产业综合竞争力薄弱。尽管长三角地区医疗器械产品在国内的市场占有率较高，但由于产品技术能级和总体的科技含量和附加值较低，与产品开发配套的技术标准体系又不完备，企业核心技术、专利等知识产权拥有量较少，难以适应当今世界医学科学发

---

1 "中场产业"是指能提供高产品材料性能和高功能零部件等的中间性、关键性的产业群，在整个价值链中，处于原材料工业和装配工业之间，是技术含量较高、增值量较大的环节。足球场上的中场队员，可以起到承前启后的作用，"中场产业"也是整个价值链的核心环节。

展形势下对高端医疗器械产品的临床需求，在国际、国内市场开拓和经济规模的膨胀方面受到严重制约，市场范围也只能定格在国内县医院及城市中一、二级医疗单位中，竞争力疲软。在上海市 2005 年工业销售产值前 20 名企业中，生产劳动密集型为主的企业占到 65% 之多，其中发展形势很好的是一次性无菌产品等，且出口量巨大。

整个行业小企业多而分散，产业集中度低，缺少综合协调、规划管理和指导，行业中科技人才、物资和信息资源缺少整合、利用。产、学、研、医联盟优势得不到应有发挥，企业较少与高校、研究单位进行有效协作，或者科研成果转化的过程长和成本高，难以形成高效、健全或资源、利益均可共享的产业链。尤其在实施高新技术项目开发、研究时，负面影响更明显。

（三）政府重视与支持不足，主管职能部门未对产业发展形成合力推动作用

长期来，长三角医疗器械产业和其他制造业企业享受的政策基本上是通用的，医疗器械产业尚未像 IT、汽车、中药等行业被列入政府重点支持行业的范围。由于门类复杂、单个规模小，难以形成像 IT 或者汽车、钢铁这样支柱行业型产业。因此，一时不足以影响政府对医疗器械产业的重视度。2003 年，在我国突发 SARS 期间，国产的呼吸机、肺功能辅助装置、血液滤过装置、放射影像设备、数字化监控、非接触式快速测体温等精密医疗仪器，在诊治和防患中起到了重要作用。医疗器械产业的重要性和社会效益逐步得到政府的认同，近年来，支持力度已逐步提升。

在对企业调研中发现，无论民营企业还是外资企业，对于政府的支持和重视都颇有微词。目前长三角医疗器械产业结构的格局已从国有企业一统天下，逐步呈现以外资、合资企业和民营企业为生力军。对于外资企业，面临的主要问题出现在政策获悉滞后，国家标准与国际标准冲突，政府合作项目的沟通不足等方面；对于民营企业，主要面临政府对其扶持力度不够，内资企业与外资企业在享受政策、产品价格、能源利用及临床收费等问题上的待遇不平等，使发展受阻等问题。至于部分已获得政府资金和一定资源支持的高科技企业和国有企业，也对政府提出了"资源投入过于分散，如同撒胡椒粉，支持力度不够，扶植重点不明确"等看法。

政府与企业间的另一个矛盾焦点在于，各主管职能部门，拥有不同的标准和要求，缺乏完善、统一的规划和标准化管理，形成许多低水平的信息孤岛与资源信息的浪费。对于医疗器械行业来说，很多高科技的中小企业因为资金、资源、信息等各方面的不足，又缺乏针对性的倾斜和鼓励政策，很容易造成发展的先天不足，在科研、生产、经营的过程中负担较重；同时，企业在利用政策、资源方面又缺乏指导，使行业中大部分企业普遍缺乏发展后劲和原动力，成为影响企业持续发展的主要因素之一。

由于医疗器械是一种综合性的跨学科产品，单个企业无论是资金上还是技术上都难以完成大规模的研发，需要政府给予一定的帮助，包括搭建一些公共的技术服务平台。尤其对于社会效益突出的医疗器械产品，在一些重点项目和突破口上，需要政府花大力气重视，花大资金投入，花大耐心等待。美国中小型高科技企业由于得到政府建立

的公共信息平台的帮助，获得了政策、资金、资源、渠道等多方面的支持；法国政府花了11年的时间，斥巨资支持发展医疗影像平板显示器这一高投入、高风险但同样是高收益、高社会效益的产品；欧美政府采购医疗器械产品总是对本国本地企业适当给予优先权。诸如此类的支持和重视，都是我们政府在今后职能完善中应予多多考虑的。

（四）产业发展资金瓶颈突现，风险资本等融资渠道不畅

从长三角医疗器械产业的现状来看，政府投入基础性研究仍占绝大多数。由于前述产业链转换不畅等诸多原因，投入企业研发的资金较为零散且集中于某些特殊企业，而对中小型高科技企业尤其不够。目前长三角医疗器械产业中大部分为中小型企业，经济规模小，自主投入的力量薄弱，造成企业难以下决心布局和规划对高新技术产品的创新开发和相应的企业技术改造，或者也无条件对国外先进技术进行引进和消化吸收。据统计，各企业用于科技开发的费用一般仅占销售额的2%～3%，且绝对值较小。而国际上，欧美国家的大型企业如GE、通用、菲利浦、西门子、日立、东芝等跨国知名公司，在医疗器械研发资金的投入方面普遍为销售额的11%～12.9%。与之相比，我们存在较大差距。

近年来，在国外、国内同类产品竞争的夹击下，长三角不少医疗器械企业的科技发展处于被动并呈走下坡状态，产品技术等级及企业的创新能力，企业质量体系建设及自主知识产权拥有等也始终处于中低水平徘徊状态，产品的质量和可靠性难以保证，优秀人才难以凝聚。由于中国的风险资本主要仍是采用政府为主的运作模式，市场评估能力差，大多采用"撒胡椒粉"式投资模式化解风险，要想获得风险资本的青睐，形成必要的融资通道则是难度较大。

（五）须进一步发挥行业协会等社会中介的作用

在国外，如美国的医疗器械行业协会(HIMA)是由企业发起的自发性组织，代表企业利益，尤其代表一些中小型企业，在解决生存、融资、新产品研发等方面起到积极的作用；同时，其又是政府与企业沟通的桥梁，这种桥梁关系是真正意义上的沟通和协调，并非限于政策宣传或对政府的辅助。

中国的行业协会的作用没有得到很好发挥，并不是医疗器械行业独有的问题。在纺织、汽车配件、农产品等出口重点行业，行业协会在协调国际贸易摩擦和行业价格自律等方面的作用，更多需要改善与加强；而医疗器械属于朝阳行业，在政策、法律法规、行业标准上需要更多的规范、统一和协调。行业协会本应最能发挥这方面职能。但目前外资企业或者民营企业能从行业协会获得的支持和信息较少，政府在鼓励行业协会发展时，更多的是强调其对政府的辅助和保护国有医疗器械企业利益，而容易忽略"行业协会是行业的代表，它的生命之源乃是行业内所有企业共同的利益"这一特点；同时在其机构改革、职能回归等方面还有一个渐进的过程。

（六）专业人才短缺，人才资源需要整合

调研中还发现，多数目前落户长三角的跨国企业和民营企业均看重本地区的科技

人力资源及工资低廉。依托当地高等教育机构和研究所，长三角的确拥有相对集中的高知识高技术人才，有较强的潜在人才资源和技术发展后劲；同时，沿江沿海开放的地理位置利于开展技术交流和贸易往来，对于吸引医疗器械方面的海归人员有一定的优势，在全国范围内来看，仍然属于相当具有优势的地区。

但如同基础和精密工业一样，这一相对优势从全球化大背景下看还没有充分发挥，主要表现为高科技复合型人才的短缺。

医疗器械是一个多学科交叉、知识密集、资金密集的高技术边缘产业，涉及医疗、机械、电子、IT等多个行业，介入门槛较高。医疗器械产品的技术差异大，其种类繁多，并各有特殊的学科交叉背景，所需要的人才迥然不同。

许多中小企业还普遍困扰于复合型人才的难以引进和长期留用，影响了新产品的开发和技术进步；又因为我国高校培养的人才多专注于某一领域，较少有复合型兼才、通才，较难适应医疗器械产业中多专业的新品开发和技术发展的需要。

（七）须培育和发挥龙头企业、龙头产品和强势品牌的引领作用

长三角地区现有3500多户医疗器械生产企业中，年销售在5000万元以上的企业户数不到2%；亿元以上的更少。具有经济规模、创新能力和品牌效应的企业屈指可数。销量较大的产品还比较集中在一次性耗材等一些低附加值领域。

从全国几大医疗器械基地看，其他地区分别形成了某一领域的龙头企业和强势民族品牌。作为医疗器械的重要基地，长三角不仅需要依靠其沿海及人才优势，吸引跨国大型医疗器械企业落户，大力发展OEM基地，更为重要的是要发挥能代表自主知识产权和自身研发能力的民族品牌和龙头企业的作用，带领和推动整个行业加速发展。

四、长三角医疗器械产业持续发展的一些思考

（一）立足区情国情，走自主创新的发展之路

1.在适应我国卫生健康事业发展的需求和跟踪国外领先技术的基础上，坚持应用领域的创新，走自主研发、技术创新、掌握自主知识产权的发展道路。根据我国医疗卫生事业的需求，吸取国外领先技术，利用一切可利用的条件，在应用层面上创新。

2．"有所为，有所不为"地择优性发展，现阶段实施自产和国外产品互补相结合的原则。长三角地区目前的医疗器械产业规模和产品技术水平与国内外先进存在一定的差距，必须按地区实际情况来发展，要发挥各国、各地区产品及工艺技术的优势，实现跨地区、国际性互补。

3．从实际出发，面向医疗器械主战场。用所掌握有限的高新技术，重点解决需求量大、应用面广的医疗器械产品现代化问题。重点发展有利于带动多个关键工业技术发展的品种，努力打造长三角地区具有特色的国内国际著名品牌，在近期内（"十一五"规划期间）实现基本满足国内医院临床对常规产品更新和提高的需要；部分解决国内大型医院临床及医学科研教学对新技术、新产品的需求；基本满足农村医疗卫生

发展的需要；基本适应城市社区医疗建设的需要。

（二）大力增强地区企业核心竞争力，加大创新开发产品的力度和参与国际市场竞争的能力

坚持吸收国外先进技术，创新和引进结合，掌握关键技术，提高企业核心竞争力。要吸取多年来引进技术的经验和教训，以自主创新为主。解决提高产品技术性能结构的出路是提升内源性产业要素，主要靠产业自身的技术进步来提升产业结构和产品技术性能，改变过去以外源性结构提升为主的方针。摒弃"引进—落后"之路，走"引进—提高—创新"之路，并强调结合国情与需求在应用层面上的创新。

科技型中小企业依然是长三角地区医疗器械产业的主导力量，其快速成长和协调发展，对长江三角洲医疗器械产业的发展有决定性影响。因此，要以中小型企业为主体，加强新型实用医疗器械产品的开发和推广，促进核心企业变革的形成和发展；同时用10～15年的时间，逐步形成以庞大的中低端产品为基础、具有相当经济技术基础、能够向高端技术发起冲击的长三角地区医疗器械产业发展新局面。

（三）调整产品结构，适应市场需求

近年来，全国医疗卫生机构逐年增加，医疗卫生事业不断发展，加上出口增幅不断扩大，医疗器械市场的规模容量逐年扩大，医疗器械潜在的市场空间很大。长三角医疗器械产品尽管品种齐全，但绝大部分是传统产品、常规产品，需尽快调整产品结构，与市场衔接，以适应国内外两个市场的需求。

（四）加强技术合作，促进产品开发

现代医学对疾病的预防和治疗在很大程度上依赖先进医疗设备的诊断结果，因此，为提高医疗器械的科技含量，便要用世界上最先进的应用计算机技术、数字化技术、激光技术、图像处理技术、核素技术、自动化技术来研发拥有自主知识产权的医疗器械产品。长三角地区经济实力雄厚，人才济济，具有较好的医疗器械支撑产业基础，如电子工业、机械制造业、化工工业、ＩＴ产业。期望政府和企业能共同加大资金投入，推动医疗器械高科技产品的开发。

（五）科学的规划与产业引导

长三角医疗器械产业中，私企、民企占了很大比例，企业有很大的自主经营权，企业的产品结构和经济结构较易通过市场需求调节。

政府在不再干预企业生产活动、经济活动的同时，须在本地区医疗器械产业的发展、规划、资源（土地、能源和其他自然资源）整合、监管和导向等方面加强力度。传统上一窝蜂地开厂生产同一产品，重复建设造成供大于求，导致不正当竞争，这不仅不利于医疗器械产业的发展，也造成社会资源（人才、土地、能源、物资等）的极大浪费。这种太多的教训，应当引以为戒。

社会主义市场经济并不是不要规划，而是要有更周密、更科学的规划，政府有引导的责任。

五、长三角医疗器械产业持续发展的建议

(一)建立完善符合产业特点、推动产业发展的政策

1．完善监督管理等政策法规　完善医疗器械监督管理条例等法规和法制化体系建设，改进医疗设备产品市场准入的审批制度，将现行"强调准入门槛"逐步调整为"严格产品质量控制"，使之与国际接轨；监管部门对新研发的医疗设备，在市场准入、产品注册方面应给予指导和帮助，鼓励新产品迅速投产上市；适当扩大产业发展重点地区监管部门的审批权限，建立审批绿色通道；加强保护企业有关专利等知识产权和商业秘密，落实对侵权行为的打击和制裁措施的实施细则。

2．扶植自主创新　针对生物医学工程产业的特殊性，制订专项的优惠政策；设立多种发展基金，用于鼓励医疗设备制造业的自主创新，专项资助重点项目；对企业申请专利、国外市场准入认证以及国际参展等提供一定比例的补贴；制订支持医疗设备企业高新技术成果转化，重大核心技术的引进、消化吸收再创新的专项鼓励政策，加强跟踪服务；改善投融资环境，扩大多方投入，形成多渠道的投资环境；其中优先支持有条件的医疗器械企业上市融资；疏通科技型中小企业（尤其是民营企业）融资渠道，解决贷款或抵押担保的实际困难。

3．享受财税优惠　对从事精密医疗仪器自主研究和通过引进消化吸收再创新的企业实施所得税减免，并扩大增值税退返；对因技术进步而经济效益明显的企业，在3～5年内按一定基数实行包税制；对已列入国家或省市级的科研开发项目，在试制和中试期间免征相应税费，在产品投产初期给予免税，促进科研成果产业化；积极开辟技术开发资金来源，允许并鼓励企业在税前按当年销售额10%的比例提取技术开发基金，计入成本、专款滚动使用。

4．鼓励公平竞争　制定鼓励采购国产医疗设备的政策，编制应优先采购的自主创新或能替代进口的医疗设备产品目录，抑制盲目和重复采购国外医疗设备的倾向；对购买使用国产医疗设备的用户给予鼓励政策，如低息贷款、简化审批等；对第三类医疗器械产品使用期限实行限期淘汰报废的管理制度，鼓励用户及时更新使用国产医疗仪器和装备，以激励企业技术创新和更新工艺装备；改革医保收费模式，医疗机构对同类型、不同生产厂商的医疗设备（或器材）采用统一的医保收费标准，医保支付限额以外的费用由病人自己支付；废除医疗机构对进口和国产医疗设备实行不同收费标准的不合理规定。

5．完善支撑机制　深化高校、科研机构和企业的技术创新机制，支持企事业单位培养和吸引创新人才，改革考核和评聘科技人员的制度；加紧对医疗设备制造业的"博士后流动站"建设，吸引优秀博士到产品开发第一线，从事科技创新；对技术创新、管理创新的骨干，采用给予期权、期股的激励机制；对高校相关专业的设置进行调整和教育改革，加快职业教育实训基地的建设，重点培养医工结合、复合型的高端科技、营销和管理人才；制订支持和培育"领军人才"及创新团队的政策；对复合型领军人才

的引入和承担重大科研项目进行创新、创业的给予政策资助；建立"海归人员研发工作站"，以相应的政策和制度集聚"海归派"的科研成果，并支持其产业化，促进人才、技术、资金的有机结合；支持医务人员与企业结合参与医疗设备的技术开发，加强医务人员的工程技术知识培训；在医疗机构内建立临床工程师和医学物理师制度，鼓励支持医工结合人员在医院管理和临床医疗过程中发挥积极作用；完善对专业人才培养、使用、评价、分配、流动的相应体制、机制。

6.重视质量管理，做好ISO9000认证　ISO9000在我国已经推行多年。作为医疗器械行业，不论国家是否强制推行，企业都应积极主动地争取通过ISO9000质量体系认证。长三角地区的医疗企业尤其是大企业，应把质量体系认证视为企业进入医疗器械生产企业行列的资格证书和产品进入市场的"入场券"。

7.重视名牌效应，实施品牌战略　未来几年，中国医疗器械产业将面临新的严峻的国内外市场环境变化局面。医生和病人看重名牌医疗器械，是因为能给他们带来安全和希望；但市场才是产品能否成为名牌的决定者。在21世纪全球一体化市场中，企业更需要名牌医疗器械作支柱。长三角地区的医疗器械企业应建立创名牌的战略意识，创造更多的医疗器械名牌企业和名牌产品。

（二）加强推动产业发展的切实可行措施

1.建立协调体制，统筹发展规划　建立医疗器械产业的联席会议制度，研究协调、宏观调控各地医疗器械产业发展的重大问题；建立专家咨询组织，就长三角地区医疗器械，特别是精密医疗仪器方面的发展和规划等开展咨询及研究，并在健全体制、贯彻法规、制订发展战略等方面进行交流，开展相应的咨询、评估活动。

2.主动融入全球产业链，加强国际合作　抓住国际制造业向中国转移的历史机遇，通过政府指导和行业协会的中介和协调，将国际先进企业的相关产品（包括尚有市场前景的中、低档产品），引入本地区相关企业，进行本土化生产、销售；充分利用长三角地区城市环境的优势，吸引国外知名企业向长三角城市转移零配件生产、整机组装乃至涉及研发等产业环节；企业要以出口为导向，力争成为跨国企业重要的生产基地或采购基地。

充分发挥长三角地区生产、经营常规传统产品及中档精密医疗产品的优势，实施进口替代战略；国际性的合作主要应包括人才引进、企业合作、资本合作、技术合作等诸方面。

3.提高产业创新活力，形成持续创新能力　在整合长三角地区现有企业、高校、研究单位和临床医疗单位综合优势的基础上，由国家组织开展应用性研究和开发相关的科研项目；建立以企业需求为导向、专业技术为主导的标准化、检测技术的研究中心，加强标准化研究，拓展以促进自主创新为主的公共服务功能，推进资源整合；搭建由专家组合、医院的医技人员和企业研发人员共同参与的技术交流平台，沟通信息，共谋发展。

4.推进人才建设　学校加强培养工程技术与临床医学相结合的复合人才；高校与产业直接挂钩，定向培养中高级技术人才作为提高产业创新活力的重要措施；企业建立相应的人才凝聚机制，培训和吸引更多的创新型人才，包括发掘优秀的医疗专家加入，加强对医技结合人才的培养；医疗单位加强医技人员的技能培养，通过实行岗位资格培训，造就一批既懂医又懂技，能参与医疗器械技术开发和创新的复合型人才。

5．推动产业兼并重组，培育龙头企业　对行业内技术、管理、规模和机制建设发展迅速的优秀企业，加大扶持力度；鼓励产业内民企之间，民企对国企，外企对民企、国企的兼并或收购；鼓励和引导本地区及国内大型电器、电子、精密制造集团通过内部新设和外部兼并等手段进入医疗器械产业，形成多元化的产业结构。

6．建设生物医学工程产业集群，优化产业布局　在长三角地区有产业基础的城市，如上海、南京、苏州以及杭州等地加快建设产业集群园区，政府应制订相应措施，支持和扶植相关企业和科研单位等集聚到专业园区进行产业发展，以进一步规划优化产业结构，形成合理的产业链。

上海市已形成的产业园区已初具规模，如南汇的医疗器械产业园区内已有西门子公司、上海市医疗器械检测所、上海理工大学医疗器械学院等有影响的单位落户；浦东金桥地区和张江医疗器械园区内也已集聚了上海阿洛卡公司、光电公司、科达公司、微创公司、爱申科技公司等多个合资企业和高新技术企业，成为上海医疗器械产业的主要集聚地；江苏省苏州市工业园区也以优惠的政策，吸引了美国通用、德国贝朗等国际跨国公司落户；浙江省也在杭州地区建立内窥镜研发和加工中心，已形成生产能力，扩大了经济规模。

产业集群可根据产业链各个环节不同的特点进行合理、有效的配置。如可将零部件的配套企业逐步集聚于大企业较多的工业园区；将企业的研发中心、临床实验测试中心、功能测试中心集聚于已有相当科研基础的集散地，以有利于打造产学研一体、科研成果尽快转化的创新基地。

第三节　环渤海地区医疗器械产业分析

一、环渤海地区医疗器械产业发展

（一）发展现状

1．产业规模

（1）产业规模持续扩大。京津冀鲁辽环渤海地区所辖的几省市是计划经济时期我国医疗器械产业的重点生产基地之一，也是医药生产大省。伴随着社会经济的发展和吸引外资力度的加大，医疗器械产业在"十五"期间发展速度明显加快，产业规模持续扩大，行业各项指标与"九五"期末相比都大幅提高，其中销售收入、工业总产值、利润总额等指标均翻了一番以上。5年中环渤海地区医疗器械产值及销售收入始终占全国30%以上，利润比例也比较高。

2005年环渤海地区医疗器械工业总产值达到106.3亿元的规模，占全国比例为30.43%，与2004年相比增长了23.02%，高于全国21.79%的水平；实现销售收入106.5亿元，占全国比例为31.82%，比2004年增长了25.26%，高于全国21.19%的水平；实现利润8.8亿元，占全国比例为29.23%。

环渤海地区医疗器械产业5年增长变化趋势及占全国的比例分别见图2-2和图2-3。

（2）北京在京津冀鲁辽环渤海地区占有举足轻重的地位。北京医疗器械产值、销售收入在环渤海地区所占比重最大，达到了39.5%和39.7%。辽宁、山东也占据了较大的比例，两省销售收入所占比例都为23.3%，产值所占比例分别为22.0%和25.0%。环渤海地区各省市医疗器械产值、销售收入及利润见图2-4。

（3）骨干企业发展迅速。2005年销售收入过亿元的企业环渤海地区共有15家，实现销售收入73亿元，与2004年同比增加了12.7%。按销售收入排名，2005年环渤海

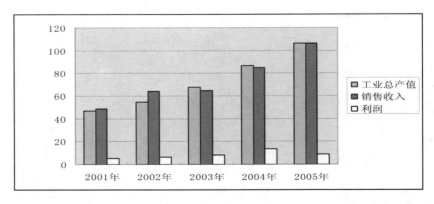

图2-2　环渤海地区医疗器械产业"十五"期间变化趋势（单位：亿元）
数据来源：《中国医药统计年报》

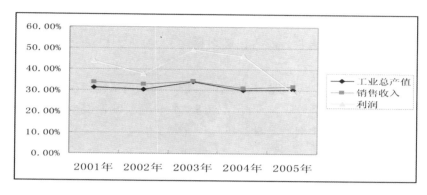

图 2-3　环渤海地区医疗器械产业"十五"期间占全国比例

数据来源：《中国医药统计年报》

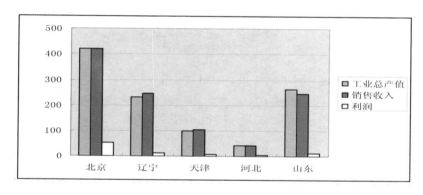

图 2-4　2005 年环渤海地区各省市医疗器械产值、销售收入及利润对比（单位：亿元）

数据来源：《中国医药统计年报》

地区医疗器械企业前 10 名销售收入达 65 亿元，占环渤海地区销售收入的 61%，同比增加了 8.9%。

2. 产业结构　根据 2005 年《中国医药统计年报》数据，截止到 2005 年环渤海地区医疗器械规模以上企业达到 155 家，占全国的 24.5%。资产总额达 48 亿元，占全国的 34%，固定资产净值为 22 亿元，占全国的 18%。从业人员年平均人数达 28778 人，占全国的 23%。

（1）企业规模。中型企业成为中坚力量。按企业规模分组，环渤海地区医疗器械企业以小型占绝大多数，总计 142 家，占企业总数的 92%；中型企业仅有 13 家，占企业总数的 8%。不同规模企业生产产值及销售收入见表 2-8。表 2-8 数据表明，环渤海

表 2-8　　环渤海地区不同规模医疗器械企业产值、销售收入及所占比重

企　业 规　模	企业数		总产值		销售收入		出口交货值	
	家	%	万元	%	万元	%	万元	%
大　型	0	0	0	0	0	0	0	0
中　型	13	8	622783	58.6	610074	57.3	259038	80.9
小　型	142	92	440600	41.4	430149	40.4	60965	19.1

数据来源：《中国医药统计年报》

地区医疗器械产业结构规模类型主要由小企业构成，大型企业还未发展形成。中型企业比例虽小，但产值和销售收入所占比例均超过了50%，出口交货值所占比重高达80%，成为中坚力量。

（2）企业经济类型。外资占据主导地位。按企业经济类型分组，环渤海地区医疗器械企业中国有企业占比例较小，而是以外商、股份制及其他类型为多，后三者总计132家，占到85%以上的比例，见图2-5。

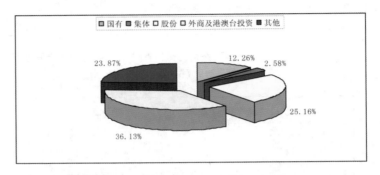

图2-5　环渤海地区不同经济类型医疗器械企业个数比重
数据来源：《中国医药统计年报》

由图2-5还可以看出，在环渤海地区，医疗器械外资企业占比例最大，超过了36%，高于全国31%的外资比例，已形成了以外资企业为主的格局。在从业人数上，80%的就业人员集中在外资和股份制这两类企业中，说明外资和股份制企业相对规模较大。

不同经济类型企业实现的工业产值及销售收入见表2-9。

表2-9　　环渤海地区不同经济类型医疗器械企业产值及销售收入

企业经济类型	企业数		工业总产值		销售收入		出口交货值		利润总额	
	家	%	万元	%	万元	%	万元	%	万元	%
国有	19	12	22266	2.0	22112	2.2	831	0.3	−35	—
集体	4	3.0	2928	0.3	2858	0.3	0	0	112	0.13
股份制	39	25	312826	29	298677	29	44828	14	26804	30.9
外商及港澳台投资	56	36	621860	58	617450	59	272588	85	51284	58
其他经济	37	24	103504	9.7	99126	9.5	3223	1.0	9677	11

数据来源：《中国医药统计年报》

从表2-10可以看出，外商及港澳台投资类型企业无论是在总产值、销售收入还是利润上比重都占到了一半以上。环渤海地区医疗器械出口主要靠外资企业拉动。

（3）产品结构。医疗诊断、治疗与外科器具并驾齐驱。环渤海地区医疗器械企业众多，产品基本上种类齐全。不同类别产品2005年实现的销售收入见图2-6。

从不同产品类别销售收入比重分析，环渤海地区产品功能结构特点比较鲜明，相对

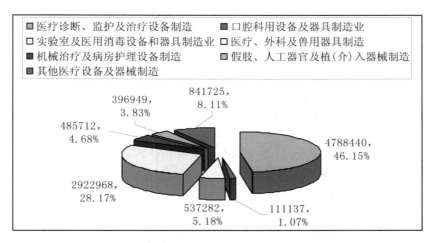

图 2 - 6　环渤海地区不同类别医疗器械产品销售收入及比重（单位：万元）
数据来源：国家信息中心

比较集中。虽然种类齐全，但以医疗诊断、监护及治疗设备和医疗外科及兽用器具两大类为主，两者合计占到了总销售收入的 77%。这两大类产品在全国也占据重要地位，分别占全国同类别产品销售收入比重为 38% 和 26%，形成了并驾齐驱的态势，并在全国具有举足轻重的地位。

从不同功能产品创造的利润可以看出，机械治疗、病房护理设备及其他类医疗设备虽然在环渤海地区所占销售比重较低，但创造的利润比重却较大，同时这两类产品占全国同类产品利润比重也都高达 60% 以上，远高于其销售比重，见图 2 - 7。

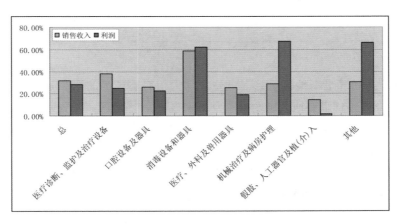

图 2 - 7　环渤海地区不同类别医疗器械产品占全国同类产品销售收入及利润比重
数据来源：国家信息中心

从产品技术结构分析，CT、MRI、X 线机及加速器等诊断治疗设备技术含量高，产品附加值也高，在医疗器械产品中属于高技术类别。环渤海地区医疗器械产品在技术结构上具有一定优势，高技术产品所占比重较大，尤其是 CT、MRI、X 线机、医用加速器等产品，在全国具有绝对优势。

3．产业布局　经过"十五"期间的持续发展，长三角、珠三角与京津冀鲁辽环渤海地区三大医疗器械产业聚集区格局已经形成。在环渤海地区内部，由于地理跨度大，涉及省份多，各省市依据优势在发展中逐步形成了各自的特色和布局。在地理布局上，北京以北京经济技术开发区为主，产值占到了61%；山东省形成了以淄博市为龙头，威海、青岛快速发展的格局；辽宁则形成了大连和沈阳相协同发展的地理布局。

依托北京、沈阳医学影像设备龙头企业的支撑，环渤海地区是国内最大的医学影像设备CT、磁共振等产品的生产制造基地，粗略计算仅CT、磁共振的销售收入约占全国医疗诊断、监护及治疗设备类全部产品的份额就达到了27%。大连是国内最大的电子血压计生产基地，产品主要出口，占电子血压计类出口额的37.46%。以山东省龙头企业为主体，淄博形成了国内最大的灭菌消毒器具及手术器具的生产及出口基地。

4.创新及新产品开发销售　根据中国医药经济数据网发布的2005年1～12月全国医药工业企业创新能力百强排序，医疗器械行业共有8家企业进入百强，环渤海地区占据了5家（见表2－10），显示了环渤海地区医疗器械企业强大的创新能力。

表2－10　　2005年医疗器械企业在全国医药工业企业创新能力百强排序

创新能力百强排序	企业名称
24	威海威高集团公司
25	深圳迈瑞生物医疗电子有限公司
34	沈阳东软数字医疗系统股份有限公司
37	山东新华医疗器械集团
47	北京万东医疗设备股份有限公司
55	东软飞利浦医疗设备系统有限责任公司
99	上海阿洛卡医用仪器有限公司
100	大恒新纪元科技股份有限公司

"十五"期间环渤海地区医疗器械企业加大了对新产品的研究开发力度，研发投入增长迅速。2005年环渤海地区研发投入为9781万元，占全国研发投入23%的比例。2005年环渤海地区医疗器械新产品产值达到237382万元，占当年产值的22%，高于全国14%的水平，占全国新产品产值的比重高达44%，是环渤海地区医疗器械各项工业经济指标中占全国比重最高的。近5年环渤海地区医疗器械新产品产值占全国比重见图2－8。

从图上可以看出，在整个"十五"期间，环渤海地区医疗器械新产品产值所占比重及占全国新产品产值比重基本变化不大，分别保持在20%和40%以上。环渤海地区医疗器械新产品开发生产能力强于其他地区，在全国占据了较大的份额。

在研发投入和新产品产值上，环渤海外资企业在"十五"期间波动较大，见图2－9。

从图上可看出，除了在2001年外资企业新产品产值占据较大份额外，2002～2004年几乎没有新产品投放市场。2005年研发投入比重虽回升，仍低于全国43.37%的水平，在新产品产值中外资企业仅占27.31%。由此说明环渤海地区医疗器械外资企业"十五"期间在新产品开发上投入少，新产品的开发主要依靠股份制企业。

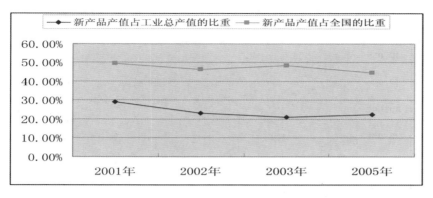

图 2-8　2001~2005 年环渤海地区医疗器械领域新产品产值占工业总产值
以及新产品产值在全国所占的比例变化
数据来源:《中国医药统计年报》

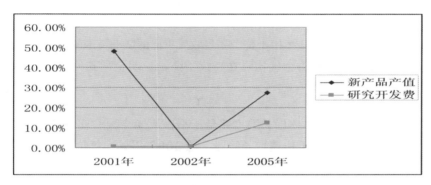

图 2-9　环渤海地区医疗器械外资企业研发投入、新产品产值占环渤海比重
数据来源:《中国医药统计年报》

5.产品出口态势　"十五"期间环渤海地区医疗器械产品出口呈逐年增长趋势,
2005 年出口交货值达到 32.1 亿元,见图 2-10。

与产品销售收入、总产值、利润增长情况相比,出口额增长幅度相对较小,复合
增长率为 10%,远低于全国 25% 的水平。

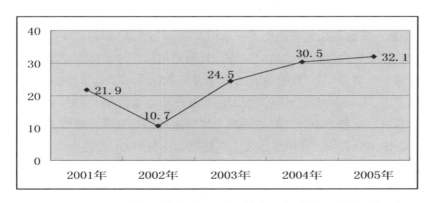

图 2-10　"十五"期间环渤海地区医疗器械产品出口情况（单位:亿元）
数据来源:《中国医药统计年报》

"十五"期间环渤海地区医疗器械出口额占全国比重见图2-11。

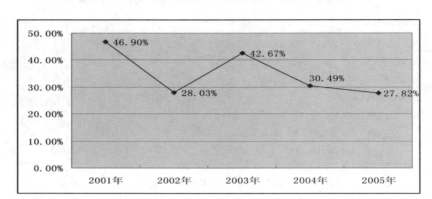

图2-11   "十五"期间环渤海地区医疗器械出口额占全国比重
数据来源：《中国医药统计年报》

由图2-11可见除了2002年由于整个销售收入下滑的影响带来较大波动外，整个"十五"期间环渤海地区出口额占全国比重在持续下降，说明全国其他地区出口增长较快。

（二）产业特点

1．内部发展不平衡，总体增长速度略低于全国   同全国一样，环渤海地区医疗器械产业在"十五"期间仍处于快速增长阶段，除2003年外，每年销售收入增长率都在20%以上。5年中环渤海地区医疗器械产值及销售收入始终占全国30%以上。利润所占比例虽然较高，但波动较大，且下滑明显，尤其在"十五"末期受北京之累出现了大幅下滑。环渤海地区内部，增速最快的是山东省，尤其是近两年销售收入和工业总产值保持高速增长，2005年增速更是高达60%以上；辽宁省医疗器械产业发展快速平稳，并持续保持20%以上的增长速度，是环渤海地区中5年复合增长率最高的省份（26%）。天津市在2002年下滑出现负增长后，2003年开始大幅增长，依靠外资高达100%以上增长的拉动，2005年天津医疗器械销售收入及工业总产值增长率都高达70%以上；相对于环渤海内其他省市的快速增长，北京医疗器械产业增长不稳定，出现较大起伏，北京市2005年增速明显降低，5年复合增长率仅为14%，是环渤海地区最低的。

2．股份制及其他类型企业作用正在逐步提升   "十五"期间，伴随着全球范围内企业并购重组浪潮及国内股份制改造的加快，环渤海地区医疗器械产业国有及集体经济类型企业比重逐步下降，与2001年相比分别下降了25%和22%，与此同时外资和股份制企业比重上升了21%和5%。外资和股份制企业产值比重占到了88%。与全国外资企业产值、销售收入比例稳步上升的趋势相反，环渤海地区外资医疗器械工业总产值、销售收入及利润在全国外资所占比例呈逐步下降趋势，已由2001年的46%、48%及60%降低到32%、33%及28%，见图2-12。外资企业在比重增加的同时，其产值、销售收入在环渤海地区所占比例5年来基本无变化，利润比例则由2001年68%下降为2005年的58%。说明环渤海地区股份制及其他类型医疗器械企业在产业中的作用正在逐步提升。

在环渤海地区内部，北京医疗器械外资企业销售收入所占比例下降了 10 个百分点，由 2001 年 38% 下降为 28%；辽宁由 2001 年的 19% 下降为 2005 年的 17%；天津和山东则是增长趋势，天津由 2001 年的 4.7% 上升到 8.6%，山东从 2003 年引入外资企业，到 2005

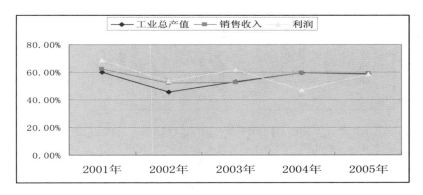

图 2-12 "十五"期间环渤海地区医疗器械产业主要经济指标外资所占份额
数据来源：《中国医药统计年报》

年短短 3 年的时间外资销售收入占环渤海地区的比例已增加到了 5%。

3.产业集中度高于全国水平 环渤海地区医疗器械中型企业产值比重"十五"期间大幅提升，由 2001 年的 6.2% 增加到 58.6%。环渤海地区中型企业占全国中型企业比重为 20%，产值和销售收入占全国中型企业比重都超过了 35%。产值及销售收入比重分别高出全国中型企业比重 8.6 和 7.1 个百分点，出口交货值更是高出全国 13 个百分点。

2005 年环渤海地区销售收入前 10 强企业合计达 65 亿元，占整个地区销售收入的 61%，前 20 强销售收入所占比例则高达 72%。环渤海地区医疗器械行业集中程度明显，远高于全国水平。

与长三角、珠三角两地区医疗器械前 10、20 强企业销售收入所占份额比较，环渤海地区产业集中度也较高。

4.龙头企业品牌价值提升，行业带动作用明显 2005 年全国医疗器械销售收入前 20 强企业中，环渤海地区企业共有 8 家，销售收入占比重为 47%。利润前 20 强中环渤海地区企业共有 7 家，利润比重占 33%。在销售收入过亿元的 76 家医疗器械企业中，环渤海地区共 15 家，销售收入 73 亿元，占比重为 36%。三地区在前 20 强及过亿元企业销售收入所占比重见图 2-13。

图 2-13 表明环渤海地区无论是在 20 强还是销售过亿元的医疗器械企业中，所占产值比重都是最大的。

2001 年销售收入超过 10 亿元医疗器械企业全国仅航卫通用电气医疗系统有限公司 1 家。2004 年销售收入超过 10 亿元增加为两家，2005 年销售过 10 亿元企业上升到了 5 家，环渤海地区就占据了 4 家，显示了企业强劲的增长势头，占据了全国龙头企业的地位。

龙头企业品牌价值持续提升。航卫通用电气医疗系统有限公司已连续多年占据销售收入第一的位置，在整个中国高端医疗设备领域，通用电气公司的市场占有率已达到 50%～60%，是该市场中的绝对领导者。威海威高集团公司在一次性使用医疗器械和卫生材料制

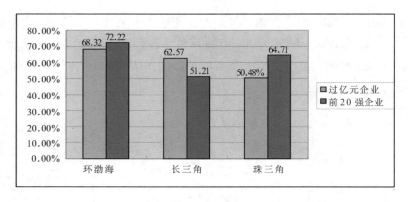

图 2-13　长三角、珠三角及环渤海三地区医疗器械 20 强及过亿元企业销售收入比重
数据来源：《中国医药统计年报》及北京生物技术和新医药产业促进中心

品上，无论是在产品总量、品种、规格上，还是销售收入、利润上都是国内同行业中最全和最大的。沈阳东软数字医疗系统股份有限公司不仅成功开发出 CT 等 11 大系列和 40 多种产品，而且通过了美国 FDA 和欧洲 CE 认证，成为继 GE、西门子、日立等国际品牌之后第七大医疗器械设备供应商，经过 10 年的快速发展，已成为中国最大的医疗设备和数字化医院解决方案提供商。山东新华医疗器械集团是中国医药器械行业骨干企业，其主导产品 ^{60}Co 放射治疗设备、消毒灭菌设备、手术器械的生产规模居中国同行业第一位。

龙头企业国际化战略也取得了新进展。沈阳东软 CT 产品已出口到美国、欧洲、中东、南美洲等 20 多个国家和地区，2005 年，其国际业务实现了 267% 的增长。淄博山川医用器材有限公司产品 80% 以上出口到 100 多个国家和地区，是国内一、三类医用器材最大的出口厂家。山东新华医疗器械股份有限公司的医用消毒灭菌设备、^{60}Co 治疗机和模拟机等产品已出口到 45 个国家和地区，自 2002 年起，每年的出口额都翻一番。

龙头企业以其强大的实力，对整个环渤海企业医疗器械产业发挥了明显的带动作用，奠定了环渤海地区医疗器械产业在全国的地位。

5．拳头产品市场占有率全国第一　经过"十五"的稳步发展，一批拳头产品市场占有率稳居全国第一。沈阳东软数字医疗系统股份有限公司研制出 CT 医疗机并推向市场以来，已经在国内近 3000 家医院得到临床应用，抢占了中国 30% 的市场份额。在经济普及型 CT 市场，目前已形成了美国 GE、德国西门子和中国东软三足鼎立的格局。2005 年欧姆龙（大连）有限公司生产的电子血压计在血压测量仪器及器具 2.62 亿美元出口金额中，排名第一，所占比重达 37.46%。北京万东医疗设备股份有限公司是国内唯一能够系列生产医用 X 射线机的厂家，在医用 X 射线诊断设备相关技术和医学影像技术领域处于全国领先地位，万东生产的 X 线机和 MRI 核磁共振成像设备占据国内中低端市场近 60% 的市场份额，名列第一。山东新华医疗器械集团的主导产品消毒灭菌设备和放射治疗设备直线加速器国内市场份额已超过 30%，在质量和销量上均占据第一的地位。东大化工公司的一次性注射器胶塞市场覆盖率达 33%，居全国第一位。山东药用玻璃股份有限公司是中国最大的药用玻璃生产厂家，其药用玻璃产品在中国市场占有率达 80% 以上。

一批重量级产品品牌地位得到进一步巩固，销售收入稳步增长，市场占有率也持续提高。北京万东医疗设备股份有限公司近年研发推出的 MRI 核磁共振成像设备、大型血管造影和介入治疗系统及高频数字胃肠诊断系统销售收入稳步增长，沈阳东软自主研发的多层螺旋 CT 也已打破了跨国公司的垄断，具备了进入全球市场的竞争能力。2002 年成立的北京京精医疗设备有限公司依托在血液净化、储备及治疗上的研发力量和先进技术，快速进入了中国血液医疗技术领域，生产的自体血液回收系统目前已在全国 31 个省、市、自治区的数百家大中型医院应用，占据了国内市场的主导地位，品牌知名度持续提升，2005 年自体血液回收系统销售收入已超过了 2 亿元。

6．创新能力强，涌现出一批自主知识产权产品 环渤海地区聚集了全国最密集的科技资源，依托坚实的科研基础，雄厚的科技力量，及强大的研发能力，在"十一五"期间涌现出了一批具有自主知识产权的医疗器械产品，并初步显示出良好的市场发展潜力。航天中兴依靠不断研发所掌握的探测器核心技术，推出了具有自主知识产权的直接数字化低剂量狭缝式线扫描 X 射线机，以其高性能、低价位占领了中低端市场。目前在国内数字化 X 线机的市场占有率已达到了 40% 以上，2005 年销售收入实现 8000 万元。北京源德生物医学工程有限公司通过对化学发光标记分析技术的研究，在国内率先掌握了其中的核心技术，于 2004 年向市场推出了增敏化学发光免疫分析系统及试剂，成为国内第一家同时拥有该技术检验设备及试剂的企业。新奥博为技术有限公司凭借其研发团队的综合实力，2005 年研发成功了世界首台 0.45T 永磁磁共振成像系统；2006 年研制的国内首台"MRI 图像导航介入治疗系统"，正式落户北京协和医院，标志着我国自主科技创新的尖端科研成果在中国首次实现产业化。北京佰仁思生物公司开发推出了人工生物心脏，是国际上第二家可以生产牛心包生物瓣膜的企业，也是国内唯一的一家。依靠自己的专利产品，目前佰仁思已经成为 60 多家医院的心脏瓣膜提供商。大恒医疗设备开发推出的"立体定向放射外科治疗计划系统"是一项具备国际先进水平的产品，它将计算机技术、图像处理技术、放射治疗设备融为一体，凭借着产品拥有的技术水平优势，现已在全国众多著名医院装备，国内市场占有率第一。

（三）竞争力比较

为进一步分析评价京津冀鲁辽环渤海地区医疗器械产业的竞争能力，我们选择了基于各地区企业现状与未来的、和企业当前经营现状和未来发展关系比较密切的 3 组指标，分别为竞争实力、竞争能力和竞争潜力。竞争实力代表产业所具备的基础条件；竞争能力反映产业当前经营现状；竞争潜力代表发展后劲。根据竞争实力、竞争能力和竞争潜力三类指标综合评价。

总体来看，环渤海地区医疗器械产业的基础较好，资产总额、工业总产值和工业增加值均增幅明显；同时，该地区的企业个数、尤其是从业人数变化不大，说明该地区的生产效率较高。另一方面，环渤海地区医疗器械产业的资产负债率相对较低，说明产业总体拓展能力一般，经营趋于保守。

环渤海地区医疗器械产业的经营状况一般，尽管生产效率增幅显著、产品销售率也呈增长趋势，但利润率变化不大、利税率则呈下滑趋势。另一方面，环渤海地区医疗器械产业的出口交货值呈现较为平稳的上升态势，说明该地区的国际拓展能力在稳步增强。

从产业发展潜力层面来看，环渤海地区医疗器械产业的研究开发经费和新产品产值的增幅十分明显，尽管新产品产值占据总产值的份额变化不大，但随着研究开发费用比重的不断增加，可以想见，该地区医疗器械产业拥有巨大的发展潜力（见表2-11）。

表2-11　2001～2005年环渤海地区医疗器械产业竞争力比较

		2005年	2004年	2003年	2002年	2001年
竞争实力	资产负债率（%）	41.83	44.74	—	56.87	55.97
	资产总额（万元）	1131690	914816	800349	709814	468462
	工业总产值（万元）	1063383	864432	677366	548785	469696
	工业增加值（万元）	293839	377726	227595	173770	117575
	从业人数（人）	28778	26247	—	28080	24472
	企业个数（个）	155	122	110	90	94
竞争能力	全员劳动生产率（元／人）	488895	678121	515760	387605	257295
	总资产利税率（%）	10.44	18.07	—	12.07	15.08
	资本保值增值率（%）	—				
	总资产贡献率（%）	—				
	销售利润率（%）	18.60	22.17	22.91	21.86	18.85
	成本费用利润率（%）	—				
	产品销售率（%）	97.82	96.74	97.98	95.01	90.44
	工业销售产值（万元）	1040223	836263	663677	521427	424796
	产品销售收入（万元）	1065188	850375	645589	641622	485295
	产品销售利润（万元）	198104	188555	147933	140280	91457
	利润总额（万元）	87838	135718	80937	63074	52649
	出口交货值（万元）	321465	305161	244992	106963	219178
竞争潜力	研究开发经费（万元）	9781	—	—	2600	808
	新产品产值（万元）	237382		143049	126976	136861
	研发经费占销售收入比重（%）	0.92			0.41	0.17
	新产品产值占工业总产值比重（%）	22.32		21.12	23.14	29.14

数据来源：《中国医药统计年报》

说明：竞争实力主要代表地区产业的基础情况，是地区产业发展与竞争的基础；竞争能力主要代表地区产业的经营现状，综合体现了地区产业的运营能力，是地区产业运营状况的具体体现；竞争潜力主要代表地区产业的持续发展能力和技术创新能力。

（四）发展趋势

1.农村市场的崛起提供了更大的发展空间　新农村建设是构建和谐社会的一项重要内容。国家"十一五"发展规划纲要已把建设农村医疗卫生服务体系列为新农村建设重点工程；并明确提出，要积极发展农村卫生事业，加强以乡镇卫生院为重点的农村卫生基础设施建设，健全农村三级卫生服务和医疗救助体系。根据国务院常务会议审议并原则通过的

《农村卫生服务体系建设与发展规划》，到2010年，中央财政重点支持的农村卫生服务体系建设项目总投资额将达200多亿元人民币。在未来5年中，近200亿元的农村卫生投入主要用于支持中西部地区及东部贫困地区的基层医疗机构，其中包括县医院、县妇幼保健机构、县中医院和乡镇卫生院，而乡镇卫生院被列为支持重点。这一决策意味着农村医疗器械市场巨大的潜力；而农村市场的崛起，为医疗器械企业带来了极大的机遇和发展空间。

环渤海地区一批企业已为此做好了准备。航天中兴以安全、有效、经济为原则，以中小和基层医院为主要客户群，其普及型DR产品一经上市，就因具有良好的性价比受到了各级医疗机构的青睐。东软也推出了5类面向农村市场的产品。

乡镇卫生院装备的X线机、超声诊断仪、消毒等常规设备，环渤海地区医疗器械生产企业具有一定的优势，因此这些企业将在农村和社区市场发展中，创造更好的效益，获得更大的发展。对于小企业，因其具有灵活、转型快的特点，在农村和社区市场将有更多的机遇和发展空间。环渤海地区92%为小型企业，抓住这一有利契机，一批有特色的小企业将得到快速发展。

2.滨海新区建设为环渤海地区医疗器械产业带来发展新机遇　2006年6月国务院发布的《关于推进天津滨海新区开发开放有关问题的意见》指出，推进天津滨海新区开发开放，有利于提升京津冀及环渤海地区的国际竞争力。滨海新区功能定位是依托京津冀，服务环渤海，辐射"三北"(东北、华北、西北)，面向东北亚，努力建设成为我国北方对外开放的门户，高水平的现代制造业和研发转化基地，北方国际航运中心和国际物流中心。

滨海新区建设纳入国家战略，为京津冀和环渤海经济圈注入了新的活力，也为医疗器械产业的发展提供了新的机遇。在滨海新区建设中，已将生物技术和现代医药产业作为打造研发转化基地的重心，更将其作为科技创新的重点。随着环境的改善，医疗器械对外资将更有吸引力。随着功能定位由现代制造基地扩展为现代制造和研发转化基地，在环渤海内部也会对资金、技术、信息和人才等生产要素的合理流动和配置发挥积极作用。北京将沿高端、高效、高辐射力的产业发展之路，以发展高技术含量医疗器械为主，承担更多的研发、设计专业化工作；天津将充分利用精密仪器加工制造优势，通过加大科技合作和成果转化，承担更多医疗仪器设备生产制造、工艺集成等专业化工作。河北省应在医疗设备配件加工上发挥作用。在医疗器械产业的联动调整布局，将为京津冀创造优势互补、互利共赢的发展机遇。

3.市场监管进一步加强　自2005年开始，伴随着医药产业监管力度的加大，医疗器械产业也不断出台各种规定、措施，调整规范行业管理。在全国这一大形势下，环渤海地区各省市也纷纷采取措施，加强了对医疗器械生产、流通、使用环节的监督、检查和管理。

2006年8月北京市药品监督管理局在全市范围内正式推行医疗器械注册专员制度，以逐步加强对医疗器械注册申报人员的管理，逐步规范医疗器械生产企业注册行为，提高医疗器械生产企业产品注册水平和工作效率，维护申报单位的合法权益。这在全国医疗器械行业尚属首次。同年，北京市药品监督管理局又颁发了《北京市医疗器械软件产品监督管理规定（暂行）》，此项规定涉及医疗器械软件产品的生产和注册，是对"医疗器械软件产品"的专项管理规定。这项规定的颁布，填补了该类产品法规方面的空白。

天津、北京也相继发布规定，对医疗机构医用高值耗材进行全市集中采购。山东对生产企业采用了实地检查、医疗单位和市场进行多次抽查检测的方式加强监管。沈阳近期成立了医疗器械行业协会，通过协会共同抵制不合格医疗器械产品的销售和使用。自2005年起各省市对医疗器械广告加大了审查的力度。

这一系列的措施都表明了医疗器械的监管将伴随着医疗体制改革的深化而进一步加强，市场环境将逐步得到规范。

4．企业国际化进程提速　在经济全球化的背景下，企业无疑是处在世界分工体系之中。面对国际竞争的环境，跨出国门走向国际，是中国企业适应经济全球化发展的必由之路。渐进发展是环渤海地区医疗器械企业国际化战略的特征，一是市场区位的演变，国内市场首先向周边及发展中国家市场发展，再进入发达国家市场；二是经营方式的演变，从技术引进到出口，进而与国外企业建立战略联盟，走出去在国外建厂。

"龙头企业"坚持"走出去"战略，不少企业国际化取得了新成果。在实现了产品出口的基础上，"龙头企业"又进入了与国外企业联合开发生产或在国外建厂的更高级阶段。山东新华医疗集团分别与德国、意大利合作，联合开发生产医疗器械和制药设备。山东新华医药集团、淄博山川医用器材公司等已走出国门，在国外合作兴办了生产企业。威高集团也通过控股的吉威医疗与新加坡柏盛组成策略联盟，拓展国际心脏支架市场。沈阳东软在CT、MRI的生产中，实现了全球范围内的资源配置。北京源德通过引入GE投资，在美国顺利上市，实现了与国际资本市场的对接。

环渤海地区医疗器械企业在不断发展的过程中，已深刻意识到企业自身的实力是参与国际竞争与合作的基础，因而加快了国际生产标准认证，一批科技型特色企业通过认证使产品走出了国门，实现了出口。如航天中兴、新奥博为的DR、MRI产品均已出口。

随着国产医疗仪器设备进入国际市场意识的增强和企业实力的壮大，环渤海地区医疗器械企业国际化步伐将进一步加快，"龙头企业"将在全球范围内实现企业价值链的嫁接、延伸和扩张，科技型小企业也将结合自身优势，寻找市场缝隙，集中力量进入，加快国际化进程，不断提升企业的国际竞争力。

5．医疗器械软件制造带来新的机遇　近年来，随着医院信息管理系统（HIS）、医学影像存储与通信系统（PACS）与放射科信息系统（RIS）的发展，人们完全可以把医学影像设备认知成一个集信息采集、加工、显示为一体的工作终端或节点，甚至是无限网络中的一个构件。软件作为IT的核心力量，对医疗器械产业的产品形态、服务方式、生产作业、人力资源、商业模式和客户价值等诸方面都影响巨大。医疗器械软件制造成为新的发展方向。

北京作为环渤海地区的核心，在软件领域居全国首位。东软也已借助自身在软件系统的优势在医院信息管理系统起步，并取得了良好的效果。北京在全国率先颁布了医疗器械软件产品监督管理规定，对软件产品的生产许可和产品注册事项做了明确规定，还编写了医疗器械软件产品标准的指南性文件和医疗器械软件生产企业专用审查标准。这一举措无疑为北京发展医疗器械软件产品抢得先机。借助于北京强大的优势，医疗器械软件制造将为北京及环渤海医疗器械产业带来新的发展机遇。

（五）存在问题

1．区域内部未形成良好协作与产业配套　在计划经济时期，国家医疗器械产业总体布局是集中于京津沪，伴随着市场经济体制的发育和形成，医疗器械产业已形成了长江三角洲、珠江三角洲和京津冀鲁辽环渤海地区的格局。医疗器械产业由于对机械、电子、材料等基础工业依赖性较大，因此对协作配套能力要求高。京津冀鲁辽环渤海地区作为跨省最大的区域，各地基础条件不同，北京在科技教育人才及临床医疗等资源上占有绝对优势，在电子信息等领域技术领先；辽宁作为老工业基地，机械制造业优势明显；天津在精密仪器加工上具有传统优势；山东则为后起之秀，但各省市间计划经济下的行政区划意识较强，以自我规划、自我发展为主，在产业发展目标、产业结构、功能定位等方面缺乏衔接，也没有对跨省市间合作和产业配套的引导和鼓励，造成了资金、技术、信息和人才等生产要素流动不畅，各地比较优势没有在区域内得到充分的释放和辐射，劣势也没有在区域内得到有效的弥补。如北京在机械加工制造上的薄弱之处未能与天津、辽宁有效衔接，同样北京在科技、人才上的资源优势也没有对区域内其他省市产生相应的辐射作用。区域内缺少整体规划和分工合作，没有形成融合各自优势特色的设计、加工、制造、销售、服务产业链和良好的产业配套，从而阻碍了优势产业群的形成。

近年来，虽然召开了一系列高层联席会议，举办了多次合作论坛和研讨会，发布了一些宣言，但区域内实质性的合作机制和产业分工尚未形成。没有建立起一套正式的高层协调机制，也未在区域内产业结构调整等战略性合作问题上达成共识。

2．小企业成长相对缓慢　经历了快速发展后，环渤海地区骨干企业进入了稳定发展阶段，增长速度趋于平缓。而小企业总体增长速度相对缓慢。2004 年医疗器械销售收入在 1 亿～2 亿元之间的企业全国共有 29 家，环渤海地区 7 家，占比 24%；销售收入在 8000 万元～1 个亿的企业 21 家，环渤海地区 4 家，占比 19%；销售收入 5000 万～8000 万元共 46 家，环渤海地区 12 家，占比 26%。

伴随着医疗器械产业尤其是三大区域的高速增长，2005 年销售收入在 1 亿～2 亿元之间的企业全国增加到 48 家，环渤海地区仅占 8 家，占比下降了 7 个百分点；销售收入在 8000 万元～1 个亿企业 16 家，环渤海地区 3 家，占比未发生变化，仍为 19%；销售收入在 5000 万元～8000 万元企业 69 个，环渤海地区 23 个，占比 33%，同比增加 26%。2005 年全国 1 亿到 2 亿元之间企业的销售收入总和达到了 62.2 亿元，同比增长了 66%，而环渤海地区销售收入同比增长为零，所占比重反而由 25% 下降为 16%。2004 年全国销售收入 5000 万元～2 亿元的企业合计形成的销售收入为 85 亿元，其中环渤海地区占 16%；2005 年 5000 万元～2 亿元的企业合计形成的销售收入增加到 120 亿元，同比增长 41%，而环渤海地区销售收入同比增长 28%，低于全国增长幅度，销售收入比重也下降了 2 个百分点，为 23%。

由此说明全国一批小企业进入了高速成长期，获得了快速发展，相对而言环渤海地区医疗器械小企业增长缓慢，仍未进入高速发展阶段。

（六）发展建议

1．加强区域内部合作与配套　环渤海地区要以国家发改委组织编制《京津冀都市圈区域规划》为契机，在医疗器械产业发展中打破以行政区划为本的思维和行为惯性，把区域协作上升到产业协同调整的高度，从关注单个地域的医疗器械产业发展转向关注整个区域的发展，建立区域性合作关系，形成一个制度化、经常化的沟通交流与协调机制。根据各自的优势特点，制定环渤海地区的医疗器械发展战略与规划，确定区域发展方向和发展重点。北京作为首都，具有人才智力雄厚、科技教育发达、文化资源丰富、信息资源密集、市场潜力巨大等独特优势。以北京作为核心，以数字化诊断、高附加值医用人工材料等产业为主体，强化对其他省市创新服务能力和高技术辐射带动作用；以天津、沈阳、大连、淄博、青岛等为中心区，充分发挥其现代加工制造能力，以CT、消毒灭菌器械、医用材料、放射治疗设备等为主导，带动周边一定范围内的一批中小城市。在核心区、中心区及周边区之间强化协作与配套，形成对外具有一定影响力、竞争力的产业群，实现产业链和价值链的互补，打造环渤海地区医疗器械行业的综合优势和整体效应。

2．提升龙头企业核心竞争力，加大自主创新力度　龙头企业在环渤海地区医疗器械产业发展中作用巨大，并对整个地区、行业都发挥着引领、带动的作用。依托龙头企业的快速增长，奠定了环渤海地区医疗器械产业在全国的地位。保持龙头企业的稳定发展，巩固龙头企业的产业地位，对环渤海地区医疗器械产业有着举足轻重的影响。威高、山东新华、沈阳东软、淄博山川、北京万东等龙头企业在完成了产权结构调整、现代管理制度及质量体系建设等一系列工作后，面临的主要问题就是核心竞争力的提升。这些龙头企业的产品虽然在产量、规模及市场份额上占据全国第一或领先的地位，但产品技术仍停留在跟随国外开发的程度，不能或基本上不能跳出跟在别人后面亦步亦趋的被动局面，缺乏在关键技术关键部件上的自主创新。因此要加大对龙头企业的支持力度，支持其创新人才的引进和创新体系的建设，支持其进行新产品的开发，加大自主创新力度，掌握核心技术和知识产权，推出一批创新产品，参与国际市场的竞争。

3．打造区域优势产业群，突出集聚效应　产业集聚与产业带的形成是地区核心竞争力的基础。经过"十五"的发展，在环渤海地区范围内一些有特色和优势的医疗器械产业群已成雏形。核心城市北京和中心城市沈阳共同已形成了CT、MRI、DR、数字超声、加速器等数字化影像诊断产业群，在全国占据重要地位。山东形成了消毒灭菌、一次性无菌医疗器械及医用卫生材料产业群。

在此基础上，充分利用北京的科技力量和技术人才优势，利用沈阳独一无二的制造业优势，继续扩大CT、MRI及X线机在国内的市场份额和出口规模，加快DR、数字超声的市场开发速度，提升市场份额，不断开发推出高技术含量的数字化影像诊断产品，辐射带动天津河北地区，强化并提升以北京沈阳为核心的环渤海数字化影像诊断高技术核心产业群的地位。

和江苏省以一次性医用耗材为主的产品结构相比，山东的产品结构在一次性无菌医疗器械上与其有相同的地方。山东的特点在于龙头企业地位居全国之首，品牌优势明显，市场占有率高。因此要充分发挥龙头企业的带动作用，利用山东全力提升医药产业整体实力的有利时机，巩固品牌优势，强化市场主导作用，提高胶东半岛消毒灭菌、一次性无菌医疗器械及医用卫生材料产业群的技术含量，促进产品技术结构的升级，打造胶东半岛消毒灭菌、一次性无菌医疗器械及医用卫生材料产业群。

北京在人工关节材料上已占据了国内半壁江山。2006年全球著名人工关节制造商德国LINK公司投资在北京兴建人工关节制造工厂，亚太地区首家人体关节软骨组织细胞体外培养移植技术和系列产品研发、生产企业，安达生物科技有限公司也正式落户天津滨海新区。这无疑为京津进一步发展人工关节等医用生物材料创造了良好的条件。充分利用京津两地在材料学科、组织工程学科的研究优势、人才队伍及业已形成的产业基础，大力发展高附加值的植入生物医学材料、人工器官等。支持一批高增长潜力的企业，使百幕航材、普鲁士等企业快速发展壮大成骨干企业，培育一批高技术含量的企业，使其成长为特色鲜明的中坚力量。扩大产业规模，逐步发展形成环渤海地区医用人工材料优势产业群。

4. 加强技术创新力度，培育新增长点　医疗器械综合了医学、电子学、信息科学和材料科技等技术，是典型的高科技产业。医疗器械学科的交叉和融合性，决定它必须具备创新性。在经历了仿制、以市场换技术引进发展历程后，进入21世纪，自主设计为主和探索自主创新开始成为我国医疗仪器设备发展的新兴主流。在国家倡导自主创新的大形势下，医疗器械产业也必须走上自主创新之路。

医疗器械产品的创新需要医疗仪器设备制造商、高校的相关专业院系、科研院所的相关专业研究组织、医学临床的医学及医学工程技术人员4大群体。环渤海地区拥有学术研究力量最强的院校和研究机构、医疗水平最高的临床医院，产业规模位居第二。因此技术创新更应成为推动产业发展的有利手段。要从政府、企业等多个层面加大对技术创新的支持力度，加大研发经费投入，鼓励企业主导下的产学研医结合，对企业家创新给予奖励，引导企业持续不断地进行技术创新，培育产业新增长点。

对具有自主知识产权的产品加大扶持力度，通过补贴、政府采购等途径，扩大自主知识产权产品的市场，推进自主创新企业的发展。

5. 推进科技型小企业的快速成长　由于环渤海地区小企业比重高达92%，因此小企业的快速成长和协调发展，对环渤海地区医疗器械产业的发展影响显著，并将随着骨干企业逐步进入平稳增长期而更其加重。因此加快小企业的发展，使一批小企业尽快进入高速发展阶段，是保持环渤海地区医疗器械产业继续快速增长的重要保障。

环渤海地区依托科技、人才优势，衍生出了大量科技型小企业。这些拥有技术优势的小企业依靠自己的核心技术和专利产品，将成为产业发展的重要力量。科技型小企业在发展的初期阶段，面临多方面的困难，企业研发投入、建设发展资金的匮乏，融资障碍，产业政策环境的波动等一系列问题，都会对企业的生存与发展带来威胁。因此对科技型小企业应给予引导和扶持，鼓励其在各自的核心技术基础上朝专业化、特色化方向发展，以尽快形成技术及产品的优势而实现高速发展；鼓励小企业与大企业进行专业化配套的合作，在大企业带动下快速发展；支持小企业利用核心技术进行新产品的开发，不断增强其竞争能力；改善投融资环境，为小企业的融资创造条件，真正解决小企业融资渠道不畅的难题。鼓励小企业积极推进国际质量标准认证，加快国际化步伐。通过这一系列的措施推进科技型小企业的快速成长，加快环渤海地区医疗器械产业的发展速度。

二、北京地区医疗器械产业发展

（一）发展现状

1.产业规模

（1）总体规模继续扩大，但增速趋于放缓。"十五"期间北京医疗器械产业持续保持增长状态，得到了长足的发展。注册企业也不断增加，已由2003年的3800家增加到8472家，其中生产型企业共1190家，一类医疗器械生产企业341家，二、三类医疗器械生产企业849家。规模以上企业数目翻了一番，2001年仅有21家，2005年达到了50家。2005年资产总额达到59.4亿元，比2001年增长3倍。2005年北京医疗器械产业实现工业生产总值42.2亿元，同比增长5.71%；销售收入42.1亿元，同比增长6.59%；利润5.3亿元，同比下降9.3%。"十五"期间北京医疗器械产业总产值、销售收入及利润的复合增长率分别为18.54%、14.60%和10.14%，均低于全国平均水平。尤其是"十五"末期增长速度明显放缓，见图2-14。伴随着全国的高速增长，北京医疗器械主要经济指标在全国的排位也略有下降。2005年北京医疗器械产值、销售收入及利润等主要经济指标在全国的排名分别位居第四、第四和第二。

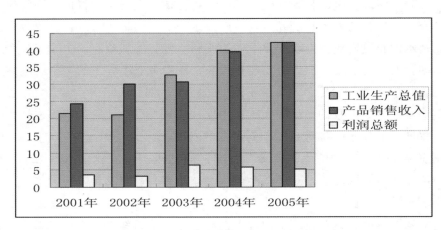

图2-14　2001～2005年北京医疗器械工业主要经济指标（单位：亿元）
数据来源：《中国医药统计年报》

（2）医疗器械已成为北京医药工业支柱领域之一。近5年来，北京医疗器械产业的工业总产值和利润总额，均占北京医药产业总值的20%以上。2005年北京医疗器械产业工业生产总值、产品销售收入及利润总额分别占北京医药全行业的24.1%、24.2%及20.8%。伴随着医疗器械产业的不断增长，医疗器械产业已经与北京的化学药、中药并列成为北京医药产业的三大支柱。

2.产业结构

（1）按经济类型分——外资企业是中坚力量。按经济类型分组，北京以外商及港澳台投资和股份制企业为主，两者合计占比重达到76%，其中外商及港澳台投资企业占了43%，见图2-15。虽然外资企业在组成比重上没有突破50%，但"十五"期间占北京医疗器械工业生产总值、销售额收入及利润总额的比重平均均超过了70%。2005年外商及港澳台投资企业生产总值、销售收入的贡献为72%，利润总额贡献更是高达79%，其中同属通用电气的通用电气医疗和华伦即占到2005年北京医疗器械领域销售收入的48.2%。北京的医疗器械行业出口主要依靠外资企业，外商及港澳台投资企业的出口额，占到北京整个医疗器械出口额几乎90%以上，仅有不足10%的份额来自其他类型企业。例如，全世界每3台普及型CT中，就有1台出自北京经济技术开发区的航卫通用电气医疗系统有限公司（GE航卫）。外资企业是北京医疗器械产业的中坚力量。

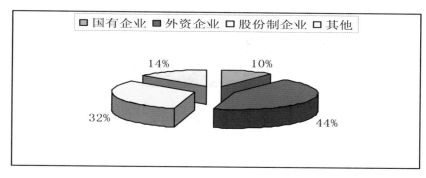

图2-15 2005年北京医疗器械规模企业按经济类型分类
数据来源：《中国医药统计年报》

（2）组织结构——小型企业比重过大。按企业规模分组，北京医疗器械中型企业仅有2家，小型企业48家，小型企业占绝大多数，比重高达96%，比全国和环渤海地区小型企业比重分别高出了6和4个百分点。

从表2-12中不同类型企业销售收入、利润、出口交货值等可以看出，小型企业在销售收入中的比重为50%，而利润比重则远高于中型企业，占到了82%。2004年北京比重为95%的小型企业销售收入占比40%，利润占比46%，与2004年相比利润占比大幅提升，主要原因除了GE利润下滑，小企业技术创新和质量管理能力提升带来了较高的效益也很重要。小企业通过推出自主知识产权产品，以其较高的技术水平和产品附加值，带来了较强的赢利能力。

（3）产品结构。北京医疗器械产品结构种类虽然各种类别均包含，但相对集中，是以技术含量较高的医疗诊断、监护及治疗设备为主，在销售收入中的比重高达70%以上，其余各类别产品销售比重均未超过10%，其他类和假肢、人工器官及植(介)入器械及机械治疗病房护理设备这3类所占份额稍高一些，见图2-16。但从各类别产品实现的利润分析，与销售比重差异较大，占比重70%的医疗诊断、监护治疗类产品利润贡献仅为30%，而销售收入不足10%的其他类产品利润贡献最大，达到了44%，机械治疗病房护理设备类产品利润贡献也达到了22%，见图2-17。造成这一现象的主要原

表2—12 2005年北京规模以上医疗器械企业（按规模分）经营情况

企业规模	企业数		销售收入		利润总额		新产品产值		出口交货值	
	家	所占比例（%）	万元	所占比例（%）	万元	所占比例（%）	万元	所占比例（%）	万元	所占比例（%）
大型	0	0	0	0	0	0	0	0	0	0
中型	2	4	208617	49.59	9502	18.03	36014	38.6	88703	71.74
小型	48	96	212048	50.41	43207	81.97	57293	61.4	34947	28.26
合计	50	100	420665	100	52709	100	93307	100	123650	100

数据来源：《中国医药统计年报》

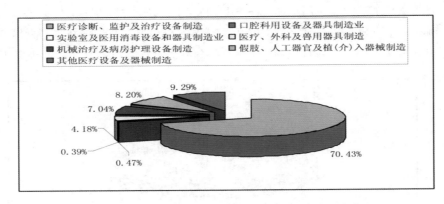

图2—16 2005年北京医疗器械各子产业按销售收入分布
数据来源：国家信息中心

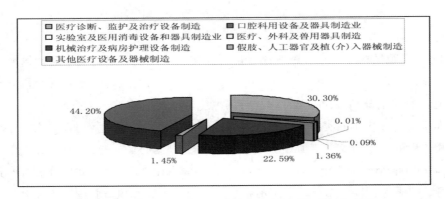

图2—17 2005年北京医疗器械各子产业按利润总额分布
数据来源：国家信息中心

因是2005年通用电气医疗公司利润大幅下滑；同时也说明北京在其他类和病房护理类别的产品上技术含量及功能结构都比较高，因此具有较强的赢利能力。

3.科技型企业逐步成长壮大，重点产品地位突出 2005年进入全国医疗器械销售收入百强的北京企业共有8家，利润百强有14家，见表2—13。一批依托技术实力的科技型企业逐步成长壮大。万东医疗在数字化X线机、胃肠机等整机组装整合的基础上不断进行消化吸收后的再创新，掌握了关键技术，并形成了自主知识产权，逐步实

表 2-13　2005 年北京进入全国医疗器械销售收入和利润 100 强的企业及排名

销售收入		利润总额	
全国医疗器械产业排名	企业名称	全国医疗器械产业排名	企业名称
1	航卫通用电气医疗系统有限公司	2	北京京精医疗设备有限公司
16	北京万东医疗设备股份有限公司	7	北京源德生物医药工程有限公司
20	北京通用电气华伦医疗设备有限公司	10	航卫通用电气医疗系统有限公司
29	北京京精医疗设备有限公司	19	北京通用电气华伦医疗设备有限公司
45	北京源德生物医药工程有限公司	33	北京万东医疗设备股份有限公司
94	北京奥托波克假肢矫形器工业有限公司	42	北京周林频谱科技有限公司
97	北京医疗器械研究所	45	山谷蓝远东国际医疗科技(北京)有限公司
100	北京普鲁斯外科值入物(北京)有限公司	52	北京伏尔特医疗器材科技有限公司
		68	北京谊安美达科技发展有限公司
		78	北京万特福医疗器械有限公司
		85	北京蒙太因医疗器械有限公司
		91	北京奥托博克假肢矫形器工业有限公司
		92	北京福田电子医疗仪器有限公司
		98	北京嘉禾森木医疗设备有限公司

数据来源:《中国医药统计年报》

现了自主生产和产品市场的扩大。京精、源德等企业通过产学研合作的方式不断开发新产品,通过高技术含量产品的推出和科技实力的提升,赢利能力大大提高,在全国利润排名中已分别上升到第二和第七,成了北京的骨干企业。

北京的医疗器械重点产品在全国具有较强的地位,部分产品如医学影像类,在国际上也具有一定影响。医用加速器、血液回收机、呼吸麻醉机等在国内具有一定的影响。

医学影像设备一直是北京医疗器械产业的优势行业,以北京通用航卫的为代表的CT 机占国内市场的 50% 以上份额,占全球 CT 大型医疗影像诊断设备销售量的四分之一。北京已经成为全球 5 大 CT 供应基地之一。

医用加速器放疗设备国内 70% 的低端市场被北京医疗器械研究所占据。该所生产的加速器和模拟机分布于全国近 30 个省市的各级医院,各类加速器在国内运行已超过150 台,国内市场占有率约 30%。不久前该研究所已经被瑞典依柯达公司收购。

京精医疗研制的自体血液回收机是我国第一家也是唯一通过注册的国产自体血液回收利用系统,被国家科技部列入"国家级科技成果重点推广计划",产品占中国中低端市场的一半以上。

北京万东医疗的 X 射线机占国内低端市场近 70% 的份额,并远销海外 20 多个国家和地区。

北京源德生物医学工程有限公司成立于 1999 年,主要产品为高能聚焦超声肿瘤治疗机和化学发光免疫分析系统。2005 年该公司在美国纳斯达克上市,成为我国内地第一家在海外上市的高端医疗设备企业。

北京普鲁斯外科植入物有限公司和北京蒙太因医疗器械有限公司生产的人工关节占据了国内 50% 以上的市场份额。

专长呼吸机、麻醉机的航天长峰,是国内唯一集手术室产品(麻醉机、呼吸机、手术床、手术灯、吊塔)、手术室净化工程、手术室麻醉信息系统为一体的公司,其呼吸机、麻醉机产品市场占有率约为30%。

4.出口位居医药首位,增速明显放缓 2005年,北京医疗器械行业实现出口交货值12.4亿元,占北京医疗器械全部销售收入的三分之一以上,占北京医药工业出口的69.3%,居北京医药工业各领域首位,是北京医药工业出口的主要贡献领域之一。

近几年来,北京医疗器械产业出口基本呈上升态势,但波动较大,2002、2005两年度均出现下滑,5年复合增长率为3.16%,是北京医疗器械产业各项经济指标中复合增长率最低的,增速明显放缓。同时出口交货值占销售收入的比重逐年下降,已由"十五"初期的近一半下降为29%。在深圳、上海、江苏等省市出口快速增长的情况,出口对北京医疗器械产业的贡献却在逐年降低。

5.新产品产值和研发投入位居前列 2005年北京医疗器械新产品产值为9.3亿元,占全国的17.4%,研发投入为0.75亿元,占全国的17.9%,分别位居全国的第二和第三。

"十五"初期北京研发上投入较少,占全国不足5%,近两年加大了投入力度,翻了近30倍,5年复合增长率高达128%,是各项指标中复合增长率最高的。但与广东、上海相比,在研发投入力度上存在较大差距,研发费用占固定资产总额比例与广东相差一倍,见图2-18。从反映保持创新能力的研究开发经费比率这一评价指标上也可看

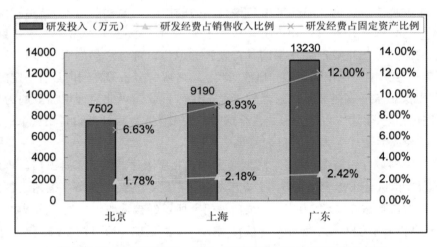

图2-18 2005年北京、上海、广东医疗器械产业研发投入比较
数据来源:《中国医药统计年报》

出,北京也落后于广东和上海。

研发投入的增加,带来了新产品产值的增长,新产品产值在总产值中的份额达到了22%,与上海同为新产品产值份额最高的省份/直辖市。在新产品产值中,北京主要由小企业贡献,超过了一半。小企业的新产品产值对总产值的贡献达到了13%,高出上海3个百分点,高出广东8个百分点(见图2-19),揭示了北京小企业在新产品开发上的活力。

6.产业布局 北京医疗器械产业主要集中在北京经济技术开发区。截止2005年底,

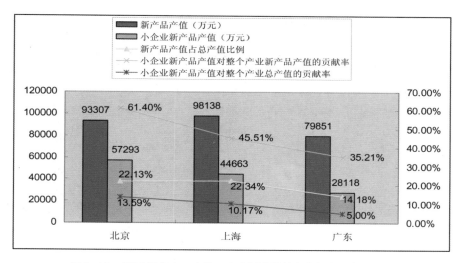

图 2-19　2005 年北京、上海、广东医疗器械产业新产品产值比较
数据来源：《中国医药统计年报》

虽然开发区共有医疗器械企业仅 14 家，但其销售收入占到北京的近 61%，利润更占到北京的 71.7%（见表 2-14）。由美国通用公司投资建设 GE 工业园，总占地 59722 平方米。现有 X 射线机、核磁、CT 等 13 条生产线，员工近 700 人，已发展成为通用电气医疗设备的全球生产基地，内设有医疗设备亚洲研发中心，负责亚洲区及全球医疗设备的生产与开发。

表 2-14　　2005 年北京经济技术开发区内医疗器械产业运营情况

	工业总产值（单位：亿元）	销售收入（单位：亿元）	利润（单位：亿元）
北京经济技术开发区内医疗器械产业运营情况	25.8	25.6	3.8
北京经济技术开发区内医疗器械产业占整个北京该产业的比重	61.1%	60.9%	71.7%

数据来源：北京生物技术和新医药产业促进中心和《中国医药统计年报》

（二）竞争力比较

总体来看，北京医疗器械产业的基础较好，资产总额、工业总产值、工业增加值以及从业人数、企业个数均增幅明显。而且，北京医疗器械产业的资产负债率较为合理，相对变化波动也较大，说明产业总体拓展能力较强，经营较为多元化。

北京医疗器械产业的经营状况从基本数据来看较好，生产效率和产品销售率增幅较为明显。但是，北京医疗器械产业总体销售收入和利润总额的增幅总体趋缓，销售利润率波动较大，利税率则呈逐年下降态势，说明产业的总体经营情况不容乐观。另一方面，北京医疗器械产业的出口交货值增幅也不明显，说明产业的国际拓展能力并未加强。

从产业发展潜力层面来看，北京医疗器械产业的研发投入逐年增加，新产品产值也有相应提高，但总体来看，该产业的经营波动较大，增长潜力不够明朗（见表2—15）。

表2—15　　2001～2005年北京医疗器械产业竞争力比较

		2005年	2004年	2003年	2002年	2001年
竞争实力	资产负债率（％）	65.47	44.64	／	51.73	49.84
	资产总额（万元）	594034	493980	458504	258729	192804
	工业总产值（万元）	421679	398909	325802	210239	213547
	工业增加值（万元）	116635	247812	109469	65905	40043
	从业人数（人）	6667	5806	／	4036	3732
	企业个数（个）	50	44	41	29	27
竞争能力	全员劳动生产率（元／人）	174944	426821	224001	165969	109045
	总资产利税率（％）	10.90	14.62	／	14.43	21.61
	资本保值增值率（％）	564.29	20.69	／	14.12	79.89
	总资产贡献率（％）	12.22	14.95	／	14.61	20.41
	销售利润率（％）	24.86	32.04	31.63	27.17	23.86
	成本费用利润率（％）	13.99	17.03	／	12.34	17.11
	产品销售率（％）	98.59	96.27	94.07	92.75	83.67
	工业销售产值（万元）	415718	384021	324685	194995	178668
	产品销售收入（万元）	420665	394657	306468	299622	243917
	产品销售利润（万元）	104587	126460	96929	81407	58193
	利润总额（万元）	52709	58114	56541	33059	35813
	出口交货值（万元）	123650	131013	113838	4309	109179
竞争潜力	研究开发经费（万元）	7502	／	／	563	275
	新产品产值（万元）	93307	／	46617	28425	84228
	研发经费占销售收入比重（％）	1.78	／	／	0.19	0.11
	新产品产值占工业总产值比重（％）	22.13	／	14.31	13.52	39.44

数据来源：《中国医药统计年报》

（三）北京医疗器械产业发展的优劣势分析

医疗器械产业是一种"清洁型"产业，具有能耗低、原材料消耗小、附加值高等特点。但同时医疗器械产业又属于知识密集型产业，是多学科交叉的高新技术产业，需要材料学、电子学、医学、物理学、计算机等多种学科相融合。医疗器械产业的发展有赖于机械、电子、化工等基础工业，反过来也将促进与带动上述相关行业的发展。

对比国内其他地区，北京具备较好的产业基础，产业规模在全国处于领先地位；相关配套产业，如信息、光机电等产业水平国内领先；研究力量雄厚，拥有众多中央研究单位及多家颇具特点的地方研究机构；拥有全国最大的医疗器械用户市场等优势。

但相对于国内医疗器械发达地区，尤其是广东等近年来发展较快的地区，北京存在着产业过度依存外资企业、成果转化能力差、机械制造基础薄弱等缺陷。

1．优势

（1）产业发展具备一定基础。2005年北京医疗器械产业销售收入为42.1亿元，利润总额为 5.3 亿元,分别占全国的 12.6% 和 17.6%,分别位居全国的第四和第二,在全国具有举足轻重的地位。通用航卫医疗是我国医疗器械行业的龙头企业,几年来始终稳居销售收入第一的位置,全球 CT 大型医疗影像诊断设备销售量的四分之一产自 GE 航卫,中国已成为全球 5 大 CT 供应基地之一。北京医疗器械产业较强的盈利能力反映了北京医疗器械产品高技术含量,更反映出企业本身所具有的科技实力。在只有依靠技术创新才能发展的今天,以技术领先的产品结构和企业科技实力必将带来产业的可持续发展,并为产业的壮大奠定了坚实的基础。一个包括 DR、MRI、数字超声、加速器、计算机导航定位医用设备和呼吸麻醉机在内的数字诊断治疗设备生产企业群,正在北京逐步形成。

(2)研究力量雄厚。北京医疗器械领域研发力量强大,许多全国知名的领军人物都在北京。北京拥有的各类技术人才全国最多。北京拥有全国重点 66 家医疗器械相关科研机构中的 22 家,占全国的 1/3。中国科学院、中国医学科学院、中国原子能研究院、航天部二院、空军航空医学研究所、清华大学、北京大学等重点中央单位集聚北京。北京市属的医疗器械研究机构,如北京医疗器械研究所、北京光电技术研究所等也各具特色。北京的多所著名高校,如北京大学、清华大学、北京理工大学、中国协和医科大学等均设有生物医学工程专业,并在成像系统、医用加速器、生物医学信号的监测与处理、生物材料、生物力学、组织工程、脑机接口等基础研究领域具备了较强的优势和技术积累。高校和研究院所是医疗器械基础科学和理论研究的最主要力量,是医疗器械产业产品创新强有力的科学支撑。北京强大的研究力量将为北京医疗器械行业源源不断地培养优秀人才,并为北京医疗器械向高精尖发展提供充裕的技术和后备力量。

(3)临床资源、医疗市场居全国首位。北京拥有的医院在全国数量最多,临床治疗水平最高,并具有较强的辐射能力。北京市共拥有医疗卫生机构 4818 家,其中医院 516 家,三甲医院 47 个;床位 79067 张;其中医院、卫生院拥有床位 75715 张。北京市平均每千人口医院卫生院床位数 6.41 张,居全国首位。北京拥有全国 165 家临床基地中的 27 家,居全国第一。医疗器械行业医工结合非常重要,医疗器械产品的更新换代与医工结合模式相互紧密依存。实际上,每种新型医疗器械都离不开医务人员的合作,在现代医疗器械企业内,临床医学专家已成为企业不可缺少的骨干,一般担负着产品临床试验和培训用户的任务。医学临床及医学工程技术人员是医疗仪器设备产品思路创新和创新成果验证的重要伙伴,要开发出具有自主知识产权的原创产品,更应该将医学专家的作用前移,从产品开发立项时医学专家就要介入,从临床角度提出要求及意见。具有我国自主知识产权的高声强超声聚焦刀就是重庆医科大学医工结合非常成功的例证。北京的临床资源、三甲医院众多,技术力量强,有利于推动医工结合,使医务人员在医疗器械的研究开发及评价过程中全程介入。

(4)科技型小企业活跃。科技型小企业众多是北京一大特点,这些企业或与科研院所联合,或自主研发,拥有核心技术或专利,能够快速把握市场方向,在短时间内成长迅速,目前虽然在市场中表现出的力量还不突出和强大,但潜力不可小觑。2005 年小企业虽然在总产值比重上仅为49%，但在新产品产值比重上达到了61%。科技型小企业依托自身独特的技术优势，在激烈的市场竞争中抢得商机，打拼出一片自己的天地，是推动北京医疗器械产业新产品增长的重要力量。如北京源德生物医学工程有限公司是1999年注册成立的高新技术企业，公司自主研制开发的FEP-BY系列高能聚焦超声肿瘤治疗机，拥有国际、国内知识产权。2005年源德成功在美国NASDAQ上市，成为中国第一个在海外上市的医疗器械企业，并首批融资9000万美元。该公司也从"十五"前期的名不见经传，成长为"十五"末期利润总额全国排名第7的企业。航天中兴依托探测器核心技术，研制推出了低剂量直接数字化X线机，占据了国内数字化X线机50%以上的市场。北京天惠华数字技术有限公司成立于2001年，利用高端技术发展常规设备，开发出一流的数字化黑白超声产品，并于2003年推向市场，取得了不菲的业绩。

2. 劣势

（1）缺少实力强的内资支撑企业。北京医疗器械生产企业的核心主体由外资或合资企业组成，这种对外资的高度依赖性，极大地阻碍了北京医疗器械产业自主发展抗击市场风险的能力。如2005年由于GE航卫销售收入、利润大幅减少，导致北京医疗器械市场整体指标全面下滑。内资企业只有为数很少的几家在国内具有一定的影响力，如万东等。销售收入过5亿元内资企业北京一家也没有，亿元以上的内资企业也仅有万东一家。内资企业普遍实力不强，规模较小，仍都还处于发展阶段，还未进入快速增长时期。

（2）成果转化能力差。北京市无论是人才、技术还是临床、教育，各种与医疗器械产业相关的资源非常丰富，但基本上各自为战，尚未形成各种资源有机融合的体系，研究与市场脱节，科研与生产脱节，强大的科技教育资源与产业资源相互分离割裂，智力资源浪费严重。虽然北京拥有众多的研究机构和人才，由于彼此分离互不融合，院所的成果仅停留在成果阶段，能否转化成产品并不是院所关注的焦点。而企业由于机制、体制的原因，更因为自身研发能力弱，难于将不成熟的成果转变成产品。这种一头高、一头低，彼此分离的产业资源状况表现出的形态就是成果转化能力差，成果多多而变成产品寥寥，科技优势没有变成产业优势。北京从单一的技术角度上而言具有优势，甚至全国领先，但在市场上却没有形成产业集成优势，在市场、研发、生产、销售一系列环节上还未进入一个良好的状态。

（3）机械装备制造业基础薄弱。由于医疗器械工业涉及生产技术、机电、物理、光学和计算机等许多学科的尖端技术，其发展有赖于机械、电子、化工等基础工业以及生物材料、传感器、计算机等新兴工业的发展，哪一方面的薄弱都会造成产品的不完善。机械装备制造业是医疗器械生产的基础。计划经济年代，由于国家统一布局等历史原因，我国形成了以东北、上海、江苏等为核心的机械装备制造基地，北京总体机械加工、制造能力不强，尤其是大型设备组装、精密仪器加工能力与上述地区差距较大。进入90年代后由于北京以发展第三产业为主的定位，机械制造、化工等产业不再被重视，一批机床、机械设备生产制造、电器生产制造等企业相继倒闭、转型，使得北京原有的机械加工制造业逐步萎缩，造成了对医疗器械产业的支撑作用逐渐降低。进入21世纪，北京提出了振兴现代制造业，但短期内难于积累基础起到支撑作用。

（四）北京医疗器械行业发展趋势及建议

1. 重点发展产业领域　根据北京医疗器械领域的产业基础、研究力量、人才储备等情况，并结合全球产业技术发展方向和市场需求趋势，建议重点发展如下领域和方向。

（1）医学影像设备。随着生物医学工程、计算机、微电子技术及信息科学的进步，医学影像技术在 20 世纪下半叶取得了长足的发展，在疾病的诊断治疗中占据着极其重要的地位。一些全新的数字化影像技术陆续应用于临床，如 CT、MRI 等，丰富了形态医学诊断的信息和层次，逐步改变着传统放射技术，并与快速发展的计算机网络技术融合，又进一步提高了影像在临床医学中的地位和作用。数字化医学影像设备的市场需求在不断增长，这一产业的发展前景广阔。国际市场总额目前大约是 100 亿美元，并且以每年 15% 左右的速度增长。随着医疗体制改革的深化，未来诊断治疗市场将持续扩大。医学影像设备中的某些子行业是北京的传统优势领域，如 X 光机、核磁共振等。GE 航卫的进入，更是奠定了北京大型医学影像设备如 CT、核磁等的加工制造地位。数字化技术的渗入，标志着网络影像学和无胶片时代的到来；利用北京在信息、计算机技术上的优势，强化影像分析、处理等一系列软件的开发能力，实现技术创新，开发生产出自主知识产权的产品，如低剂量直接数字化 X 光机等。在巩固北京大型医学影像设备全球加工制造基地地位的同时，培育北京拥有自主知识产权的数字化医学影像设备产业。

（2）生物医学材料及制品。生物医学材料及制品在整个医疗器械产值中约占有 50% 以上的份额，并且逐年在提高。我国是生物材料的需求大国，但目前一些高档材料尤其是体内植入材料 70%～80% 要依靠进口。生物医用材料包括了常用生物医用材料制品和介入植入人工器官等高技术含量的生物医用材料。随着医学事业和治疗技术的发展，生物医学材料的用途越来越广，附加值不断提高，显示了诱人的前景。北京在材料领域具有强大的研发实力，研究水平在国际上处于先进地位，尤其在人工关节、心脏瓣膜等高附加值的生物医用材料上，北京的企业具有较明显的优势，如北京百幕航材和北京普鲁斯公司生产的人工关节约占国内市场的 50%。目前国内植入生物医用材料制品的实际使用量仅占市场需求量的 10%，发展空间巨大。随着我国经济的发展和人民生活水平的不断提高，对技术含量较高的介入或植入体内生物材料和人工器官的需求量会不断增加，为北京今后大力发展高附加值的生物医学材料及制品创造了有利条件，也为将植入类材料发展成为北京医疗器械产业新的支撑力量奠定了基础。

（3）诊断试剂及诊断设备。临床检验系统是近几年来发展最为迅速的行业之一，2005 年全球市场规模已达到 250 亿美元，并以每年 7%～9% 的速度递增。我国检验医学的发展水平和高端临床检测仪器长期依赖进口，极大地阻碍了我国临床诊断试剂的发展。20 世纪 90 年代初期，由于生产厂家过多，厂家产品质量参差不齐，市场秩序异常混乱，诊断试剂市场的竞争呈现白热化。1993 年国家开始对免疫类主要诊断试剂进行清理，取缔了无生产文号的厂家，吊销了产品质量长期不合格企业的生产文号，尤其是 1994 年开始对主要血源临床诊断试剂采取批检的措施，使得无序的恶性竞争行为逐步得到了遏制。近些年来，随着科学的发展和技术的创新，国内一些临床检验医学仪器、试剂及相关产品生产企业发展迅速，大大推动了我国体外诊断用品产业的发展，这一领域也受到国家各部门及社会的重视，市场目前已进入相对平稳的发展期，国内临床诊断市场的年增长率达15%～20%。北京在诊断市场规模和销售收入方面都位居全国第一，涌现出一批率先掌握核心技术和自主知识产权，保持着很高增长速度的优秀中小企业，使北京在临床检验系统研究开发方面处于全国领先水平。中生北控的诊断试剂销售额全国最高，万泰在血液筛查诊断试剂中艾滋病试剂居全国首位，北京的万泰、金豪、耀华、吉比爱4家企业占全国HIV诊断试剂产量的45%，占了全国HIV诊断试剂产量的近1/3。随着诊断市场的不断扩大，市场不断规范，将给北京带来新的发展机遇。

2．发展对策及建议

（1）加强环渤海湾的合作，促进渤海湾地区的快速成长。产业聚集有利于发挥竞争优势，产生优势产业群，形成地域品牌。医疗器械已初步形成了长三角、珠三角和环渤海湾的三大产业聚集区。医疗器械产业涉及产品类别庞杂，关联产业多，对机械、电子、材料等基础工业依赖性较大，配套要求高。环渤海地区涉及了天津、河北、山东、辽宁等多个省市，是跨省的大区域。虽然这一区域原来的医疗器械制造业基础较好，但产业链联系不够紧密，区域内部还没有健全内在分工关系。应进一步加强环渤海湾内的区域合作，实现环渤海区域基础设施建设和产业综合布局调整等方面的一体化资源整合；强化各自的优势，促进区域内的专业化协作和配套，形成产品的互补，鼓励、推动区域内的人才、信息流动；进一步强化环渤海湾的产业聚集优势，使其成为有特色的地域品牌，使环渤海湾发展成为世界级的医疗器械生产基地和全球知名的医学影像设备生产基地。

（2）加大研究开发投入，引导医工研企结合，推动企业成为创新主体。医疗器械产业是大量应用高新科技的技术密集型产业。生命科学、电子科学、信息科学等当代科技发展的最新成果，往往都被迅速引进到医疗器械领域，医疗器械的门类和品种不断扩展，医疗器械的性能、精度和智能化程度不断提高，医疗器械更新换代的周期越来越短。这一切都标志着创新能力是医疗器械产业技术水平的表征，也是医疗器械市场未来增长的关键推动器。从行业发展现状看，北京企业的自主开发能力薄弱，与国际先进水平差距大，依靠企业自身还难于进行系统的创新工作。应加大政府及企业在研究开发上的投入，加强知识产权保护，充分发挥北京的科技资源优势，尤其要改变北京这种高校和科研院所的科学研究、产品创新和医疗器械企业生产开发脱节，医学临床及医学工程技术人员在产品创新上的作用未被产业界充分重视和利用的现状和弊端。政府要支持企业为主体整合科技、教育、人才资源，引导医工研企结合，扭转以院所为主体、技术为导向的技术创新模式，推动企业为主体、市场为导向的创新体系的建立，使企业在技术创新中占据主导地位，掌握资源配置的主动权，逐步提高企业的自主开发能力，真正确立企业创新主体的牢固地位。

（3）加强知名品牌的宣传与培育，打造内资企业的竞争实力。品牌是消费者心目中形成的对于企业或产品的认知，品牌可以为企业带来积累认知和信任。通过品牌的培育与扶持，可以增强人们的消费信心，提高企业及产品的知名度，迅速扩大产品市场，有利于企业的发展和壮大，因此品牌体系建设是企业发展战略核心之一。

在全球一体化的市场环境下，企业竞争力最终体现在品牌的竞争力上，企业如果要最终在全球竞争中获得生存和发展，它必须建立起自己的全球性品牌。在"同质化"商品充斥全球的今天及明天，强势品牌是使企业获得生存和发展的唯一方法。

北京一批新兴的拥有自主知识产权的医疗器械企业经历了五六年的发展，已度过了艰难的起步阶段，目前正处于发展或即将进入高速发展时期，急需市场的扩大和能力的提高。政府应对自主知识产权企业和自主品牌给予扶持，在社会层面，为自主品牌成长创造良好环境。

品牌建设决不仅仅意味着一种态度、一个标识（LOGO）、一句口号或一次广告活动，它是企业的一项长期工作，也是企业的一项长期资产。企业要从基础做起，树立品牌意识，发掘品牌资源，靠先进技术的支撑、优良品质的保障、诚信经营的依托、先进文化的铺垫等形成品牌价值的提升，增强竞争实力。

（4）加大对科技型企业的扶持力度。科技型小企业是市场经济中最活跃的细胞，是医疗器械产业科技创新最具生机的生力军，是培育具有自主知识产权的医疗器械产业的重要力量。科技型小企业在满足市场供应，创造就业岗位，为大企业提供配套服务等方面发挥着重要作用，同时随着产业结构的调整，专业化的分工越来越细，小企业的产业集聚力越来越强。北京小企业比重占据绝对优势，其中科技型小企业为数众多，因此科技型小企业的快速成长和协调发展，对北京医疗器械产业的发展有决定性影响。

针对北京科技型小企业多、新技术新产品多的特点，要加大资金支持力度，为小企业的发展创造一个良好的政治环境和投资环境，鼓励引导企业走"专、精、特、新"（专业化、精密、特定市场、新颖和新技术）的发展道路，形成特色鲜明的专业化企业，加入产业核心企业群，进入技术密集型高新医疗器械的开发生产行列，带动产业链的形成和发展。鼓励科技型小企业"走出去"，从产品走出去到技术走出去、企业走出去，逐步成长为具有较强竞争力的骨干企业。未来科技型中小企业将成为医疗器械产业的创新源泉，科技型企业是市场经济中最活跃的细胞，在满足市场供应，创造就业岗位，为大企业提供配套服务等方面发挥着重要作用。

鼓励科技型企业聚集，形成一批有特色并按规模经营组织生产的专业化协作配套、分工合作的产业链集群。引导、鼓励同类企业间的分工合作、有序竞争。应加大对科技型中小企业的培育，鼓励向专业化技术公司的发展，带动产业链的形成和发展，从而与大企业共同形成在国际竞争中具有明显优势的产业旗舰方阵，形成规模化、专业化与社会化生产并存，具有自身特色和优势的产业组织结构。

三、辽宁医疗器械产业发展

（一）发展现状

1. 经济指标持续增长　国际上发达国家，医疗器械产品消费与药品消费呈 1∶1 的比例，在我国，这个比例则为1∶10，这说明我国医疗器械产业尚有巨大发展空间。而且，近几年来，我国整体医药产业保持着较好的发展态势，医药经济运行平稳，整体增长速度高于我国GDP的增长速度。因此，借助政策利好和市场需求日益加大的局面，我国医疗器械产业得以快速发展，盈利能力上升显著。在这种大背景下，辽宁作为我国医药产业中较具特色的一个省份，也迎来了自身发展的机遇，其中，医疗器械作为辽宁医药工业组成中很具潜力的一个领域，表现尤为突出。

2005年，辽宁医疗器械产业完成工业总产值（现价）、销售收入和利润总额分别为23.4亿元、24.9亿元和1.2亿元，在全国分别排名第七、第六和第七。2001～2005年间，辽宁医疗器械的工业总产值、销售收入和利润总额3项指标的5年复合增长率均超过20%（见图2-20）。

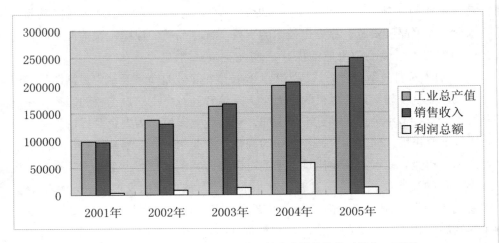

图2-20　2001～2005年辽宁医疗器械产业增长趋势（单位：万元）

数据来源：《中国医药统计年报》

2．外资占据主导地位，高端产品份额较大

（1）组织结构。根据2005年《中国医药统计年报》，辽宁共有规模以上医疗器械企业28家，其中亏损企业6家；从业人数总计5758人。辽宁医疗器械企业以外商及港澳台投资企业和其他类型企业最多，两者合计达到20家，占据辽宁该领域70%以上的份额（见图2-21）。辽宁医疗器械产业的从业人数分布以外商及港澳台投资企业最多，其次为股份制企业，两者总计占到辽宁该领域的近90%。

外商及港澳台投资企业在辽宁医疗器械产业中占据主导地位，为辽宁医疗器械产业贡献了70%以上的销售收入和45%的新产品产值，更几乎包揽了辽宁医疗器械产业的所有出口（见表2-16）。

按企业规模分组，辽宁医疗器械企业以小型企业占绝大多数，总计达到23家；中型企业5家；没有大型企业。

中型企业是辽宁医疗器械产业的中坚力量，尽管在数量上不占优势，却完成了全辽宁医疗器械产业85%以上的销售收入、利润总额和出口交货值，更贡献了全省的新产品产值（见表2-17）。这与国际上医疗器械产业集中度高的特点完全相符。另一方

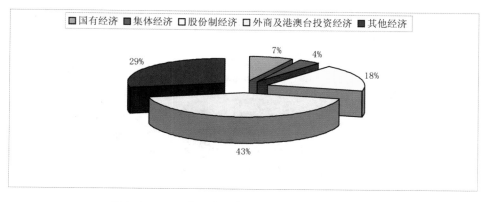

图 2—21　2005 年辽宁医疗器械企业按经济类型分布
数据来源：《中国医药统计年报》

表 2—16　　　2005 年辽宁规模以上医疗器械企业（按经济类型分）经营情况

企　业 类　型	企业数		销售收入		利润总额		新产品产值		出口交货值	
	家	所占比例 (%)	万元	所占比例 (%)	万元	所占比例 (%)	万元	所占比例 (%)	万元	所占比例 (%)
国有企业	2	7.14	3466	1.39	−39	−0.32	0	0.00	0	0.00
集体企业	1	3.57	541	0.22	0	0.00	0	0.00	0	0.00
股份制企业	5	17.86	55205	22.19	7012	57.94	39521	54.99	973	0.76
外商及港澳台 投资企业	12	42.86	180995	72.76	4231	34.96	32349	45.01	126361	99.24
其他企业	8	28.57	8534	3.43	898	7.42	0	0.00	0	0.00
合　　计	28	100.00	248742	100.00	12102	100.00	71870	100.00	127334	100.00

数据来源：《中国医药统计年报》

表 2—17　　　2005 年辽宁规模以上医疗器械企业（按规模分）经营情况

企业 规模	企业数		销售收入		利润总额		新产品产值		出口交货值	
	家	所占比例 (%)	万元	所占比例 (%)	万元	所占比例 (%)	万元	所占比例 (%)	万元	所占比例 (%)
大型	0	0.00	0	0.00	0	0.00	0	0.00	0	0.00
中型	5	17.86	214605	86.28	10702	88.43	71870	100.00	119640	93.96
小型	23	82.14	34136	13.72	400	11.57	0	0.00	7694	6.04
合计	28	100.00	248742	100.00	12102	100.00	71870	100.00	127334	100.00

数据来源：《中国医药统计年报》

面，辽宁依旧缺乏大型龙头医疗器械企业，总体产业规模也无法与化学制药、中药制药等传统医药制造产业相抗衡，这也从另一个侧面说明辽宁的医疗器械产业还有很大的发展空间。

（2）产品结构。辽宁医疗器械的产品结构相对单一，医疗、外科及兽用器具和医疗诊断、监护及治疗设备两类产品的合计分别占据辽宁医疗器械产品近 92% 的销售收入和近 84% 的利润（见图 2—22，图 2—23），说明辽宁医疗器械产业正处于产品结构调

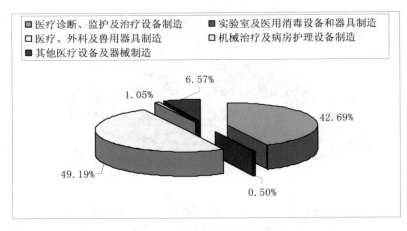

图2-22 2005年辽宁医疗器械各子产业按销售收入分布
数据来源：国家信息中心

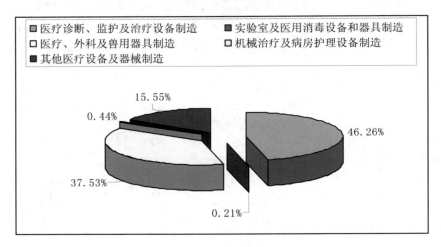

图2-23 2005年辽宁医疗器械各子产业按利润总额分布
数据来源：国家信息中心

整阶段，两极分化的情况较为严重。而且，辽宁无假肢、人工器官及植(介)入器械和口腔科用设备及器具。从销售收入层面来看，医疗、外科及兽用器具等低端产品在辽宁医疗器械产品中所占份额仍旧最大；另一方面，与全国医疗器械的产品结构不同的是，综合性高科技医疗设备的研发和生产在辽宁也有较快发展，辽宁的医疗诊断、监护及治疗设备等高端医疗器械产品所占的比重也较大，该类产品甚至已成为对辽宁医疗器械产业利润收益贡献最大的一类产品，充分显示出高端产品附加值高的特点。

3.骨干企业发展良好　2005年，辽宁省分别有9家和7家企业进入了全国医疗器械销售收入和利润200强的行列，其中，各有3家和2家企业位列全国医药工业500强（见表2-18）。

欧姆龙（大连）有限公司和沈阳东软数字医疗系统股份有限公司作为辽宁境内两家最大的医疗器械企业，其本身也分别代表了辽宁医疗器械的两大阵营——外商投资企业和股份制企业，两者的角力在很大程度上推动了辽宁医疗器械产业的发展。

表 2—18　　　2005 年辽宁进入全国医疗器械销售收入和利润 200 强的企业及排名

销售收入		利润总额	
全国医疗器械产业排名	企业名称	全国医疗器械产业排名	企业名称
3（46）	欧姆龙（大连）有限公司	11（137）	沈阳东软数字医疗系统股份有限公司
9（136）	沈阳东软数字医疗系统股份有限公司	15（203）	欧姆龙（大连）有限公司
19（199）	东软飞利浦医疗设备系统有限责任公司（沈阳）	54	大连库利艾特医疗制品有限公司
48	大连 JMS 医疗器具有限公司	105	沈阳东软波谱磁共振技术有限公司
104	大连保税区佐藤总研工贸有限公司	123	大连保税区佐藤总研工贸有限公司
120	大连库利艾特医疗制品有限公司	170	大连 JMS 医疗器具有限公司
157	安捷瑞电子医疗（沈阳）有限公司	187	锦州天马医药器械有限公司
163	沈阳东软波谱磁共振技术有限公司		
184	国营松辽电子仪器厂		

数据来源：《中国医药统计年报》
（括号内为在全国整体医药工业 500 强企业中的排名）

　　欧姆龙（大连）有限公司成立于 1991 年，是日本欧姆龙株式会社在国内建立的第一家公司。欧姆龙株式会社作为全球知名的自动化控制及电子设备制造厂商，其业务遍及全球 35 个国家和地区，产品涉及工业自动化控制系统、电子元器件、社会公共系统以及健康医疗设备等多个领域，其中，在电子血压计领域中，欧姆龙株式会社在全球已拥有突破 6500 万台的销售业绩。欧姆龙（大连）有限公司继承了母公司的优秀传统，其产品包括智能电子血压计、电子体温计、低频治疗仪、按摩器等，在国内拥有广泛的销售网络，占据着不可替代的地位。

　　沈阳东软数字医疗系统股份有限公司以我国目前最大的软件集团——东软集团为技术和资源依托，以研制生产大型医疗设备为主，同时为医院数字化提供全面的解决方案。该公司是我国目前唯一的"国家数字化医学影像设备工程技术研究中心"建设依托单位，也是我国目前唯一的"国家医用磁共振成像系统产业化示范工程"、"国家螺旋 CT 高技术产业化示范工程"项目的建设依托单位。公司产品涵盖 CT 机、磁共振、X 射线、超声、激光成像、临床检验设备、心电监护、耗材及软件等多个系列，并均已通过了 ISO9001 国际质量体系认证以及美国 FDA 和欧洲 CE 认证。目前，公司在大型医疗设备方面拥有 1500 余家客户，产品遍布全国 20 多个省、市、自治区，并远销到美国、中东及东南亚等国际市场。

　　值得注意的是，在辽宁医疗器械销售收入前十强企业中，还有两家企业在东软集团麾下，分别是东软飞利浦医疗设备系统有限责任公司（沈阳）和沈阳东软波谱磁共振技术有限公司，其中，沈阳东软波谱磁共振技术有限公司也位列辽宁医疗器械利润十强。

　　另一方面，也应该看到，辽宁依旧存在大量生产微利的低附加值产品的医疗器械企业。它们与国内其他地区同类企业相仿，产品缺乏竞争力、同质化问题严重。在辽宁医疗器械产业日趋走向高端的情况下，它们的生存空间将日益被压缩，前景不容乐观。

4.新产品开发潜力巨大　2001～2005年间，辽宁医疗器械产业的新产品年产值由1600万元升至7.2亿元，占全国的份额由不足1%而提高至13.5%。其中，辽宁外资医疗器械企业对新产品的贡献率由100%下降至45%，这说明辽宁内资医疗器械企业的研发能力正在逐步提高，拥有很大发展潜力。位于沈阳的东软集团是其中的佼佼者。以计算机软件开发起家的东软集团，在成立之初并没有获得大的发展，主要原因还是软件开发实力不够强大。在这种情况下，东软集团决心在应用方面寻找突破口，并将目光瞄准了以计算机和嵌入式软件为核心的CT机等数字化医疗设备。经过几年的努力，东软集团建立了我国首个数字医学影像设备国家工程研究中心，并研制成功我国第一台CT机，使我国成为全球第5个CT机生产国家。目前，东软集团的螺旋CT机仅次于美国GE集团，占有我国30%的市场份额，迫使国外同类产品降价30%，并远销海外20多个国家。以市场需求为拉动力的研发模式获得了很大成功，东软集团强大的研发实力和广泛的国内销售网络也引起了跨国医疗器械巨头的注意。现在，全球三大医疗器械制造商之一的荷兰飞利浦集团已与东软集团组建了医疗系统生产和研发的合资企业。通过这一平台，飞利浦集团找到了进入我国市场的落脚点，而东软集团也获得了打入国际高端的机会。与此同时，东软集团对自主研发也投入了更大的热情。最近4年里，东软集团在医疗器械方面共申请了专利100多项，其中有一半是发明专利；在2005全国医药工业企业创新能力百强评选中，沈阳东软数字医疗系统股份有限公司和东软飞利浦医疗设备系统有限责任公司分别排名第34和第55；到2006年7月，这一排名分别上升至第18和第48；2006年，东软集团的"CT关键技术及系列装置的研究与产业化"项目获得国家科技进步二等奖。强大的研发实力使东软集团日益受到多方关注，2006年，东软集团荣登《福布斯》中文版《2006年中国潜力100榜》的第三名。

5.出口位居全国前列　从规模以上企业出口交货值的完成情况来看，辽宁贡献了我国医疗器械产业出口交货值的十分之一，仅次于广东、江苏和上海，排名第四，是环渤海地区医疗器械产品出口额最高的省份。从省内的情况来看，12家外资企业完成了全辽宁省医疗器械产业出口交货值99%以上的份额，16家内资企业实现出口额不足1000万元。辽宁医疗器械出口产品覆盖面较广，除了最高端的CT机、家用化的电子血压计之外，植入器械、内窥镜以及输液器等一次性产品也是辽宁医疗器械出口的重点。

(二) 产业特点

1.医疗器械是辽宁医药工业的第二大子行业，但利润率较低　近几年来，辽宁医疗器械主要经济指标在全国的排名始终徘徊在第七左右（见图2-24）。从所占份额来看，2001～2005年间，辽宁医疗器械的工业总产值和销售收入占全国的比重基本保持在7%，缺乏明显的提升。另一方面，辽宁医疗器械的利润却只占据全国4%左右的份额，说明辽宁医疗器械行业的利润率相对较低。

从环渤海区域内来比较的话，辽宁医疗器械产业与山东一样处于第二方阵，主要经济指标仅相当于北京的一半，但比天津和河北高出一个数量级。

在辽宁省内，医疗器械是其医药工业的重要组成部分，除了作为支柱产业的化学

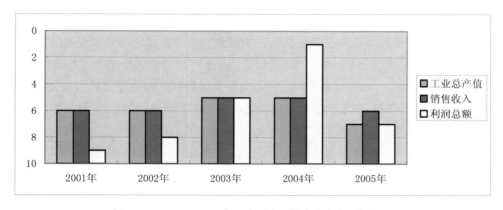

图 2-24　2001～2005 年辽宁医疗器械产业在全国的位置
数据来源：《中国医药统计年报》

制药以外，医疗器械分别占据销售收入和利润 17.7% 和 14.7% 的份额，在辽宁医药工业几大子产业中分别排名第二和第三。但从所占份额中依旧可以显示出辽宁医疗器械行业利润率低的特点。

2．大企业垄断市场　辽宁医疗器械产业的集中度非常高，销售收入和利润十强企业中的东软集团下属企业就分别为辽宁总体医疗器械产业贡献了近 40% 和近 60% 的销售收入和利润。如果再加上销售第一的欧姆龙（大连）有限公司，则这一比例将分别上升至超过 80% 和超过 90%。

另一方面，这也说明辽宁医疗器械企业的规模普遍偏小，5 家销售上亿元的大企业几乎垄断了整个市场，绝大多数小企业亏损严重，挣扎在生存边缘。

3．内资份额逐步上升，外资份额被挤压　辽宁医疗器械产业堪谓"靠外资起家"。2001 年，外资企业完成了辽宁医疗器械产业 98% 的销售收入和 110% 的利润，绝大部分国有企业处于亏损局面。但是，随着国有企业产权改革进程的加快，经过几年的发展，绝大部分辽宁国有医疗器械企业已改制为股份制企业，投资主体实现了多元化，管理日渐改进，人力资源建设也取得了很大进展。在国有股份制企业的带动下，辽宁整体内资医疗器械产业的经营状况都得到了很大提升。2005 年，外资企业对辽宁医疗器械销售收入和利润的贡献分别下降至 73% 和 35%。

4．老工业基地实力雄厚　目前，我国的工业化进程正在由以轻工业为主的初级工业化，渐次步入到以机械装备等重工业为主的进一步工业化的阶段，产业升级与产业转移已成为趋势。跨国公司在我国已经建立的轻工业企业保证原有产品生产的同时，已开始向东北的重工业企业进行投资。

辽宁是我国东北老工业基地的重要组成部分，拥有 842 家独立科研机构，38 家国家级科研院所，51 名中国科学院和中国工程院院士，20 万科技人员。这样一组数字，表明了辽宁的实力，也彰显了辽宁的发展潜力。近两三年里，辽宁凭借自身的科研、交通、人才等优势已受到多方关注。沈阳借助国际产业梯次转移的趋势，已成功地接纳了一大批国际先进企业的装备制造业转移。美国 GE 公司在沈阳建立了它在我国的第一个透平压缩机生产基地，同时还在沈阳开展了重型燃汽轮机的生产；德国西门子公司也在沈阳建设了它在东北亚地区的电力变压器生产基地。

雄厚的机械装备制造和电子工业基础，为发展医疗器械产业提供了优良的技术配套力量。充分借助"中国装备"支撑"中国制造"，辽宁医疗器械必将拥有广大的发展空间。

5.国际化能力强　地处渤海湾的辽宁海内外交通便利。大连港是我国东北地区最主要的出海口，东北经济区70%的进出口货物吞吐量集中在这个口岸。2005年，大连港集装箱吞吐量正式跨进世界30强，其增幅也始终排名全国前列。便捷的交通促进了国际性技术交流和贸易往来。在这一大环境下，辽宁医疗器械产业的国际化道路也得以顺利开拓。辽宁医疗器械超过50%的总产值用于出口，其出口额始终位居全国前列。欧姆龙（大连）有限公司仅次于北京航卫通用电气医疗系统有限公司，在我国医疗器械出口企业中排名第二。医疗器械本身也是辽宁医药工业出口的大领域，占有近40%的比重。

（三）竞争力比较

总体来看，辽宁医疗器械产业的基础较好，资产总额、工业总产值以及从业人数、企业个数增幅明显。而且，辽宁医疗器械产业的资产负债率也较为合理，说明产业总体拓展能力较强，经营较为多元化。

辽宁医疗器械产业的经营状况一般，生产效率和产品销售率增幅不明显，利税率和利润率则均呈下滑趋势。但是，辽宁医疗器械产业的出口交货值始终呈上升态势，说明产业的国际拓展能力持续增强。

从产业发展潜力层面来看，过去几年的创新投入已有了回报，新产品产值逐年上升。到2005年，辽宁医疗器械的新产品产值已占据其工业总产值超过30%的份额（见表2-19）。

（四）存在问题

1.内资企业骨干力量单薄　辽宁内资医疗器械产业基本由东软集团一家支撑，其他企业多为低附加值产品的生产商，缺乏影响力，整体竞争力不强，整个产业未形成"龙头企业"带动、中小企业快速成长的协同发展的产业梯队，东软集团一家企业的发展即可代表整个内资产业的发展。这种局面致使辽宁医疗器械产业难以规模化发展，整体产业组织结构很难形成自身特色和优势。

2.国际开拓严重依赖外资　尽管辽宁医疗器械产业的国际化能力较强，但是，这基本由外资企业来完成，国有企业基本无缘分羹。仅从出口交货值一项指标来看，2005年全年，辽宁所有内资医疗器械企业共完成出口交货值973万元，不足完成工业销售产值的2%。除了东软集团之外，绝大部分辽宁内资医疗器械企业产品结构不合理，缺乏高科技含量的产品，而且新产品开发能力较弱，产品结构严重老化，这是内资企业和产品走不出国门的最重要原因。

（五）发展建议

1.进一步打造以东软为主体的旗舰方阵　根据国际上跨国公司的发展趋势，为降低生产成本，提高产品质量和竞争力，在产品的设计、试验、开发、制造、测试、销

表2—19　　2001~2005年辽宁医疗器械产业竞争力比较

		2005 年	2004 年	2003 年	2002 年	2001 年
竞争实力	资产负债率（%）	65.32	38.53	/	60.08	62.76
	资产总额（万元）	228978	190007	147491	124389	56706
	工业总产值（万元）	233526	199446	162445	137749	97780
	工业增加值（万元）	47082	49011	54582	39491	28978
	从业人数（人）	5758	5513	/	4080	2882
	企业个数（个）	28	9	14	10	6
竞争能力	全员劳动生产率（元/人）	81768	88901	131553	80688	38779
	总资产利税率（%）	6.78	32.90	/	9.96	7.78
	资本保值增值率（%）	112.56	153.17	/	12.61	47.88
	总资产贡献率（%）	7.61	38.15	/	10.78	5.61
	销售利润率（%）	12.76	12.33	14.60	14.22	9.14
	成本费用利润率（%）	5.05	29.69	/	6.92	3.63
	产品销售率（%）	99.07	100	102.63	94.34	99.49
	工业销售产值（万元）	231361	199450	160630	129947	97278
	产品销售收入（万元）	248741	205660	166720	130363	96514
	产品销售利润（万元）	31730	25365	24343	18544	8817
	利润总额（万元）	12102	58597	13326	8552	3363
	出口交货值（万元）	127334	122773	102527	82220	84687
竞争潜力	研究开发经费（万元）	332	/	/	1125	0
	新产品产值（万元）	7180	/	47427	36806	1609
	研发经费占销售收入比重（%）	0.13	/	/	0.86	0.00
	新产品产值占工业总产值比重（%）	30.78	/	29.20	26.72	1.65

数据来源：《中国医药统计年报》

售、售后服务等整个链条中，充分发挥全球性资源配置和专业化分工的优势，将资源集中于最能反映自身相对优势的领域，进行国际集优化协作分工配套，以获取最大利益。东软作为辽宁医疗器械行业的龙头企业，在不断的发展壮大中已带动了一批企业为其进行配套服务。在此基础上，应充分利用沈阳的机械装备制造优势，以东软集团为核心，最大化发挥东软集团的龙头作用，在CT、MRI等产品的生产中通过专业化协作，带动周边众多协作配套企业，以东软产业园为中心形成OEM、ODM及生产专业化部件和专业化模块的产业群，形成群体优势，最终带动辽宁全省医疗器械产业的规模化发展。

2．增强国际拓展能力，提高内资企业出口份额　通过国际标准认证就相当于获得了"国际通行证"，对医疗器械企业占领高端市场、获取更高的利润十分重要。产品结构老化、在国际市场上的认知度低，是辽宁内资医疗器械产品走向国际的一大障碍。而符合国际标准的药政或医政注册正是开启国际市场的一把金钥匙。对于医疗器械企业而言，通过ISO13485和ISO13488质量管理标准国际认证则是其打进国际市场的准入证；另外，CE标志是医疗器械产品在欧盟市场上销售必备的安全标识，因之成为欧盟地区医疗器械市场的另一准入条件。参与国际竞争的医疗器械产品的质量应以其技术规范为保障，同时，还需要通过有效的生产企业质量管理体系来实现。辽宁省应鼓励本省内资医疗器械企业定位于全球一体化的医疗器械市场，参加国际认证，以提高产品质量。而企业本身则应针对不同国家和地区对医疗器械产品市场准入管理的不同要求，对产品进行相应的功能、安全和可靠性方面的认证工作，从而获得进入国际市场的资格，以高质量高水平的产品来满足不同层次的市场用户。

3．打造大连项目外包的承接能力　近几年，随着数字化医疗设备的不断发展，计算机技术在医疗器械领域中的应用日益广泛，在 CT、核磁、三维超声、X 光机、电脑乳腺诊断仪、精子质量分析仪等仪器中，计算机及相关软件已经起到了关键乃至核心作用。辽宁是我国计算机领域最为发达的地区之一，大连以服务外包为主导，以成为北亚地区软件及信息服务中心为目标，拥有很强的国际拓展能力。在大连软件园，通用、IBM、戴尔、松下、索尼、SAP、埃森哲等 16 家世界 500 强企业建立了其在中国和东北亚的软件研发中心、呼叫中心或业务流程外包处理中心；欧姆龙、CSK、阿尔派、古野电器、FTS、日中技研等众多日资软件企业设立了其在中国或亚洲地区的研发中心；东软、中软、信雅达等一批国内知名软件企业在这里设立了面向日、韩等北亚地区市场的出口基地；大连本地一大批软件企业也迅速成长并积累了丰富的外包业务经验。大连发达的软件研发和技术水平使之拥有成熟的由信息领域向医疗器械领域渗透的条件；其港口便利的交通条件和健全的外包服务体系也为医疗器械外包业务的发展提供了非常好的机会。

四、山东医疗器械产业发展

（一）发展现状

1．医药强省带动医疗器械快速发展　近几年来，山东医药工业增速迅猛。2005 年，山东荣登我国医药工业销售收入榜首，并占据利润排名次席，医药经济综合实力明显增强。与此同时，继"十五"期间开展医疗改革之后，现在，山东医疗卫生事业已经进入纵深性发展的关键阶段。目前，山东医疗器械每年的需求超过 40 亿元，市场潜力巨大，几乎所有医疗机构都面临仪器设备保有量不足和更新换代的现状，医疗器械尤其基础设施需求量剧增，医疗器械产业迎来了发展高潮。

2005 年，山东医疗器械产业完成工业总产值（现价）26.6 亿元，实现销售收入和利润总额分别为 24.9 亿元和 1.2 亿元，在全国分别排名第六、第七和第六。2001～2005 年间，山东医疗器械的工业总产值和销售收入两项指标的 5 年复合增长率均超过 30%，但利润总额增幅相对较缓，为 11.7%（见图 2-25）。

2．股份制企业支撑产业发展，产品结构老化严重

（1）组织结构。根据 2005 年《中国医药统计年报》显示，山东共有规模以上医疗器械企业 35 家，其中亏损企业 7 家；从业人数总计 10255 人。按经济类型分组，山东医疗器械企业以外商及港澳台投资企业和其他类型企业最多，两者合计达到 25 家，占据山东该领域 71% 的份额。山东医疗器械产业的从业人数分布以股份制企业为首，其

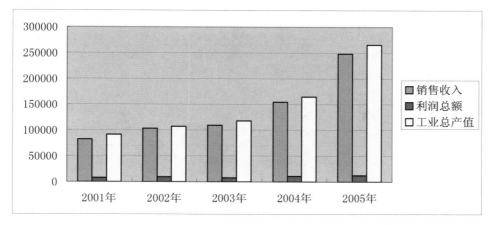

图 2-25　2001~2005 年山东医疗器械产业增长趋势（单位：万元）
数据来源：《中国医药统计年报》

次为外商及港澳台投资企业，两者总计占到辽宁该领域的 87%。

虽然外商及港澳台投资企业和其他经济类型的企业数量较多，山东医疗器械产业主要由股份制企业支撑（见表 2-20）。尤为值得一提的是，山东拥有两家较大规模的医疗器械上市公司，分别是上海证券交易所的上市公司山东新华医疗器械集团和我国最大的药用玻璃生产商——山东药用玻璃股份有限公司。

表 2-20　　2005 年山东规模以上医疗器械企业（按经济类型分）经营情况

企　业 类　型	企业数		销售收入		利润总额		新产品产值		出口交货值	
	家	所占比例 (%)	万元	所占比例 (%)	万元	所占比例 (%)	万元	所占比例 (%)	万元	所占比例 (%)
国有企业	1	2.86	1414	0.57	-12	-0.10	0	0.00	0	0.00
集体企业	0	0.00	0	0.00	0	0.00	0	0.00	0	0.00
股份制企业	9	25.71	162453	65.33	11145	91.26	37785	99.29	38505	87.71
外商及港澳台 投资企业	11	31.43	53549	21.53	-376	-3.08	0	0.00	4894	11.15
其他企业	14	40.00	31256	12.57	1456	11.92	270	0.71	500	1.14
合　　计	35	100.00	248672	100.00	12213	100.00	38055	100.00	43899	100.00

数据来源：《中国医药统计年报》

按企业规模分组，山东医疗器械以小型企业占绝大多数，总计达到 32 家；中型企业 3 家；没有大型企业。中型企业是山东医疗器械产业的顶梁柱，3 家中型企业完成了全山东医疗器械产业 64.4% 的销售收入、87.7% 的利润总额、96.8% 的新产品产值和87.0% 的出口交货值。这与我国近几年医药制造业领域的集中化发展正相符合，也顺应国际上医疗器械产业集中度高的潮流（见表 2-21）。

（2）产品结构。山东医疗器械产品结构特点鲜明，医疗诊断、监护及治疗设备类高端产品所占份额较少，仅分别占据全部医疗器械产品销售收入和利润 5% 和 10%。山东医疗器械大部分由低端产品构成，医疗、外科及兽用器具以及实验室及医用消毒设

表2-21　　　2005年山东规模以上医疗器械企业（按规模分）经营情况

企业规模	企业数		销售收入		利润总额		新产品产值		出口交货值	
	家	所占比例 (%)	万元	所占比例 (%)	万元	所占比例 (%)	万元	所占比例 (%)	万元	所占比例 (%)
大型	0	0.00	0	0.00	0	0.00	0	0.00	0	0.00
中型	3	8.57	157609	63.36	10705	87.65	36850	96.83	38197	87.01
小型	32	91.43	91063	36.61	1508	12.35	1205	3.17	5702	12.99
合计	35	100.00	248672	99.97	12213	100.00	38055	100.00	43899	100.00

数据来源：《中国医药统计年报》

备和器具两类产品的合计，分别占据了全部山东医疗器械产品近75%的销售收入和96%的利润（见图2-26，图2-27）。这说明山东医疗器械产品结构老化严重，市场充斥着低附加值的产品。这正是造成山东医疗器械产业利润增幅缓慢的最主要原因。

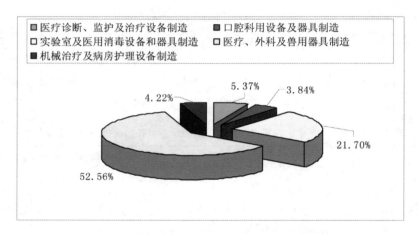

图2-26　2005年山东医疗器械各子产业按销售收入分布
数据来源：国家信息中心

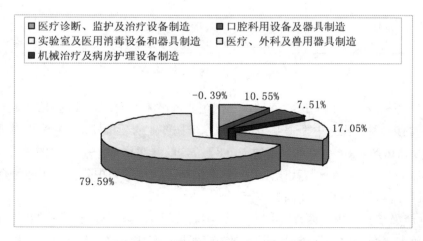

图2-27　2005年山东医疗器械各子产业按利润总额分布
数据来源：国家信息中心

3.企业多以低端产品为主营业务　2005 年，山东省分别有 9 家和 10 家企业进入了全国医疗器械销售收入和利润 200 强的行列，其中，各有 3 家和 2 家企业位列全国医药工业 500 强（见表 2-22）。

表 2-22　2005 年山东进入全国医疗器械销售收入和利润 200 强的企业及排名

销售收入		利润总额	
全国医疗器械产业排名	企业名称	全国医疗器械产业排名	企业名称
2（45）	淄博山川医用器材有限公司	8（102）	淄博山川医用器材有限公司
12（159）	山东新华医疗器械集团	30（353）	山东新华医疗器械集团
25（272）	青岛丽可医疗器械有限公司	82	烟台冰科氧业有限公司
77	文登爱意特医疗器械有限公司	114	东阿阿胶阿华医疗器械有限公司
83	烟台冰科氧业有限公司	122	山东博特医疗产品有限公司
91	烟台宏远氧业有限公司	145	寿光兴华毛纺有限公司
146	寿光兴华毛纺有限公司	147	肥城泰峰机械有限公司
175	烟台西蒙西塑料包装品有限公司	154	烟台裕兴纸制品有限公司
176	肥城泰峰机械有限公司	176	青岛大兴医材有限公司
		193	文登爱意特医疗器械有限公司

数据来源：《中国医药统计年报》

（括号内为在全国整体医药工业 500 强企业中的排名）

淄博是山东医药产业的核心区域，山东最大的两家医疗器械企业均位于此，他们的现况和产品线特征正是山东医疗器械产业的缩影。淄博山川医用器材有限公司成立于 1988 年，是国内最大的医疗器械国有生产企业，在国内市场占有率在 12% 以上。该公司拥有涵盖一次性输液器、输血器、注射器、静脉针、注射针、输液袋、一次性集尿袋等 10 大类 100 多个品种的生产线，其中 85% 以上用于外销。作为国家医药保健品进出口总公司的出口生产基地，该公司已先后取得了 ISO9002 质量体系认证、欧洲 CE 认证和美国 FDA 认证。山东新华医疗器械集团创建于 1943 年，是我国第一家医疗器械生产厂，主要产品有注射穿刺器械、一次性注射针、注射器、医用环保设备等，其主导品种钴 60 放射治疗设备、消毒灭菌设备和手术器械的生产规模居我国首位，占据国内 30% 的市场份额。2002 年 9 月，山东新华医疗器械股份有限公司在上海证券交易所挂牌上市。该公司也属于外向型企业，拥有进出口自营权，还是国务院扩大机电产品出口生产企业和淄博市外向型企业。同时，山东医疗器械行业还充斥着大量以低附加值产品为主营业务的、产量小、利润率低下的小企业。他们缺乏市场号召力，仅仅靠打"价格战"来维持运营。

4.新产品开发日益萎缩　2001~2005 年间，山东医疗器械产业的新产品年产值总体呈现下滑趋势，在全国的份额也由 15% 下降至 7%。在新产品产值日益增高、研发投入日趋加大的环渤海医疗器械领域，不重视创新的山东医疗器械产业已越来越缺乏竞争力，产品结构老化的后果也日渐突现。

5.出口增幅放缓　从规模以上企业出口交货值的完成情况来看，2001~2005 年间，尽管山东医疗器械产业的出口交货值在全国所占的份额始终维持在 3.5% 左右，但其绝对值已由 1.5 亿元上升至 4.4 亿元。与环渤海其他省份不同的是，山东医疗器械的出口绝大部分由内资企业来完成。2005 年，山东外资医疗器械企业仅贡献了全省全行业 11% 的出口交货值。从出口产品种类来看，山东也与北京、辽宁等以高端产品为主导的环渤海地区医疗器械出口大省／市相异，山东医疗器械出口产品主要为低附加值的品种。值得注意的一点是，山东医疗器械行业出口交货值的增长幅度已日益低于其工业总产值的增幅。这说明在山东医疗器械产业快速发展的过程中，其国际化的进程却在放缓，这也与其产品结构老化、缺乏市场竞争力不无关系。

（二）产业特点

1．总量增长，盈利下滑 2001～2005 年，山东医疗器械主要经济指标在全国的位置基本未变。从所占份额来看，从 2001 到 2005 年，山东医疗器械占整个环渤海地区销售收入的份额由 16.9% 上升至 23.3%，而所占利润的份额却由 14.9% 下降至 13.9%。这说明尽管山东医疗器械的总量上升相对明显，盈利能力却在下滑（见图 2-28）。

对于山东这一传统医药强省而言，医疗器械只是其医药产业构成中的很小一部分。但是山东医疗器械总体规模的增长速度远远高于环渤海地区和全国整体平均的增速，唯一遗憾的是，山东医疗器械的利润增速较环渤海地区稍慢。

2．拥有良好产业发展基础 山东是我国卫生材料领域的大省，这无疑为山东发展医疗器械产业打下了很好的基础。2005 年，山东是我国卫生材料领域工业总产值、销售收入、利润、出口交货值和新产品产值等多项经济指标的第一，其在全国该领域所占份额分别达到 25.9%、25.9%、36.1%、22.5% 和 42.0%，几乎对我国卫生材料领域形成了垄断。拥有如此强大的相关产业基础，山东的药品包装、医用耗材等领域拥有极大的发展潜力。

3．产业结构形成寡头态势 山东医疗器械产业的收入和利润掌握在屈指可数的几家大公司手中。仅山东最大的医疗器械企业淄博山川医用器材有限公司一家，就分别

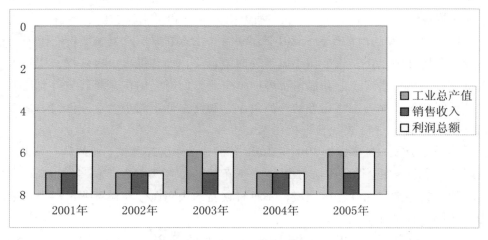

图 2-28 2001～2005 年山东医疗器械产业在全国的位置
数据来源：《中国医药统计年报》

占据了全山东医疗器械销售收入和利润近45%和超过65%的份额。这说明山东医疗器械产业寡头态势严重。大企业对行业垄断明显,却未起到龙头带动作用;整个产业缺乏增长强劲、有发展潜力、有活力的中小企业,未形成协同发展的产业链格局,绝大部分小企业的生存现状十分严峻。

4.国有股一股独大,外资尚处培育阶段　与北京、辽宁、天津等环渤海省市医疗器械领域外资占有较大份额的格局不同,山东医疗器械产业的支柱是国有企业。2005年,国有企业分别为山东整体医疗器械工业贡献了80.4%的工业总产值、78.5%的销售收入和103.1%的利润。但是,这并不意味着内资企业的地位坚不可摧。这是由于外资企业在2003年才开始正式进入山东医疗器械领域,因此,可以想见,在这最初的几年时间里,这些外资企业都还属于培育阶段,投入而不计产出。而值得注意的是,山东外资医疗器械企业已显示出了强劲的发展势头,仅仅3年时间,9家位列全国医疗器械工业销售收入200强的山东企业中就出现了2家外资企业。可以想见,在经营步入正轨之后,外资企业将成为山东内资医疗器械企业的一个极大的竞争对手。

5.行业监管规范　2006年初,山东医疗器械乃至整个医药工业的核心区域——淄博市政府颁布了《淄博市医疗机构医疗器械管理办法》。该办法对医疗机构使用医疗器械的全过程作出明确规定,并突出以下几个方面:一是建立医疗机构使用医疗器械到食品药品监管部门进行备案登记的机制;二是规定医疗机构必须建立并执行医疗器械的购进、验收、储存、使用、维护、消毒、报废、处理等管理制度;三是要求医疗机构转手再用医疗设备必须经过合法机构检测合格或对其进行临床验证,达不到医疗器械性能要求的不得使用;四是规定医疗机构购进或淘汰价值为30万元以上的医疗设备时,必须将有关情况报食品药品监督管理部门,使监管部门能够掌握本辖区30万元以上医疗设备的动态情况,便于为医疗机构医疗资源的配置提供咨询服务,以发挥医疗资源的最大潜力;五是明确医疗机构在使用植入体内的医疗器械产品时,应当将产品的合格证、注册证以及医疗器械注册登记表复印件与病历一同保存。地方政府制定医疗机构使用医疗器械监管方面的专项规章,在全国尚属首次。这部规章的颁布,使淄博市、使山东省在医疗机构使用医疗器械的监管方面走在了全国前列。

(三) 竞争力比较

总体来看,山东医疗器械产业的基础较好,工业总产值和工业增加值增幅明显。但是,山东医疗器械产业的资产负债率较高,在2005年达到了93.6%,说明山东医疗器械产业面临很大的经营风险。

山东医疗器械产业的经营状况一般,尽管生产效率有较大幅度的提高,利税率和产品销售率也呈上升趋势,但是,在销售收入增幅较为明显的情况下,利润增幅却较为缓慢,销售利润率呈持续下滑态势。这说明随着原材料、能源动力、人员工资等成本构成要素的涨价,产品同质化较为严重的山东医疗器械产业的盈利空间正在日益缩小。

从产业发展潜力层面来看,山东医疗器械产业的研发投入比例在近5年间始终保持在0.2左右,而新产品产值所占比例却大幅下滑,说明山东医疗器械产业的产品结构严重老化（见表2-23）。

表2-23　　2001～2005年山东医疗器械产业竞争力比较

		2005年	2004年	2003年	2002年	2001年
竞争实力	资产负债率（%）	93.63	52.75	/	56.46	62.60
	资产总额（万元）	181250	149541	110829	180582	144191
	工业总产值（万元）	265774	164590	117822	106798	91111
	工业增加值（万元）	83358	47460	39588	36363	28978
	从业人数（人）	10255	8663	/	13349	12664
	企业个数（个）	35	28	17	14	16
竞争能力	全员劳动生产率（元／人）	81285	54785	63169	34450	28378
	总资产利税率（%）	12.31	11.98%	/	8.62	9.42
	资本保值增值率（%）	120.96	123.07	/	9.54	129.53
	总资产贡献率（%）	14.8	15.22	/	10.41	11.55
	销售利润率（%）	9.51	12.66	15.71	20.54	17.68
	成本费用利润率（%）	5.17	7.5		10.02	10.34
	产品销售率（%）	95.84	94.55	92.82	96.85	93.31
	工业销售产值（万元）	254713	155613	111022	103430	85013
	产品销售收入（万元）	248672	154569	109364	103314	82204
	产品销售利润（万元）	23660	19569	17186	21217	14535
	利润总额（万元）	12213	10875	8141	9219	7846
	出口交货值（万元）	43899	32762	22949	18353	15467
竞争潜力	研究开发经费（万元）	543	/	/	282	146
	新产品产值（万元）	38055	/	24095	49221	41740
	研发经费占销售收入比重（%）	0.22	/	/	0.27	0.18
	新产品产值占工业总产值比重（%）	14.32	/	20.45	46.09	45.81

数据来源：《中国医药统计年报》

（四）存在问题

1.企业虽大但未形成旗舰方阵　尽管山东拥有我国数一数二的国有医疗器械企业，但是，他们都远不具备与国际医疗器械巨头相抗衡的能力。山东医疗器械领域缺乏高端产品，大企业的产品线也仅集中在注射器、消杀器材等低附加值的品种。产品线的单一使得企业的竞争实力和发展潜力有限，空有规模而难以获利，无法成为行业的旗舰企业而带动整个地区产业的发展。

2.产品结构严重老化　产品结构严重老化是山东医疗器械产业一个突出的问题。不管是大企业还是小企业都挤在缺乏技术含量、生产工艺简单的产品领域做同质化竞争，企业死守在低端市场打"价格战"、打"营销牌"。医疗诊断、监护及治疗设备制造等高端产品只为全省医疗器械产业分别贡献了5%的销售收入和10%的利润，比全国平均水平还要分别低34和27个百分点。这种产品结构极大地制约了山东医疗器械产业的发展，使产业潜伏着巨大的运营风险。而且，ＧＥ、飞利浦等全球医疗器械巨头已将目光转向中低端产品，并宣布将正式进入我国乡镇、农村市场。在这种情况下，缺乏自身特色，实力又不够强大的国有医疗器械企业的市场份额只会被进一步压缩，生存空间将更加狭小。

3．新产品开发力量薄弱　据测算，在对我国省一级的工业竞争力评价中，山东位于第六位；在对我国省一级的工业技术创新综合能力进行评价中，山东排在第十位，且列陕西、四川、重庆之后。高层科研人才的严重不足、高学历专业人才的错位使用、招才引智实质进展的缓慢、研究型高等院校的匮乏、研发资源的分散，这些都是造成山东科研开发能力薄弱的原因。而且，山东的产业吸纳能力也较弱，这更加剧了山东进行新产品开发的困难。

（五）发展建议

1．调整产品结构，提升产品技术水平和含量　GE在我国最重要的成功经验是它并没有将精力集中在片面提高销售额上，而是投资在我国进行生产和研发，为我国市场提供一流的医疗器械。这一范例值得借鉴。山东医疗器械企业应以需求为导向调整产品结构，提炼主导品牌的核心技术，并将其与促进企业技术进步结合起来，努力实现技术升级，提高产品的科技含量，提升产品档次和结构质量，增强产品的市场竞争力，从而打造企业品牌的核心竞争力。

2．加强创新体系建设，提升新产品研发能力　创新能力是医疗器械产业技术水平的表征，研究开发已成为国际医疗器械市场增长的关键推动器。因此，创新体系的构建已成为医疗器械产业发展中的重要环节。鉴于山东医疗器械企业的自主开发能力薄弱，与国际先进水平差距大，依靠企业自身还难于进行系统的创新工作。因此，山东医疗器械行业应先从政府层面积极开展拓才引智工程，保证企业研发人才队伍的建设，鼓励企业创新，通过技术创新，加大科技资源配置力度，形成科研、工程、医疗相结合的创新体系，提高企业的新产品开发能力，构筑产业的竞争力。

3．积极走国际化道路，参与国际竞争，转移产能过剩造成的压力　我国医药产业高速发展带来了生产和消费的严重失衡，这一现象在山东这一医药强省中的表现尤为突出。产品过剩引发的恶性降价竞争很难从根本上解决问题，而国际化不失为一条好出路。由于医疗器械不同于药品，其国际市场准入门槛相对较低，因此，山东医疗器械产业应抓住这一特性，积极推动中小企业向专业化发展，承接国际订单，或专注于某一特色领域。

由于天津、河北两省市医疗器械产值及销售收入在京津冀鲁辽环渤海地区所占比重较小（小于10%），两省市加和不足15%，因此不再单独论述。

第三章 企业案例

第一节　深圳迈瑞生物医疗电子股份有限公司
——创新、管理出品牌

一、辉煌的2006年

（一）纽交所上市

2006年9月26日上午，位于美国纽约华尔街的纽约证券交易所（NYSE）门外，中国国旗和即将上市公司的海报异常醒目，前来参加上市仪式的迈瑞公司高管团队也非常激动。9点30分，在交易大厅，迈瑞公司董事长和总裁共同按动当天开市铃声的按钮，宣告迈瑞公司作为中国首家医疗设备公司在美国纽交所成功上市（见图3-1）。

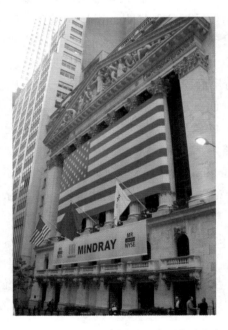

图3-1　2006年，迈瑞在纽交所成功上市

应该说，这是一个令国人自豪的历史时刻。迈瑞董事长及联席首席执行官徐航说："纽交所是全世界公司最尊崇的上市地，这和迈瑞致力于成为国际性大公司的战略吻合。"

纽交所上市标志着首家中国医疗设备公司获得美国主流资本市场认可，也标志着迈瑞从国际业务向国际资本的成功拓展，朝着国际化大公司方向前进了一大步。为实现这一步，迈瑞产品都通过了 CE、FDA 认证，凭借性能价格比上的竞争优势，在占据中国市场领先地位的同时，出口以超过 100% 的年增幅成长；迄今远销全球 140 多个国家和地区的产品，已在总销售额中过半。上市使迈瑞在国际市场上更加公开透明，扩大了国际知名度，为资本市场打造了平台，也为未来企业的兼并、收购提供了可能。因而大大鼓舞了公司高管对未来国际化战略发展的期望。

国际著名财经媒体《华尔街日报》在 2006 年 10 月份评选的资本市场交易活动中显示，迈瑞是全美 2006 年第三季度 IPO 首次公开募股交易最成功的十大股票之一。国际业界将迈瑞上市视为 2006 年美国资本市场上非常成功的 IPO 案例，表明这一举措不仅是迈瑞发展史上的重要里程碑，也在中国医疗产业发展史上足占显要位置，因为它为我国医疗设备行业在境外上市产生了示范效应，为国际投资者对中国高科技医疗设备企业的前景和信心带来深远的影响。

（二）国家工程中心奠基

10 月 13 日，正值第八届高交会召开、深圳高新区成立 10 周年之际，迈瑞在高新区举办了"国家医用诊断仪器工程技术研究中心"授牌暨奠基庆典（见图 3-2a，b）。

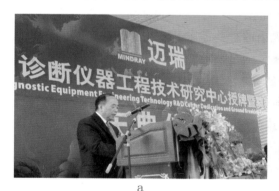
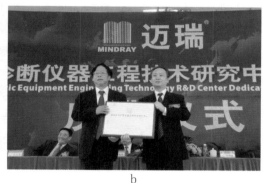

a   b

图 3-2   庆典仪式

总裁及联席首席执行官李西廷致辞介绍：2002 年底经国家科技部批准依托迈瑞公司组建的这一研究中心，经过 3 年建设，完成了各项计划任务、实现预期目标，再经国家科技部评审，确认在总体科技创新能力、工程技术开发能力和软硬件设施建设方面达到国内领先、国际先进水平，才批准正式成立的。李西廷将之归功于国家科技部和深圳市委、市政府坚持以企业为主体、大力推动自主创新的政策，亦视为深圳市一批高新技术企业、医疗设备企业的共同荣誉。

该研发基地将建设起一座 150 米高、总建筑面积达 80000 平方米、具国际水准的高科技研发大厦，以支持迈瑞公司未来 10 年的发展需要。

二、创新

按徐航所言，迈瑞的成功上市"是天时、地利、人和的结果"。天时，指国家经济高速成长时期带来的最大机会；人和，指公司聚集了优秀的团队，共同作出的贡献；

地利，指迈瑞植根于深圳这块最适合创业和民营高科技企业成长的热土。

迈瑞从几个人创业，15 年间扩展到超过 2700 名员工的规模；从代理业起步发展到自主研发，并出口海外 140 多个国家、地区；从租用写字楼发展到拥有自己的花园式办公大厦，以及 3 年后将落成的现代化研发大厦；从引入风险投资基金走到海外成功上市等等，徐航将之归因于"执着专一的创新精神"。

（一）自主品牌研发

迈瑞的"第一桶金"——突破了千万元的销售额，是在创办之年 1991"掘"到的，靠的是做"洋代理"，主要代理西门子、（美国）CSI、日立、惠普等国外知名品牌的监护产品。

难能可贵的是，面对客户拿着现金排队购货、"洋代理"同行热衷于洋品牌的时期，徐航、李西廷等创始人认准"企业进行自主品牌研发才是唯一选择"，将所赢取的全部积蓄，加上从市科技局申请到的 100 万元科技经费，悉数投入自主品牌的新产品开发中，并且迅速取得突破性进展，在创办翌年即成功推出第一台国产血氧饱和度监护仪。

创业伊始便迈出这一步关键转折，不能光凭一颗纯朴的"爱国心"，这是因为创始人在做代理业务的过程中发现，对于客户提出的一些需求及产品设计存在的缺陷，受代理性质所限根本难以满足或改进；同样重要的是，他们有信心凭借自身深厚的技术背景实现这一转折。

3 位创业者李西廷、徐航、成明和和其他一些高管人员，从事生物医疗电子科技产业可追溯到 1987 年。其中，李西廷参与过我国首台核磁共振成像仪的研发，徐航领导过我国首台彩色 B 型超声诊断成像仪的研发，并分别获得国家科技进步一等奖和二等奖。他们自信具备开发自主知识产权产品的成熟条件，一旦推出自己的产品，发展不可估量。

创业初期，由于研发资金投入大，公司发展亦一度陷入困境，公司创始团队遭受到"分家"的巨大压力。好在李西廷、徐航没有退缩，坚持自主创新，通过 1997 年成功引进风险投资的大胆措施，解决了当时研发资金的困难，将公司业务推向新的起点。

（二）"聚焦"策略

不同于一些企业选择多元化经营道路，迈瑞自诩"15 年来，只做了一个行业，只做了一件事——医疗设备的研发、生产和服务。"一种异常执着和专一的态度，被徐航演绎为"聚焦"策略："激光有能量但不是最强，只不过集中一点就很'强'；与此同理，针对某一产品线或者某一细分市场，集中公司的人力、物力和财力资源进行创新攻关，就可以带来资源聚焦，化局部优势为整体优势，最后每条产品线都做得专业、做得更好。"

迈瑞从自己的病人监护仪产品起步，开发了完全自主知识产权的软硬件平台和基本参数模块，成为进一步技术创新的重要基础。在这个技术平台上，花了很短的时间，就带动了血液细胞分析仪、数字医学超声、全自动生化分析仪及临床麻醉系统等产品的开发，在专业领域内实现多元化拓展，取得了卓越的成功。

研发有如实验，成败本在所难免，但迈瑞在研发项目上却未闻有失手记录。在业界罕见的这一现象，看来是一些综合因素的合力结果：包括悉心分析市场，坚持投入、高投入，加之企业文化与员工激励。

考察中发现，BS-300 全自动生化分析仪的研发便是一个不畏困难、持续投入、执着坚持、知人善任的成功案例。此产品是在持续投入 5 年时间、更换两任项目经理，最后王炜博士加盟，攻克诸多难关，才于 2003 年实现上市，从而结束同类进口产品在国内市场的垄断历史。该产品上市后已连续两年位居国内市场占有率第一，并且在 2005 年获深圳市科学技术进步一等奖。

据研发副总裁王炜的回忆，1998 年立项之时，国内医院的全自动生化分析仪全为进口品牌，该产品市场前景看好，且技术含量高，适合选作体外诊断仪器领域的突破口。问题是公司对其技术难度估计不足，计划两年出产品，实际上 4 年后才推出样机，再花 1 年解决批量投产相关问题；好在上至管理层下至几十名研发人员和基层员工，无人抱怨或言放弃，在长达 5 年的刻苦攻关中，公司持续投入研发经费高达 3000 万元，终于在 2004 年批量上市。BS-300 不仅填补了国内空白，而且受到国内外知名专家的高度评价，产品销售 1 年就迫使进口产品价格下调，为国家节约了大量外汇。此后两年里，迈瑞又陆续开发出 BS-200、BS-400 系列产品。

（三）风险基金运用

迈瑞公司在 1997 年、1999 年两次引入风险投资基金。其实践表明，风险投资不仅提供了企业所需资金，加快了研发项目的上市进程，更重要的是带来了先进的管理理念，让他们学会了怎样做企业。

迈瑞领导人风趣地说："创业初期，几位创始人像梁山好汉一样，有事便聚在一起议一议，结果因为没有议事规则而常常影响决策的及时制定。"引入风险投资后，他们学会了符合国际惯例的议事规则，迅速建立起董事会领导下的总裁负责制，严格遵照公司章程办事，董事会成员依据章程对重大事项投票表决。这种规范的法人治理结构使公司责权明确，不仅提高了决策效率，也调动了经营者的积极性；与此同时，采纳了"投资公司市场先于销售"的建议，加大市场推广力度，建立起遍及全国的销售和客户服务网络，相对国外竞争企业彰显市场服务优势。

迈瑞迄今的发展，大致可概括为 3 个阶段：1991～1997 年，创立、探索，确立业务方向，认知自身能力；1997～2002 年，走上自主研发之路，在国内行业实现领先；2002 年以来，实施国际化和专业领域的多元化；而相适应的管理体制就在每一阶段转折中建立起来。

三、管理

应该说，迈瑞企业管理中的"国际化基因"，是从引进国际风险投资之时开始注入的；继而依循 ISO9000、CE 认证、FDA 认证等国际标准体系，并注重结合国情和自身实践经验，逐步形成有特色的管理风格。

（一）文化

2004年，迈瑞董事长和总裁带领全公司员工讨论"是什么使得迈瑞取得今天的成功？"、"什么才能保证继续成功？"、"今后究竟要成为什么样的公司？"从中梳理、提炼，形成企业文化核心内容。

使命：向全球提供最优性能价格比的医疗设备和服务，为大众的健康作出卓越贡献。

愿景：成长为世界级优秀的医疗设备供应商，使迈瑞成为人类生活链中不可或缺的一环，为客户、员工、股东、社会创造价值。

核心价值观：赢得全球客户的尊重和信赖，尊重和发挥团队、个人的价值，尊重企业和个人的荣誉，不断追求更高的目标。

在"世界级的企业，要有世界级品牌，世界级的管理，同时要有世界级的效率"的指导思想下，鼓励"勤奋是成功之母"意识，提倡敬业、奋斗进取、吃苦在前的精神，反对物质第一、一切向钱看、个人主义、小富即安的思想。

迈瑞自1999年以来向政府交纳税收累计超过5亿元人民币，曾多次获得政府部门颁发的"纳税先进企业"称号。在SARS爆发、新疆大地震、印度洋海啸、南方洪灾期间，都表现出高度的社会责任感。

在非典时期，迈瑞向国家卫生部、深圳市卫生局捐赠了价值300万元人民币的医疗设备；甚至设法将国外订单押后，加班加点向抗击非典一线输送出急需的医疗设备。

2006年"碧利斯"台风引发的南方洪灾，给湖南、粤北、粤东等地区造成巨大灾害，迈瑞第一个向深圳市红十字会打去捐助电话，并在一周时间内将价值100万元的医疗救助设备和由员工、企业共同筹措的100万元现金送到灾区。

（二）员工

"员工是企业最大的财富"——在迈瑞的企业文化中，提出"为客户、员工、社会、股东创造价值"的共赢理念。

"员工的终身大学"——努力为员工提供公平发展、竞争、表现的平台，建立包括人力储备、培养、激励、晋升在内的人力资源体系，让员工从入职伊始即明确职业发展方向，获得持续学习和培训的机会。

内部传播机制——鼓励一批人当讲师，建立学习型组织，在研发系统内部推行"导师制"，加强老员工对新员工的传、帮、带。

提供回报机制——2006年开始实行员工持股，即有约700多名骨干员工获得公司期权；并实行"免息购房贷款、免息购车贷款、股票期权"等激励政策。

据王炜博士等员工反映，选择到迈瑞工作的原由，包括较好的待遇和发展机会，以及"花园式大厦"的工作环境和学习氛围。重视员工的工作环境，尊重员工的创造表现，"将迈瑞办成员工的终身大学"，是迈瑞一直努力营造的文化氛围和环境。正是这样的文化理念使得迈瑞拥有优秀的高效管理团队和出色的员工队伍。

(三) 5S 管理

在管理体系的建立中, 迈瑞注重与企业战略、组织流程和资源的匹配, 从工作纪律、行为规范、业务流程、项目管理到绩效考评等, 制定大量管理流程和规章制度, 建成自己的流程管理体系与内部控制标准。如《员工日常行为规范实施细则》就对职业形象、工作纪律、网络管理及文明就餐等提出了细致的要求。

公司领导如李西廷总裁等不忽视细节管理, 认为 "管理的真功就在于日常运作中事与事之间的精妙衔接。公司最高领导须重点抓好战略规划、搭好平台、有效调配好资源; 公司战略目标需各执行层共同努力实现, 而好的流程管理是执行的基础"、"中国人很聪明, 但并不是人人做事都规范、踏实, 并且团队协同性也较弱"。

自1998年引进5S管理——SEIRI (整理)、SEITON (整顿)、SEISO (清扫)、SEIKETSU (清洁)、SHITSUKE (修养) 以来, 迈瑞坚持执行, 使各办公区、生产车间的面貌, 给各方来访者留下很深刻的印象, 并为业界同行所称道。一位医院领导曾来信特别感慨5S 在迈瑞的执行效力: "5S 模式, 时刻处于一种动态管理, 看起来很简单, 容易做, 但 (像你们这样) 落到实处, 并且成为每位员工一种潜移默化、直至根深蒂固的自觉行动, 实属不易。"

2004 年迈瑞引进绩效管理和KPI 管理体系。绩效管理要求细化职位、绩效、考评等目标, 加强各级管理者与下属的沟通、辅导、约束和激励的过程管理, 建立以责任结果为导向的组织管理关系, 对员工表现进行360 度的考核, 积极营造良好的组织氛围, 提高团队工作绩效。经两年的实施, 成效明显。

(四) 质量

在质量意识上, 公司领导层能正视国内企业与发达国家的差距, 甚至拓展到产品之外的业务细节, 如接一个电话、文员起草的文件、加盖公章等。李西廷向员工宣讲: "国外的敬业精神, 无论是欧洲、美国还是日本企业的员工, 他们对工作的尊重、对工作的态度总体上比中国人好, 这一点我们必须承认。像日本这样一个很小的岛国, 没有太多的资源, 又没有太多的土地, 是怎样成为世界第一经济大国的呢? 就是管理得好。日本索尼电视机、摄像机、照相机都很精致, 用起来很好, 不容易坏, 为什么有这样好结果? 这与整个民族、整个国家的管理有关系。因为日本整个国家都在管理质量, 形成了一种质量社会意识, 质量意识已融入每个日本人的血液中, 他们对待生活、社会、环境的态度都那么认真, 他们对待工作的态度也一样认真。"

(五) 企管技术体系

迈瑞重视信息技术。在早期引入基于 "供应链" 管理思想的ERP 系统之后, 相继引入CRM (客户资源管理系统)、CSM (客户关系管理系统) 等信息技术管理软件, 来健全业务管理流程, 提高工作质量和效率, 实现人力资源、供应链、财务体系、营销服务的信息自动化管理。

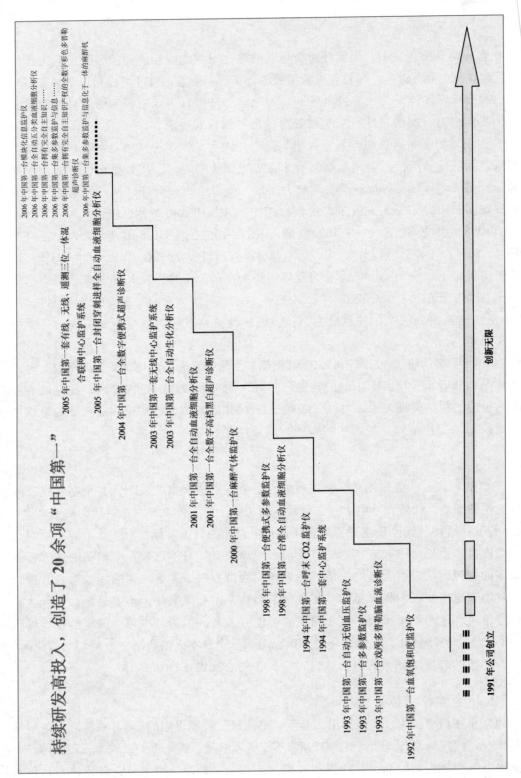

图 3-3 产品发展史

持续研发高投入，创造了 20 余项 "中国第一"

2006 年中国第一台模块化信息监护仪
2006 年中国第一台全自动五分类血液细胞分析仪
2006 年中国第一台拥有完全自主知识......
2006 年中国第一台拥有完全自主知识产权的全数字彩色多普勒超声诊断仪
2006 年中国第一台集多参数监护与信息化于一体的麻醉机

2005 年中国第一套有线、无线、遥测三位一体混合联网中心监护系统
2005 年中国第一台封闭阴穿刺进样全自动血液细胞分析仪

2004 年中国第一台全数字便携式超声诊断仪

2003 年中国第一套无线中心监护系统
2003 年中国第一台全自动生化分析仪

2001 年中国第一台全自动血液细胞分析仪
2001 年中国第一台数字高档黑白超声诊断仪

2000 年中国第一台麻醉气体监护仪

1998 年中国第一台便携式多参数监护仪
1998 年中国第一台呼末 CO2 监护系统

1994 年中国第一台呼末 CO2 监护仪
1994 年中国第一套中心监护系统

1993 年中国第一台自动无创血压监护仪
1993 年中国第一台多参数监护仪
1993 年中国第一台戏频多普勒脑血流诊断仪

1992 年中国第一台血氧饱和度监护仪

1991 年公司创立

创新无限

四、研发

迄今，迈瑞主导产品已从生命信息监护扩展至临床检验与试剂、数字医学超声成像、临床麻醉系统 4 大领域，陆续向市场推出了 60 余项新产品，创造了 20 多项 "中国第一"（见图 3-3），其中包括：1992 年，研制出中国首台 MEC-503 血氧饱和度监护仪，并投放市场，获 "国家级优秀新产品奖"；1993 年推出 MEC-509 多参数监护仪，被列入国家火炬计划，打破进口监护仪品牌垄断中国市场的局面；1997 年推出 PM-6000 插件式多参数监护仪，实现了参数模块设计技术的一次跨越；1998 年推出中国首台便携式多参数监护仪 PM-9000，达到当时的国际先进水平，一直持续畅销，连续 8 年蝉联单一机型销售榜首；1998 年推出国内首台准全自动三分群血液细胞分析仪，BC-2000 血液细胞分析仪以技术起点高、性能稳定、操作方便等特性赢得广大用户的赞誉，连续 5 年居全国装机第一；随后再推出全数字 B 超、全自动生化分析仪等高技术医疗设备；2006 年相继推出的 BeneView 高端监护仪、BC-5500 五分类血液细胞分析仪、DC-6 全数字彩超、WATO EX-50/60 麻醉机 4 大新产品，填补了国内空白，改变国产医疗设备在高端领域的市场格局。

（一）研发平台

迈瑞坚持将当年销售收入的 10% 投入研发创新。目前，在北京、深圳、美国西雅图设立有研发中心，研发团队逾 800 人，其中硕士学历以上的研发工程师超过 70%。源于全球视野的研发创新，迈瑞利用在美国西雅图、北京、深圳三地的人才技术互补优势，应用前沿技术研制优异性价比的医疗设备。

从 1997 年即承担了 "深圳市医疗电子（监护、医学检验）工程技术研究开发中心"。

2002 年，科技部又依托迈瑞组建了 "国家医用诊断仪器工程技术研究中心"，亦是国家科委在深圳市设立的第一家国家级研究中心。其职责是：积极参与行业法规和标准的建设，掌握核心技术，推出高技术产品，为产业化生产提供成熟、配套工艺技术，向同行业提供关键技术和部件，成为本行业人才培养基地。中心运行 3 年多来，完成了各项计划任务，包括一批重点科技创新项目的技术预研，并陆续将一批填补国内空白的新产品推向市场。2006 年 10 月经国家科技部评审并批准正式成立。

在此中心的 3 年组建期内，通过持续的资金投入，已建成 EMC 电磁兼容、环境、产品安全、超声换能器、试剂、生命信息监护、生化分析、超声诊断成像、血液细胞分析等具备国内一流、具有国际水准的实验室（见图 3-4a，b），其中产品安全实验室在业内率先通过了 UL 认证。中心在研发医用诊断仪器核心技术和关键部件的同时，重视健全技术研究和成果转化所需的基础设施与工程实验平台。

（二）研发管理流程

迈瑞自我认知是一个从原理研究，到样机开发、生产、销售、售后服务，价值链很长的企业，因而研发管理至关重要。这里面既涉及平台建设、立项管理、核心技术预研、文件管理、测试、法规、专利管理等工作，更须依靠企业文化和人力资源管理。

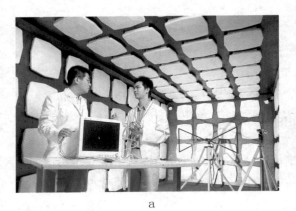
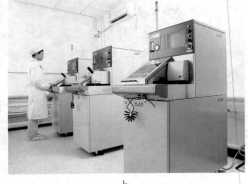

图 3-4　a.EMC 电磁兼容实验室　b.数字超声探头实验室

迈瑞吸收了曾用 5 年时间做 BS-300 生化分析仪的教训，当时因国内没有相应技术，国外技术转让昂贵，只能自己做。但因未做关键技术的预研，包括为参加国际竞争而把法规和专利搞清楚，回过头来要做很多基础性工作。

如今的产品开发，从立项到研发管理、制造效率控制和市场销售计划编制，需要整个产品线甚至公司各核心部门的有机参与；相关联的规划基本上要在产品开发之前做出，并且在产品开发过程中相互协调。为对各"关键点"实现控制和决策，从立项到设计开发、样机制作、关键技术点评审、设计转化试产及批量生产等，严格依循"需求管理、过程管理、结果管理"的运作流程，采用 IPD（Integrated Product Development）集成产品开发管理模式。

与此同时，为保证研发项目中各环节的协同性，要求在设计初期即考虑到产品的可生产性、可靠的工艺性，追求易生产、低成本、低故障率的工程转化目标。并通过小批量试生产，来发现产品设计的缺陷、验证产品质量，确认资源配置能否达到量产标准。

着眼于产品创新，迈瑞公司专注于核心技术和平台技术的开发，通过对关键技术的预掌握，并快速应用相关领域的新技术开发产品，让先进的技术服务于用户和市场。迈瑞产品中有一个从 1996 年即开始自主开发的嵌入式硬、软件平台，经多次升级换代，现已覆盖几乎所有的主导产品，并拥有多项发明专利，成为迈瑞产品高质量、高性价比的基础。

（三）市场导向

迈瑞较善于发挥人才数量多，客户联系和研发—临床结合好，以及深圳和珠三角地区加工能力的三方面优势，以降低成本和提高产品质量。

一方面以"填补国内空白"为明确的开发目标，同时坚持"以市场为导向"的研发理念，先开发中端产品，例如 DC-6 全数字彩超，在开发设计中应用了所掌握的高端技术，因此与同档次产品相比，占据技术领先优势，事后便可维持优良的性能价格比，再向高、低两端延伸。

为此，着手产品研发前深入临床和市场调研至关重要。如BC-5500五分类血液细胞分析仪，能打破欧美日长期以来对国内高端检验市场的垄断，成为中国首台完全独立开发、具有自主知识产权的检验仪器，便很有赖于开发前期所做持续半年多的市场调研。

早期采用CRT显示器的进口监护仪都卖到7～8万元左右，三分类血液细胞分析仪国外品牌的价格是14～15万左右，现在价格都已下降了1/2；10年前，国外医疗器械占据了国内市场约90%的份额，尤其高端医疗设备几乎是清一色的进口品牌，由于迈瑞的率先崛起，此局面已根本扭转。

（四）知识产权

身处技术密集、多学科交叉、法规门槛高、研发投入大，而且专利技术、知识产权集中的医疗设备行业，在国际化进程中，迈瑞将知识产权保护纳入发展战略。自觉利用和学会运用专利文献、制度，既正确引进专利技术，尊重他人知识产权，也挖掘自身利益科技创新成果，形成独特的市场竞争优势。

徐航董事长将2005年获得的"深圳市市长奖"50万元奖金设立为基金，以奖励国际专利的发明人，公司前100项的国际发明专利申请。

目前，公司在生命信息监护领域的整机系统设计、用户界面、产品造型设计等方面拥有一批完全自主知识产权的核心技术；在医用检验产品领域，拥有自主研发的全自动三分类血液细胞分析仪和全自动生化分析仪的整套核心技术；在全数字超声领域，拥有自主知识产权的数字前端、图像数据处理技术，以及系统软件控制平台。截止2006年底，迈瑞已获得410余项专利技术，其中国际专利有60多项。

迈瑞重视培植工业设计团队，将技术发明、实用和工业设计的自主创新并重。2006年9月，迈瑞选送的BeneView T8高端监护仪和DC-6全数字彩超，双双荣获素有"设计奥斯卡"之称的iF大奖（iF design award. China 2006），创中国医疗设备领域工业设计之先河。

在软件、硬件、参数、配件等技术分支全部自主研发、拥有自主知识产权，既是进入国际市场之需，也是迈瑞吸引国际大公司实行ODM合作的依据。

五、市场

据资料显示，自1999年以来，迈瑞监护系列产品、三分类血液细胞分析仪装机量连续7年居国内市场第一；全自动生化分析仪自2003年上市以来，已连续3年居国内单一机型装机量第一；全数字黑白超声诊断仪2006年市场占有率亦排名榜首。与此同时，在海外市场更获得超过100%的增长。主管营销业务的常务副总裁成明和将之归因于：差异化的市场创新、全球化战略。

（一）营销网络

2000年，是迈瑞直销为主的模式逐步转向完全分销模式的分界点。

　　至今已创立了新型矩阵式管理架构的营销体系。纵向由总部按监护、检验、超声3大产品线分布管理，横向由各大区负责统管全线产品业务，以兼顾专业化和资源整合的均衡发展需求。

　　现有营销网络由国内600多家、海外800多家经销商构成。覆盖全国的三级服务架构，则包括深圳总部的客服中心、全国30个中心城市的直属客服中心，以及530余个地市级三级授权服务中心，平均半径50公里~100公里就有1名迈瑞公司或授权的用户服务工程师。所采用的客户呼叫平台为客户提供24小时热线服务，实现远程诊断、在线支持自助服务；运用CSM客户关系管理系统，全程跟踪客户申告，维持统一的世界级服务标准。每年并投入2000多万元为合作伙伴、用户提供专业的临床应用、维修技术培训。在海外，通过设立在北美、欧洲等地区的分支机构，开展远程服务业务，服务全球客户。

（二）品牌战略

　　迈瑞迄今获得的品牌荣誉包括："中国市场公认畅销品牌"、"全国名优产品售后服务先进单位"、"中国驰名商标"等，并凭借卓越的产品性能和市场表现，荣获世界著名市场调研机构 Frost & Sullivan 公司颁发的"2006年度全球监护市场渗透领袖"。

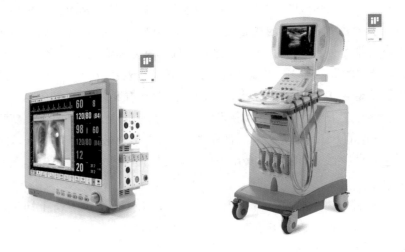

图3-5a　BeneView T8 高端监护仪和DC-6全数字彩超双双荣获"2006iF中国设计大奖"

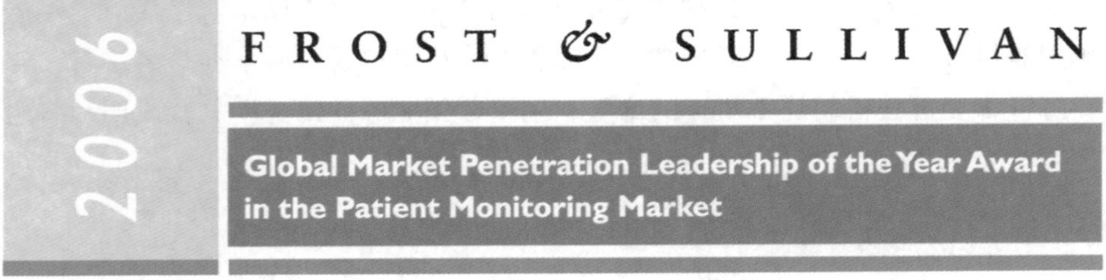

FROST & SULLIVAN

2006

Global Market Penetration Leadership of the Year Award in the Patient Monitoring Market

图3-5b　2006年度全球市场渗透领袖奖

2004年，全面实施CIS战略（Corporate Identity System，企业形象识别体系），加强宣讲企业文化，并重新整合、设计原有的视觉识别系统（VI），运用公司网站、环境标识、办公用品、会议用品、广告宣传、展台设计等等，加强统一的国际化品牌形象。

在每年参加Medica、RSNA、AACC、ASA和在英国、加拿大、迪拜、日本、巴西等国家举办的国际医疗设备专业展会时，也统一规范设计装修，打造国际化品牌形象。

近几年在全球最大的 Medica 医疗设备展览上，迈瑞公司都是与GE、Philips、Siemens等国际巨头在主展馆同台竞技，并在检验专业馆开辟了第二展场，在展馆外和通道口设置醒目的广告牌，为全球专业观众留下了深刻印象。

（三）先难后易

迈瑞早在2000年之前，即在国内市场与跨国公司展开激烈的角逐；迄今产品已远销全球140多个国家及地区，其中80%以上是自主品牌。

多年来通过与国际大公司的ODM合作，也扩大了国际市场份额，并因增强了解全球客户的个性化需求，使所研发产品更具市场竞争力。为满足不同国家的需求，监护仪菜单即带有中、英、德、法、俄、日、意大利、西班牙、葡萄牙等15种语言版本。

迈瑞国际化战略的另一特色是"先难后易"——从欧洲发达国家入手，回头辐射亚非拉地区。

这一不同凡响的决策，是基于对当时国际医疗设备市场供需情况的认真分析。随着医疗技术的提高和人口寿命增长、老龄化人口增多，欧洲作为传统高福利国家集聚区，医疗费用更多是由政府及保险公司支付；由于医疗需求的增大给政府带来医疗开支紧张，市场需求更多质优价廉的医疗产品。而在供给方面，欧洲二流医疗设备企业受大型公司兼并，在供应链上造成"断档"，迈瑞进入欧洲市场恰逢其时。

为此，迈瑞于1999年根据CE标准的要求，将业已定型生产的监护产品全面重新设计、测试、注册，彻底纠正不达标缺陷，大幅降低年故障率，在业内率先一次性通过现场CE测试。

2000年，专事销售监护仪校准仪器的英国公司在展会上发现了迈瑞的监护仪产品，并经检验证实其品质并不差于国际知名大品牌，价格则更优惠，遂将之推荐英国皇家医院使用；自此皇家医院持续购买迈瑞产品。

2001年，Artema公司成为迈瑞监护仪在德国的代理商，出于对迈瑞产品质量的信心，尽管其只得到迈瑞供货的两年保修承诺，却敢于为用户承诺5年保修服务。

迄今，在全球140多个国家、地区的医疗机构中，如英国伦敦皇家医院、南非NETCARE医院、波兰Clinical医院等，已装备了数万台迈瑞产品，产品出口约占公司总销售额的50%。

迈瑞总结出进军国际市场的3条主要经验：产品质量可靠，值得信赖；产品线全，响应速度快；产品配件便宜，经销商有一定的利润空间。其中最后一点，也是迈瑞在与跨国企业的竞争中，赢得客户好评的重要原因，因为后者往往将数倍于迈瑞的高价销售配件，作为赢利手段。

巴西对外国医疗设备产品进口限制严，迈瑞没有放弃以自主品牌进入该市场的计划，斥资 10 万美元、历时 1 年多，在进入难度很大的巴西市场完成了公司注册，目前已有迈瑞品牌医疗设备登陆该国市场。

迈瑞迄今已在美国、加拿大、英国、土耳其等国家设立了分支机构，并有计划继续增设，目的是更直接、快捷、准确地掌握当地市场信息，及时反馈到公司，以适时调整产品、市场策略，赢得更大市场份额。其中英国办事处的考察过程还破例得到英国政府赞助，表明外方看重迈瑞的品牌及发展潜力。

六、品管

迈瑞从生产外包型起步，现在尽可能多地向内部生产转变；创立时无厂房，现已拥有 800 多名制造系统员工和 2 万多平方米的制造中心，生产规模和生产量都大大增大了。

（一）国际质量标准体系

1995 年，在业内率先通过 TÜV Ps 机构的 ISO9001/EN46001 质量体系认证。2000 年，通过中国医疗器械质量认证中心（CMDC）认证及监护系列产品的 CE 认证。2003 年，检验与超声产品获得 CE 认证。2004、2005 年，监护与超声产品相继获得美国 FDA 注册。2006 年，安全、环境实验室率先通过 UL 认证。

迈瑞在企业内部提出如下"质量方针"：以脚踏实地的工作作风，奋斗不息的进取精神，科学的管理、先进的技术，开发生产安全、有效、可靠的医疗设备，使全球更多的用户以合理的价格享受到世界水平的医疗设备与服务，让社会、员工和股东共享迈瑞成果。

在实施质量管理过程中，迈瑞质量管理委员会负责监督从产品的市场调研到产品设计、从产品工程化到生产过程、从物料采购到产品品质监控、从安全老化到最终产品、从临床评估到批量生产各道工序的质量保证；并由质管部全面负责质量保证体系的日常运作。

（二）规模化制造

医用诊断仪器的竞争，取决于技术优势、专业化、总成本领先等因素，而规模化生产是总成本领先的前提。

迄今，迈瑞制造中心已设置有监护仪生产车间、血球仪生产车间、生化仪器生产车间、检验试剂厂、超声诊断仪生产车间、PCB 生产车间以及机加中心、钣金中心等，约 2 万多平米，应是亚洲最大规模的医用诊断仪器制造中心（见图 3－6a，b）。

上述制造能力以相当先进的设施和信息化管理工具为支援，采用柔性化和 JIT（精益）生产模式，以及 ERP 资源系统、5S 现场管理手段等，建立起协作机制，缩短物流过程，加快市场反应速度，实现规模化生产，满足全球市场的发展需求。

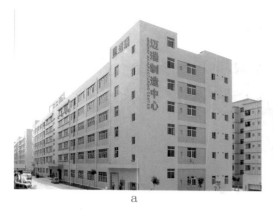 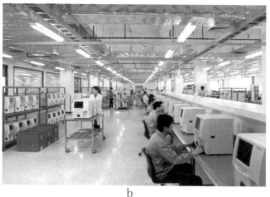

a   b

图 3-6   a.迈瑞制造中心   b.生产线之一

七、鞭策

在坚持自主创新，步步取得成功的同时，迈瑞人牢记国家领导及各级政府领导 15 年来的关怀与鞭策。

迈瑞人有志"成长为世界级优秀的医疗设备供应商，使迈瑞成为人类生活链中不可或缺的一环，为客户、员工、股东、社会创造价值。"

迈瑞大事记

1991 年　公司成立

1993 年　被深圳市政府认定为高新技术企业

1995 年　率先获得德国 TUV Ps 机构的 ISO 9001/EN 46001 质量体系认证

1997 年　被评为国家火炬计划重点高新技术企业

1997 年　深圳市政府依托迈瑞组建"深圳市医疗电子(监护、医学检验)工程技术研究开发中心"

1999 年　被认定为国家重点高新技术企业

2000 年　获得德国 TUV Ps 的 CE 认证

2002 年　国家科技部依托迈瑞组建"国家医用诊断仪器工程技术研究中心"

2003 年　科技部火炬计划优秀高新技术企业

2004 年　被科技部认定为国家重点新产品计划项目的企业

2004 年　荣膺信息产业部"中国独立软件开发企业最大规模前 30 家企业"殊荣

2005 年　"迈瑞"系列商标荣获中国驰名商标

2005 年　迈瑞公司董事长徐航荣获"深圳市市长奖"

2006 年　作为中国首家医疗设备企业在美国纽约证券交易所成功上市

2006 年　国家医用诊断仪器工程技术研究中心正式挂牌及迈瑞研发基地奠基

第二节　西门子迈迪特（深圳）磁共振有限公司
——专注磁共振，国际化"联姻"

"绝大数海外华人磁共振工作者都有一个共同感触：无法容忍自己的研究成果成为国外大公司同中国医院讨价还价的筹码；我们要以整体的形式站在世界一流的磁共振舞台上展开竞争，中国人制造的磁共振系统绝不能再比国外产品差"，曾在海外从事多年磁共振研究的西门子迈迪特（深圳）磁共振有限公司总裁薛敏博士，以此鸿鹄志，率领他的专业团队奋斗已近8年，矢志将中国的磁共振产业水平推动到世界前列。

一、把握机遇，归国创业

上世纪90年代，我国政府出台了一系列鼓励留学人员归国创业的优惠政策及配套措施，致力改善投资环境；各种规模的高新技术产业园区、留学生创业园在中国各地相继兴起。

此时薛敏博士已在美国CASE大学和克里夫兰医学院磁共振影像研究中心从事了十多年研究；他同时注意到：国内从90年代开始，磁共振成像已经成为主流诊断设备；并在1996年取消了进口磁共振设备的限制，磁共振成像势必有一大发展。另一方面，中国在磁共振成像领域拥有独特优势：在技术上，中国已经有了一批掌握磁共振成像最前沿技术的专家，在美国磁共振成像协会的几千名专家中，就有500多华人；在材料上，生产磁共振成像永久磁体所需的材料，为中国所独有——日本日立公司还需从中国进口材料。

薛敏与几位志同道合的"海归派"基于1年半的市场调查，做出了一份立意在中国开发、生产、销售一流磁共振产品，并直接参与国内外市场竞争的项目计划书。但其后，同多家国内企业接触，均未达成合作意向，关键在于：投资者能否保障回国创业团队充分的自主经营权。突破出现在深圳一家有着北大、清华学者背景的风险投资公司，其正在国外寻找优秀专业团队的代表王维珍（后来的深圳迈迪特公司董事长）与薛敏找到了"在人生价值取向及对项目理解上的惊人一致"。

由于以薛敏为首的这个留学生团队吻合王维珍选择投资项目的三大条件：①产品属创新或改进型，具有国际竞争力，市场潜力巨大，可容纳大量资金；②能够公开上市；③项目方已经存在或能够组成一个良好的管理团队，双方建立合作的过程是灵活而高效的；风险投资团队只参加董事会，通过每月例会对各种预算和经营计划进行决策、监管；日常经营权完全归属以薛敏为首的管理层；投资人有优先分红权和资产清理权，管理层有优先认股权。双方目标一致：让企业尽快盈利并实现上市。

与此同时，政府在迈迪特公司的创建过程中给予了巨大支持。深圳市政府领导听取薛敏对创业团队构成、磁共振成像核心技术、市场把握、创新商业理念和未来发展目标的恳切汇报后，当场拍板——采取"特事特办"方法，让迈迪特入驻深圳高新区。

1998年10月，由薛敏等6位归国博士组成管理团队，集研发、生产、销售于一体的深圳迈迪特仪器有限公司，在深圳高新技术产业园区正式成立，并建立起磁共振生产基地。

二、磁共振事业 矢志不渝

磁共振成像因其在软组织对比方面优于CT、X射线等其他任何医学成像技术，成为上世纪80年代以来生命科学中革命性突破之一。这一新型成像技术一经出现，世界医疗界即掀起开发应用热潮。磁共振成像系统也迅速成为医院装备现代化和医疗诊断水平高低的主要标志。它涉及磁体、超导、低温、电子和计算机等相关技术，跨越多个高技术领域，成为现代医学影像领域中最先进、最昂贵的诊断设备之一。

在国际磁共振产业的带动下，中国磁共振市场也在迅速扩大。然而，对于这种技术含量高、资金需求大的医疗设备，购买前买家会反复对比价格、维修费用、图像质量、售后服务等；尤其是资金较为薄弱的中小医院，最终往往选择相对成本低、运行费用少、性能价格比较高的低场磁共振成像系统。市场数据表明：中国每年装机总数中约60%是低场磁共振系统，总量中有2/3～3/4是进口产品（高场基本上进口产品一统天下）。业内人士认为，未来磁共振主要有两个发展方向：超导高场磁共振与永磁开放式低场磁共振。

针对这样的市场状况，迈迪特将人力、财力、物力、领导关注力、企业潜力，都集聚到研发生产符合市场需求的磁共振产品上，以"专注磁共振事业"为企业座右铭。

公司成立后1年半时间内，即成功开发生产出NOVUS系列磁共振系统。其中具有国际先进水平的1.5T超导磁共振系统，为国内第一台自行设计制造的同类系统。该系统2000年在海军401医院的装机，结束了我国高场磁共振系统全部依赖进口的历史；这款1.5T产品还曾走出国门。其后推出的0.35T C型开放式永磁磁共振系统，也获得业内很高评价。这两个产品项目分别被列入国家"十五"科技攻关计划（0.35T C型开放式永磁MRI系统）和国家重点新产品计划（1.5T超导MRI系统）。此二产品成为迈迪特在短期内跨越由技术到产品"门槛"的象征。

迈迪特立意走出口导向型路子，而挺进国际MRI市场的较量首先来自对上游核心资源的控制。谱仪，作为MRI系统的核心部件，历来为世界少数几家公司垄断。1999年8月，迈迪特不失时机地从英国SMIS公司买断这家世界级谱仪生产厂的技术拥有权，由原来的被动求货源者变成一流品牌部件的拥有者。就在成功买断该项技术的次日，SMIS公司即被一家跨国公司并购。

三、国际化"联姻"立足世界

2001年11月10日，第46届全国医疗器械博览会期间，值中国入世多哈签字之时，西门子与迈迪特在深圳威尼斯酒店联合召开新闻发布会，宣布双方将在磁共振领域进行合作。2002年4月9日，国际医疗仪器设备展览会(CHINA MED)前夕，西门子在京召开发布会，正式宣布西门子医疗系统集团和深圳迈迪特仪器有限公司将在中国

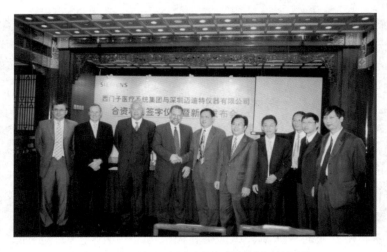

图3-7　西门子和迈迪特在北京"喜结连理"

建立生产磁共振设备的合资企业。2002年7月，西门子迈迪特（深圳）磁共振有限公司正式成立，西门子(中国)有限公司拥有其75%股份（见图3-7）。

薛敏从公司发展战略出发，对此举作出说明："迈迪特成立之初，在商业计划中有一步就是在3年左右时间内实现与国外大公司合作，而今这一步令人满意地做到了"，"小资金小企业看似很稳，并有着来自各方面的支持和帮助，但当中国所有企业都在同一时间走入世界的时候，市场的选择是不分国籍、不分民族、不论合作比例的，市场只选择强者。在游戏规则面前，只有真诚、深层次的合作才能走得更远、更长久"。

要恰当评价迈迪特"联姻"　西门子之重大举措，有必要回顾一下西门子磁共振产业发展的历史。

西门子的磁共振成像可追溯到27年前德国爱尔兰根的西门子医疗解决方案组。1979年做出第一幅辣椒磁共振成像，是西门子磁共振家族迈出的关键一步。曾经主持西门子医疗磁共振成像研究的保罗·劳特布尔和彼得·曼斯菲尔德，因其在磁共振成像技术领域的突破性成就，同获2003年诺贝尔奖，被誉为磁共振成像技术的鼻祖。1983年，西门子在德国汉诺威医学院成功安装了第一台临床磁共振成像设备；同年，首台超导磁体在美国圣路易斯的Mallinckrodt学院成功安装。此后的磁共振技术发展日新月异。西门子公司成为世界上少数几家拥有磁共振成像系统全套核心技术的公司之一，技术实力雄厚，在德国总部有一个由世界顶尖技术人员组成的研发生产队伍。西门子每年在全球销售1000多台磁共振设备，占有相当大的市场份额。

然而，与迈迪特公司合资之前，西门子在中国市场的磁共振装机台数和销售额仅位居第三，排在GE和飞利浦之后——尽管三者在已有机型的同类产品中，价位相差不大、服务同样优良。业界分析其原因，在于西门子低场磁共振设备的种类太少——当时的MAGNETOM两型、8种产品，不论是高级研究型，还是全身应用型，在低场范围内都各只有一款机型：Jazz 0.2T（高级研究型）和Concerto 0.2T（全身应用型）。

另一方面，已具备一定企业规模的迈迪特，与西门子产品没有重叠，其永磁型磁共振产品技术也已跻身世界领先水平，与西门子在超导类产品上的优势正可互补。西门子注资6000万美元使企业财资大为加强；西门子控股75%，但在研发生产方面新公司享受充分自由，0.35T的研发、生产和销售全由西门子迈迪特承担，总部不随意干涉。

西门子迈迪特实现了"生产在中国，生产为中国且为世界"的目标，销售额连年翻番，大大超过预期。

合资后，总部向西门子迈迪特提供了600多项专利的使用权，以及最新整机技术作为基础研究平台；并接连派遣其技术专家来到合资公司，担任长期技术支持，或进行短期交流。在定位为"发展提高年"的2003年中，在"顶级工程"的战略方针指引下，西门子总部向新公司加强了技术、质量、市场、人才、服务等全方位改革，逐渐建立起一套跨国公司的现代企业经营管理体制；注入先进的管理理念，重组公司内部架构，并积极开辟产品通往国际市场的渠道。其间，来自总部的管理顾问Dietmar Lehne率领打造西门子迈迪特的"品质屋"，力贯西门子质量体系的整体概念P3（Products、People、Processes），把质量方针、程序文件、工作指引、人员、机器、物料、法律、法规、环境有机结合。随着品质屋质量系统文件的建立，从产品开发、测试、文档管理、采购、生产、仓储、运输、安装到服务，各环节有了相应的作业指导书，使西门子迈迪特的产品得以满足ISO9000以及医疗设备的相关国际法律、法规和标准。

在西门子迈迪特与总部之间的分工上，西门子迈迪特是一个独立的经营主体，在研发方面，西门子发挥超导技术类的磁共振器械优势，而西门子迈迪特成了西门子永磁型磁共振产品的专业生产基地；在生产方面，西门子总部将把磁共振医疗器械产品的制造和工业设计部门逐渐向中国转移，自身专注尖端技术研发，西门子迈迪特则被委以建设西门子全球磁共振研发、生产基地；在市场方面，西门子迈迪特负责在亚太地区的研发、制造、销售和为客户提供技术支持，其余区域则由西门子总部负责。

在合资之后不到1年的时间里，公司成员增加了两倍；员工素质、产品质量都有了长足的进步。西门子优良的制造技术、管理理念以及质量传统，与本土人力资源优势相结合，释放出巨大的能量。

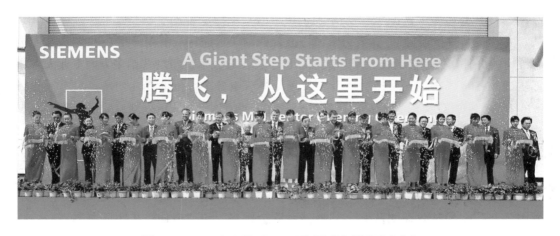

图3-8　2005年3月17日，西门子磁共振园正式成立

2004年下半年，西门子医疗系统集团磁共振产业部加大了对华投资力度，也加速了西门子迈迪特向磁共振国际市场的跨越。

2005年3月17日，西门子磁共振园在深圳高新区正式成立，成为西门子在德国以外最大的磁共振研发、生产基地（见图3-8）。

四、合作，奏响生命的华彩乐章

"合作，奏响生命的华彩乐章"，这是西门子迈迪特成立以来，推行了近3年的一句广告语。

（一）西门子与迈迪特"牵手"

Dietmar Lehne如是评价："西门子迈迪特的建立，是西门子医疗集团全球战略中的一部分，这里全面贯彻了西门子公司的组织结构模式、工作程序与质量标准，旨在开发针对中国及周边市场的系列产品。这是一个完全由中国本土同事构成的团队，目标是成为中国磁共振产业的第一厂商，她与西门子其他部门和在华企业同属西门子大家庭的成员。"

西门子迈迪特成立不到两年的时间内，其Siemens NOVUS1.5T和Siemens NOVUS 0.35T磁共振产品销售数量已攀居中国国内市场前列。其中Siemens NOVUS 0.35T的C型磁体设计获得了2005年度第四届中国企业"产品创新设计奖"。2003年底，西门子迈迪特还获得了西门子医疗集团颁发的2002~2003年度"高速发展奖"。

2004年8月问世的MAGNETOM C!新型永磁磁共振系统，是西门子迈迪特在西门子医疗集团磁共振事业部的统一协调部署下，对全球尤其是亚太和中国市场用户的需求认真地考量后，由德国总部与中国技术人员共同努力推出的开放式永磁型磁共振新品。其梯度场强仍然是低场范围的0.35T，但移植了许多西门子独有的高场技术，性能可与中场MRI相较力。在中国研发、生产，并向全球供货。不到两年，全球装机量超过200台。其中古巴在2005年政府采购中，一次就签下18台的订单。

（二）团队协作精神

薛敏在公司内常言："干一项事业，单枪匹马不行，需要一个理想和目标一致的团队，尤其是高科技项目"。在人力资源方面，西门子迈迪特从汇聚一批在磁共振领域颇有建树的海外华人学者起步，继而吸引了医学、工程技术、市场营销多方面专业人才；逐步建成技术、物流、生产、质量、市场、售后服务多方位的专业团队。

MAGNETOM C!产品的研发过程是为一例。该研发队伍以副总裁倪成博士、刘克成博士为首，含软件、应用、射频、机械设计多方面专业人才。最终在公司2003~2004年度员工大会上，MAGNETOM C!项目组获得"最佳团队奖"。

2005年，西门子迈迪特的低场磁共振在中国市场的份额已明显领先。在2004~2005年度员工大会上，有6支优秀团队分别获得了"最佳创新团队奖"、"最佳客户关爱团队奖"、"最佳效益团队奖"、"最佳团队合作奖"和"最佳进步团队奖"。

（三）政府支持

作为深圳市高科技合资企业，西门子迈迪特享受到特区政府在土地、税收、基础建设等各方面的优惠政策，并得到国家相关政府部门的认可。公司成立之初，多个项目开发即获得国家和各级政府的无偿资助和中央财政贴息贷款。公司的磁共振系列产品被选为"十五"国家科技攻关项目"医疗器械关键技术研究及重大产品"。2003 年底，该项目专家组专程前来公司考察并当场进行验收。2003 年，Siemens NOVUS 0.35T MRI 系统模型亮相（深圳）第五届高交会；获得国家和省市等领导的称赞。

此外，深圳市政府、高新办、经发局、财政局、科技局、外资局、南山区政府各部门，以及海关、银行等诸多单位，都给予了大力支持。2004 年，深圳市政府和市高新办将高新区中区 3 万多平方米的土地批给西门子迈迪特，用以扩大磁共振生产规模，建立研发生产基地，也就是今天已颇具规模的西门子磁共振园。

政府所营造的宽松政策环境和经营环境，是西门子迈迪特向国际化跨越的强劲推动力。

（四）与放射学界专家合作

2002 年 10 月，在天津召开的第四届全国磁共振年会提出了"医、理、工结合"理念，亦为西门子迈迪特所积极拥护。薛敏在会上提出西门子迈迪特的初步计划：①设立科研基金，从资金、技术、信息上支持有能力、实力、潜力的医院，就某方面课题合作进行开发；②资助中国的磁共振研究成果走向国际，包括支持中国专家参加国内外学术交流活动，支持在中国召开国际性学术会议；③与中放学会及磁共振学组合作继续教育活动，如支持开办医学及工程学习班，在西门子迈迪特定期进行工程培训。

西门子迈迪特积极参与中华医学会放射学分会、全国腹部影像学术会议等国内外学术会议，以及不同规模的地区性放射学会议；并经常组织学术活动。李果珍、刘玉清、戴建平、祁吉、王承缘、黄其鎏等资深专家学者多次到访西门子迈迪特，针对公司展示的临床应用图片，提出合理建议，并对公司的发展战略提出建设性意见。

2004 年 10 月 15 日，西门子迈迪特支持建设的中华放射学会磁共振学组与海外华

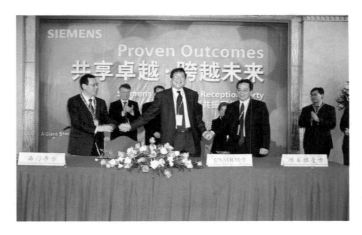

图 3-9　2005 年 3 月 16 日，"中外医学磁共振学术交流基金"项目签字仪式举行

人磁共振专家的合作平台——中外医学磁共振学术交流平台(www.csmrm.org)，在南京"第五届全国磁共振年会"上启动，并成立了"中外医学磁共振学术交流基金"，为海内外磁共振专业人士搭建交流桥梁，并通过基金的形式资助、鼓励国内学者的磁共振基础与临床研究，推进中外学术合作（见图3-9）。

2006年10月，西门子迈迪特汇聚国内外多位知名磁共振专家讲师，在黄山举办"2006年国际磁共振技术学习班"，协助建立中外医学磁共振学术交流平台。

（五）客户关系的维护

西门子迈迪特迄今在国内建立起了数十个磁共振培训基地，定期派临床应用专家为磁共振工作人员进行培训。公司的安装维修队伍反应迅速，业务水平和专业态度好，获得用户好评。

在对国际用户的服务方面，2004年10月，继德国、美国之后，西门子的第三个"总部支持中心"（HSC）在西门子迈迪特内成立，成为向全球客户提供技术支持的咨询中心，并为亚太地区客户提供日常技术支持服务。HSC并配备了由德国总部认证的专业技术讲师，定期组织磁共振原理及技术知识国际培训班，协助亚太地区各国家的客服人员提高专业素质和服务水平。公司同时成为MAGNETOM C!国际临床应用培训中心。迄今已为来自美国、德国、瑞士、荷兰、韩国等十几个国家的应用人员，成功举办了4届培训班，提高了国际临床应用人员对MAGNETOM C! 产品的操作应用水平，并增进了公司与国外临床技术上的交流。

自2005年起，西门子迈迪特在国内选择了北京空军总医院、浙江邵逸夫医院、惠阳市第一人民医院和三亚农垦医院4家MAGNETOM C!用户作为参观点医院。公司从应用技术培训、售后服务以及形象宣传等方面协助其磁共振科室的建设。这些医院的磁共振人员，尤其是空军总医院的张挽时教授，凭借其在磁共振领域丰富的临床经验和精湛的诊断技术，充分应用了MAGNETOM C!的各种功能成像技术，为西门子迈迪特的产品推广做出重要贡献（见图3-10）。来自丹麦、韩国、马来西亚和印度尼西亚的客户先后来到这里参观，效果出色。

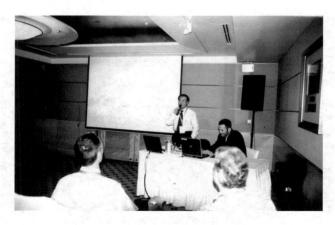

图3-10　2005年9月，北京空军总医院张挽时教授在西门子全球用户会上为其他国家用户展示
MAGNETOM C!卓越的临床性能

除了合作推广产品，公司还与用户共同开展新技术研究开发。2005年8月19日，在深圳举行的西门子亚洲首台MAGNETOM Trio 3T开机庆典活动上，薛敏向业界宣布了西门子与高端用户合作的计划，与国内具备磁共振研发能力的用户医院加强协作，提供理论与技术支持。

（六）重视媒体

西门子迈迪特一直与《世界医疗器械》、《现代医学成像》、《中国医疗》等近10家行业杂志和《放射学实践》、《国外医学》、《医学影像学杂志》等10多家学术杂志保持密切联系。公司形象定期出现在各杂志中；如《西门子迈迪特专栏》、《磁共振成像》等技术栏目和《磁共振（MRI）低场系统的技术发展及临床应用》、《血管成像原理应用及发展动态》、《磁共振水成像技术及应用新进展》等大量技术、应用文章，很好地反映了公司的进展。

（七）代理与投资商

为支持国际市场销售，公司适时组织国外代理销售人员到西门子磁共振园接受产品培训。例如，2005年6月，西门子医疗集团亚太地区总部与西门子迈迪特合作举办了MAGNETOM C！亚太地区合作伙伴培训，加深了代理商对中场磁共振新产品MAGNETOM C！的认识，提高了相关销售理念。此外，为解决客户购买磁共振时的资金问题，公司还与仁仁医疗投资服务有限公司合作，向用户推出投资合作、融资租赁、买方信贷、分期付款等多方位融资方案。

五、创新

西门子股份公司总裁兼首席执行官柯菲德博士曾言："创新始终是西门子的生命线，我们必须始终牢记并充分发挥这一优势"。西门子迈迪特依循西门子"顶级工程"（TOP+PROGRAM）的战略方针以及P3的企业整体管理理念，致力于人力资源、运作流程和产品技术上的创新。

（一）人力资源

西门子迈迪特通过改善管理体制和薪金、福利制度，提高员工待遇，加大对人才的投入；通过培训、度身定制发展方向、吸引磁共振海外专才、引入西门子"员工综合发展计划(CPD)"等，为员工营造个人发展空间；并通过目标设定、进度跟踪、前期对话、评估、圆桌会议、反馈和执行的实施，加强管理层与员工沟通。公司2005年实施CPD计划，从研发、物流、客户服务等岗位上选拔出若干杰出年轻员工，提升到较为重要的管理职位。

（二）运作流程

西门子迈迪特贯彻西门子全球质量方针——"质量在个人；质量是义务；质量是一切"，其磁共振产品都通过SFDA、FDA等相关医疗产品标准认证。公司并在高层管理人员带领下，优化从人事、市场、销售、开发、生产、物流、财务到行政等方面的运作流程，制订了100多项程序文件和工作指导书，形成500多个相关文档。

近期还开始实施西门子全面推行的EH&S（环境、职业健康和安全）管理体系。该体系分别与ISO14001:2004和OHSAS1800:1999国际标准相对应，旨在确保公司产品在世界范围内的市场准入；向公司运作流程提供支持，减少经营成本和风险；创造安全和符合职业健康安全标准的工作场所。

在产品供应链的创新与优化方面，启用了SAP系统。自2005年起采用的这个供应链管理平台，将采购、物流、生产、售后服务、财务等各部门资源加以整合，形成统一的流程标准；建立供应商档案，实现采购资源共享。

为降低总体成本，供应链各部门制定了相应实施计划。以物流部为例，通过改善内部工作流程，控制合理库存水平，提高发货完整率，以节省运输和系统安装部门的时间成本；根据公司产品外销率高达70%的现状，采用进料加工、保税工厂方式，节约大量关税，降低出口成本；物流部并与采购部、质量部、研发部及客服部合作确定供应商管理策略，协同供应商降低物流成本。

公司在西门子磁共振园启动的全新生产线，进一步规范管理，更新生产设备，改进生产流程，将射频线圈、灌注、充磁、磁体组装等环节分工细化。同时选拔素质较高的生产人员，前往英国牛津接受专业培训。目前，公司的磁共振产量每年约200台；西门子磁共振园二期工程在2007年建成投产后，预计在5年内，磁共振产量将达到500台。

（三）产品技术创新

迄今西门子迈迪特已获得近百项技术发明专利，如《磁共振成像设备磁场的调节装置》、《磁共振多通道成像水脂分离重建算法》、《监测日志的记录方法及系统》、《磁共振成像快速广义自校准并行采集图像重建算法》、《一种核磁共振成像系统信号的接收方法及其装置》等在美国获得专利权的项目。

MAGNETOM C！开放型永磁磁共振系统的研发项目组，成为西门子中国唯一入围2006年top+创新奖候选名单的团队，参加了该年度在德国柏林举行的"top+团队奖"的角逐。

西门子迈迪特还对MAGNETOM Symphony 1.5T超导磁共振系统的研发工艺加以改进，于2006年4月推出新产品MAGNETOM Symphony P 1.5T系统。该新品在原Symphony系统的基础上添加了西门子最新的BLADE"刀锋"运动伪影消除技术和SWI磁敏感加权成像技术；并提供了最新优化的扫描支持，"超级工作流"的扫描流程使各部位的扫描时间缩短了50%~70%。

西门子迈迪特并与高端客户合作提高磁共振成像技术的研发水平。自2005年8月推出"西门子磁共振用户合作计划"以来，西门子迈迪特与北京宣武医院、北京安贞医院、浙江大学邵逸夫医院以及重庆医科大学等医疗科研机构建立起合作伙伴关系，并专门组建了一个由公司研发精英组成的团队，与中国用户一起开展磁共振临床研究，并负责用户的尖端使用培训和技术、资金支持。

有资料显示，在美国每100万居民拥有的磁共振数量是50多台，而在中国每100万居民中还不到1台，远远不能满足医疗需求。固然大部分三甲医院都已配备磁共振系统，在中国现有约 18000 家医院中，三甲医院只有 1000 家，其余 90% 的中小型医院必须走"完善医疗设备、强化医疗人员的素质"这条路，才能提高自身的竞争力，切实地解决国人的医疗难题。

以创新的磁共振成像技术推动人类健康事业为己任的西门子迈迪特等企业，任重道远。

第三节 深圳市金科威实业有限公司
——国有控股，自主开发与系统集成相结合

一、发展历程

深圳市金科威实业有限公司是一家在深圳市设立、具有自主知识产权的国有控股高新技术企业，是集技术开发、生产、销售和维修服务为一体的专业医疗仪器公司。

公司成立于1995年4月11日，初始注册资本500万元，经过10余年艰苦创业，现有注册资本3000万元，职工240余人。金科威品牌亦获得较高的知名度，企业逐步走上可持续发展之路。

(一)经营条件的变迁

1995年4月，租用深圳市南山大厦2楼，面积逾200平方米；

1996年2月，迁入南玻科技大厦2楼，面积292平方米；

1997年2月，迁入股东购置物业——南山区中兴工业城10栋5楼，面积逾1033平方米(总面积1325平方米)；

2000年5月，股东另购置写字楼中兴工业城综合楼10楼，面积逾618平方米（总面积1651平方米）；

2002年，租用写字楼中兴工业城综合楼5、6楼，面积逾1236平方米（总面积2887平方米）；

2004年，深圳市政府在高新技术园区为金科威划出2866平方米工业用地，用于兴建医疗仪器研发生产基地。这标志着金科威一个崭新的发展阶段即将到来。公司决心以此为契机，提升整体管理水平，深入开展国际合作项目、医疗器械学术交流、技术与服务培训等。

(二)成长足迹

1996年研发出第一台UT4000型多参数监护仪。

1998年9月UT4000型多参数监护仪获得原广东省医药管理局颁发的科学技术成果鉴定证书。同年公司UT4000B监护仪率先在世界银行贷款项目招标中中标。

1998~1999年连续两次在四川省卫生厅招标会中中标，共销售监护仪174台。

1998年推出UT4000A、UT4000C、UT4800中央台。

1999年推出4000F便携式监护仪。同年6月UT4000F监护仪获得广东省优良工业设计奖铜奖。12月，被深圳市政府认定为高新技术企业。

2000年4月开发研制出第一代SLC-2000阴道镜数字成像系统。同年5月UT4000F被深圳市经发局指定为"重点推广产品"。8月，通过德国TÜVP.S机构的国际ISO9001

质量认证和欧盟EN46001认证。11月，首次出口60台UT4000F监护仪到埃及卫生部。

2001年4月获得深圳市自营进出口许可权。同年8月参加美国佛罗里达州国际医疗设备展。同年推出新一代UT4000A监护仪；同时UT4000A监护仪、UT4000F监护仪、SLC-2000A阴道镜开始出口到十几个国家和地区。同年SLC-2000B阴道镜被中美合作山西宫颈癌普查项目选为检查用设备，并得到美国克里佛兰临床基金会认可。鉴于临床应用性价比优势，同年监护仪、阴道镜产品被国内顶级医院纷纷选用替代进口。7月，在中国计生系统首次电子阴道镜招标中中标，并向湖南计生委首批装机18台。9月，获得深圳市科技百强企业称号。

2002年，推出代表采用新一代操作系统的UT4000Fpro多参数监护仪，和UT3000A胎儿／母亲监护仪。同年6月通过德国TÜVP.S认证机构的ISO9001-2000版升级认证。同月被评定为深圳市300家"最具成长性企业"之一。7月，监护仪产品通过欧盟产品CE认证。同月SLC-2000B阴道镜数字成像系统和GA型麻醉机被深圳市政府指定为2002年高交会深圳展团展品。8月，作为中国首家医疗器械企业，监护仪产品通过俄罗斯卫生部产品注册审核。9月，获得深圳市"科技50强企业"称号。12月，获得深圳市经贸局100家"优强中小企业"称号。

2003年2月电子阴道镜产品获得美国FDA批准进入美国市场，成为国内首家、迄今唯一获得此项认证的企业。同年4月监护仪产品获得美国FDA批准进入美国市场，成为国内首家获得此项认证的企业。5月通过软件企业认证。7月通过中国CMD认证。同月UT4000A多参数监护仪被深圳市政府指定为2003年高交会深圳展团展品。同月公司蝉联深圳市300家"最具成长性企业"的称号。抗非典最危急时期，北京市卫生局通过招标，急调金科威（作为国内被选用唯一厂家）115台监护仪安装到抗非一线医院；抗非典时期，金科威并向中华慈善总会捐赠监护仪等仪器。

2005年4月，获得深圳市"软件企业百强"称号。同年5月，获得深圳市"软件出口企业十强"称号。

（三）4个里程碑

金科威从几个人开始，初建于1995年，先是帮别人做维修服务，展会上"摆地摊"等等。从10年坎坷中走过来，在竞争激烈的医疗器械行业里站稳脚跟，创立出比较知名的品牌。期间，有4个里程碑：

1996年，由只有几个人的研发团队，通过购置厂房，一举实现了业务发展进入批量生产阶段；

2000～2001年，监护产品率先进军国内著名医院，排除了国内医疗行业对国产医疗设备应用的犹疑，为中国医疗技术企业的群体崛起起到重大推动作用，受到业界广泛赞誉；

2002～2003年，在中国产品中通过CE、FDA认证，尤其是首家通过美国FDA认证，对行业影响巨大；

2004年底，公司获得深圳市政府批给位于高新区的优惠用地；2005年夏，公司新大楼奠基，成为金科威发展史上新的里程碑。

二、特色之路

（一）系统集成做产品

由于进口设备整体质量好、可靠性较高、政策上更允许提高服务收费，国产设备，尤其在大型三甲医院中，历来不太受重视。

金科威的决策者们调整思路，以"系统集成"思想做产品。依靠可靠的产品技术和质量，从国内外选用与美国同行产品同样的优质部件，实现产品、部件的全球化配置，使之整机质量达到上乘水平；与此同时，充分重视对用户的高品质服务，确保用户设备出现故障时迅速响应，以满足医院的实际需求。

不懈的努力换来北京、广州等地顶级医院的信任，在监护仪市场逐步扭转上述"传统"窘况，推动了国产设备进占国内医院技术设备市场的浪潮。

金科威的思路是：以塑造稳定可靠、高品质品牌，保证较高整机水平为宗旨，以系统集成的思想进行产品、部件的全球配套，利用有限的资源把能做的做到最好，暂时不能做的先借助于引进可靠的，然后通过批量生产降低成本。

实践证明金科威成功走出了一条新路。这些年来，金科威与美国ＢＣＩ、ＧＳＩ、ＣＯＮＭＥＤ、ＣＬＩＰＰＡＲＤ和ＴＹＣＯ等公司保持着长期的ＯＥＭ供货合作关系，优秀的部件保证了为用户提供高质量的产品。这一"坚持用好的东西"（如血氧技术）的原则，也使金科威产品获得大医院的好评价。

金科威的国际市场业务发展，亦得益于这一"系统集成做产品"策略。因为国际市场上对产品及其部件的各种指标要求均很严格，金科威选用了国外优质部件，使产品整体质量与国外大公司的同类产品相近，不仅顺利地通过了各种检测，产品的高品质更赢得海外客户的信任。

2003年2月，金科威的电子阴道镜产品获得美国ＦＤＡ批准进入美国市场，使金科威成为国内首家、目前唯一获得此项认证的企业，打破了国产医疗设备此前无法进入美国市场的障碍。

同年4月，金科威的监护仪产品也获得ＦＤＡ批准，金科威再次成为国内首家获得此项认证的企业，验证了自身价值。

2004年4月，金科威与世界500强之一的泰科医疗（ＴＹＣＯ）在国内监护产品领域结为联盟。国际血氧技术鼻祖泰科公司的ＮＥＬＬＣＯＲ顶尖血氧技术应用于金科威产品，其产品档次再次获得提高的良机（见图3-11）。

（二）"专业的心做专业的事"

1. 监护领域专业化　　在产品结构方面，金科威成立初期就制定了"专业做监护"的发展方向，立志成为监护领域的专业化厂家。监护仪一直是公司业务的主要支柱，目前其产品在公司营业额中比重过半，性价比指标在国内同行中处于领先水平，在国际市场亦开始走俏。

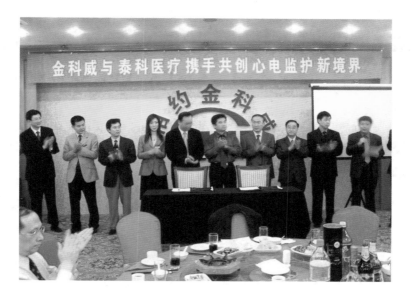

图 3-11　与（美）泰科建立战略发展联盟

针对不同用户特点，监护仪产品分为普及、出口和高档几种类型。

普及型：A、B、C 型，主要面向国内市场，力求简单、可靠、实用、性价比高、富有竞争力。

出口型：A、F 型，主要面向国际市场，拥有 FDA、CE 双重认证。

高档型：6000 系列，同时面对国内、国际市场，结构较好、功能丰富、性能可靠、使用泰科血氧技术和进口附件。

（1）技术特点。努力建立以患者为中心、提高临床医护工作效率的临床信息系统，并整合各科室临床信息。

1）数字化医疗，远程会诊技术。为满足不仅重症监护病房、普通病房患者亦有监护设备需求，而且与中心监护工作站通讯的需要，金科威开发了采用无线通讯技术的监护产品，利用无线网络技术实现床旁监护仪、中央监护工作站与临床信息系统的联接。借此可对转运中的患者进行连续监护，设备在不同科室间亦可任意移动，实现了随时随地的数据共享。近年开发的无线监护产品——中央监护仪已成功投入国内外市场。随着无线网络技术的成熟，有望将凭性能稳定、安装简单、应用灵活的优势逐渐取代现今有线联网方式。

2）与医院 HIS、RIS、LIS 系统的信息集成技术（见图 3-12）。当前国内部分医院已开始建立 HIS（医院管理信息系统）、RIS（放射信息管理系统）和 LIS（实验室信息管理系统），从而要求监护设备支持现代通讯技术，传统的点对点串行通信方式日难满足发展需要。金科威自主研发的监护仪利用计算机局域网发展了病人监护网络；利用 Internet 建立了远程病人监护网络；利用计算机快速计算能力实现了具实时波形分析处理能力的智能化监护技术。新产品支持 TCP/IP 协议联网方案，具有网络信息浏览功能，同时具有强大的数据处理能力，以保证其他临床信息在监护仪上进行显示。此类信息监护仪迎合了监护的发展趋势。

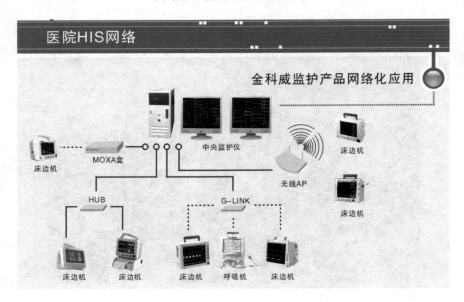

图 3-12　金科威监护产品网络化应用

3）依循国际标准 HL7（Health Level Seven）。金科威监护仪所依循的 HL7 通讯协议，汇集了不同厂商设计应用软件间接口的标准格式，允许各个医疗卫生机构的不同系统之间进行重要资料的通讯往来。通讯协议的设计同时保留相当的弹性，为一些特定需求资料的处理保持兼容性。监护仪网络化通讯以 HL7 为标准，使通讯软件具有可重用性、可理解性，提高了软件产品的质量和开发效率，减少维护困难；在局域网通讯中传输速度快、可靠性强。

（2）产品特点

1）设计标准。金科威监护产品设计满足 IEC、ISO、FDA、EN 等不同体系标准，涉及心电、血氧、无创血体温、呼吸、呼末 CO_2、麻醉气体等不同参数，以及设计安全、EMC、环境、临床、标识、风险分析等不同专业领域。公司拥有符合 CE、FDA 标准和 ISO 体系的研发管理流程，并开展电磁兼容 EMC、安全、环境等专项验证。在特殊监护参数方面通过与国外公司合作，在产品中集成国际先进测量部件，形成高端产品。

2）款式。针对成人、小儿在各科室的不同要求，设计了多样、实用的系统功能，如多种界面风格、界面多语言可选、大字体显示、轻型便携、低成本耗材配件供应、产品在线及远程升级能力、版本兼容性原则等。

3）智能化。自主研发的监护仪系统具有良好的心电图分析软件和广泛的编辑能力，可进行实时分析、扫描、屏幕回放、形态图形和条图编辑，其中包括嵌入式系统软、硬件平台，ECG 测量与分析，无创血压测量与分析，血氧测量与分析，呼吸测量与分心排测量与分析，呼末 CO_2 测量与分析等集成技术；并支持高精度 LCD 和 VGA 两种模式同步显示，视频最大分辨率可达 1280×1024，消除了同类产品一般在 DOS 环境下图形显示速度太慢的缺陷；支持通用的热敏打印接口，通过 TTL 串口进行数据通讯。在平台操作系统的选择方面，则注重给予客户更大的自由度，突破了传统多参数仪只能在DOS操作系统下开发的局限，以提供更加灵活广泛的应用模式。在界面显示方面，均可提供高质量、丰富的显示内容，波形多种选择功能及界面多种选择模式。在人机交互方面，操作按键及菜单显示人性化，为不同国家的操作者提供多语言支持。

2．妇女健康领域——电子阴道镜　除了监护领域外，金科威以电子阴道镜为代表，成功进入妇女健康领域，进而逐步开拓了以麻醉机、呼吸机为代表的技术产品。

妇检设备方面，金科威作为代表性产品的电子阴道镜，实现了以LED为光源的重大技术发明，获得很好实用效果，被许多大医院采用，在国际上，受到了美国等地专家的好评；在专业性、产品质量、生产规模方面都在国内占前驱地位；并为方便使用配备了LEEP刀、吸烟器、配套手术器械等系列产品。

作为公司战略支柱产品的妇检设备，以其专业性和高品质应用于各种国际合作项目，如：

2001年电子阴道镜产品被美国克里佛兰医学中心和中国医学科学院肿瘤医院联合开展的山西省宫颈癌普查项目选中为检查用机，迄今已完成9000例的病例报告；2003年10月电子阴道镜产品又被美国比尔·盖茨基金会选中作为"全球多中心宫颈癌筛查方法研究"项目指定产品，目前该项目已在中国、印度开展；2004年电子阴道镜再被世界卫生组织选定为对中国城市与农村宫颈癌筛查项目中的指定用机，并在山西襄垣、羊城及深圳市（福田区、南山区）各开展800例普查研究；同年，电子阴道镜成为全国宫颈癌防治协作组通过招标唯一认可的宫颈癌筛查用机；在2005年国家计生委的C2"生殖道感染干预工程"项目中，金科威电子阴道镜被评为县级计生服务站唯一推荐用产品，并在指定的全国21个试点开展应用。

金科威妇科产品和南京鼓楼医院成为卫生部10年百项PCC项目"子宫颈癌的预防及癌前期病变诊断与治疗的推广"示范基地，以及和深圳妇儿医院成为国家级子宫颈癌早诊早治示范基地。

（三）国有控股高新技术企业

深圳市金科威实业有限公司属河北金牛能源集团有限责任公司（以下简称金能集团）旗下的高新技术企业。

2005年，河北金能集团销售收入在河北省"百强"企业中排名第15位，是全国煤炭行业特大型企业，综合实力位列全国重点企业500强。金能集团的控股子公司——金牛能源股份公司，是国内优秀上市公司之一，综合实力在全国1400家上市公司中排名第35位。

河北金能集团具有人才、技术、资源、管理、资金、队伍、文化、规模等优势。秉承金能集团"实施大战略、谋求大发展、实现大跨越"的方针，在股东的信任与支持下，金科威逐渐摸索形成产权清晰、权责明确、运行规范的组织与管理架构（见图3-13），企业综合竞争力、抗风险能力逐步提高。

作为一家国有控股的高科技企业，金科威坚持股东所有权与公司法人财产经营权

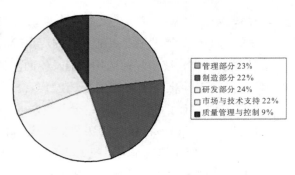

图3-13　人力资源构成

分离，建立了决策、执行、监督三权分离的企业法人治理结构，走出了一条国有民营企业的新路子。公司在经营管理上相对独立，实现了权力与管理职能、资源配置、运营方式相分离，逐渐摸索建立了适合公司情况的经营、管理机制，形成了权责清晰、管理有序的现代企业制度，有助于公司适应日新月异的市场竞争要求，调动了广大员工的积极性，有力地促进了企业经济效益的增长和管理水平的提高。

经过10多年的发展，金科威坚定了自身产品方向——重症监护、妇产科检查治疗解决方案、麻醉机／呼吸机等手术与生命支持设备三大产品系列数十项产品；致力于现代医疗电子诊断、治疗设备的研究、生产、销售和服务，发展势头喜人。目前国家级城市宫颈癌示范基地和农村宫颈癌示范基地均采用金科威阴道镜产品；金科威作为唯一的国内厂家参加了全国宫颈癌防治协作组成立大会，并成为协作组成员之一。

坚持"以客户需求为导向"决定业务开展；努力以好的产品和服务帮助客户创造竞争优势，建立长期合作的伙伴关系。

在10年中，累计生产、销售病人监护仪产品超过32000台；累计向国家上缴税款超过4000万元；产品用户遍布全国所有省市自治区，并出口到世界70多个国家和地

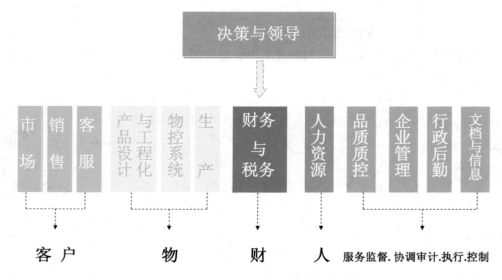

图3-14　金科威业务模块图

区。在人力资源方面，现有正式员工240人，大专以上学历占93%（见图3-14）。

在研发方面，坚持把年销售收入的10%投入产品研发；研发体系人数占员工总数的35%；基于自主核心技术的医疗级嵌入式软硬件平台适用于监护、麻醉、呼吸机等产品开发。

在标准化管理方面，坚持依循国际化品质规范，包括：执行ISO9001/EN46001质量体系；在开发过程管理中执行IEC、ISO、EN、UL、AMMI、GB、YY等国际与国内标准；产品设计依循FDA、CE相关规范；基本参数模块和通用技术模块设计实行标准化；实行以ERP、OA为核心的企业运营管理；在生产中执行5S管理体系。

位于深圳市南山高新区北区的"金科威大厦"于2007年投入使用，总建筑面积约12000平方米，共有地上8层，地下1层，大厦集研发、生产、办公等多功能于一体，拥有独立的产品展示厅、培训教室、实验室、信息中心、图书资料室等。

金科威人深信：坚持做好产品，必能迎来公司持久的发展。

金科威正迈进在中国骨干医疗设备厂家行列中。

第四节　深圳市开立科技有限公司——厚积薄发
"做中国人自己的彩超"

一、概况——四十年、四年

位于深圳市南山区玉泉路毅哲大厦的开立科技有限公司成立仅4年，但一家中型高科技企业的形象，已经见之于其200多名熟练员工，严格的操作和规范的管理，以及4层楼、共计4000平方米的整洁厂房——规模化彩超生产线和高密度彩超探头生产线各占一层；另外两层用于研发和市场业务（见图3-15）。

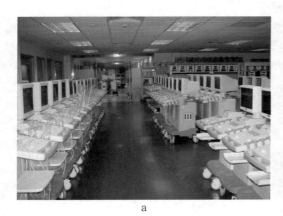
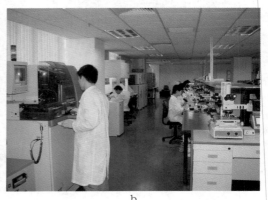

a　　　　　　　　　　　　b

图3-15　a.开立彩超主机生产线　b.开立彩超探头生产线

2002年，由几位科技人员集资组成的深圳市开立科技有限公司在改革开放的前沿深圳诞生。这是一家典型的纯民营企业：靠个人集资，从零起步；如今已发展为从研发、制造到市场都具实力的中型企业，拥有彩超整机和探头的成套技术。开立公司起步便对医用彩超"咬定青山不放松"，仅用4年的功夫，便将新开发的全数字彩超直接销到欧洲、美国、南美、中东等国家和地区。

公司总裁姚锦钟如是概括开立公司的成长与发展："我经历了从工业超声检测到医学超声诊断，从A型到M型、B型显示，到3D、4D成像，从黑白到彩超，从引进日本黑白B超，打造出'中华B超'，再从引进美国彩超技术，让中国跻身规模化生产彩超全球五强之列。相对于超声行业里40多年的熏染和奋斗，这几年创建开立的艰难，算不了什么。更重要的是，我们都是科班出身，凭借扎实的技术功底和打拼精神，公司逐渐发展起来了。去年彩超在本土品牌中销售第一，出口销售在全国第一。凡事因为'难能'，所以'可贵'"。

开立能在4年中成长为全国最大的彩超公司，堪称奇迹；这在很大程度上，应归因于创始人姚锦钟在超声行业数十年厚积之薄发。另一方面，姚锦钟的专业生涯，与中国医疗器械企业改革开放前后的巨大变化，也密不可分。

二、沿革——引进、消化

姚锦钟本人从上个世纪60年代开始投身医疗超声事业。他成功研制了我国第一台专用人体诊断仪、10通道超声波探伤仪等超声仪器，获得全国科学大会奖，为我国超声仪器工业的创建做出过重要贡献。当年他领导创建的汕头超声仪器研究所已发展成为我国超声仪器举足轻重的开发和生产基地。而今日开立公司的成功，在很大程度上是他吸收40年行业经验的结晶。

1982年，汕头超声仪器研究所试制成功我国第一台投入批量生产的线阵超声显像诊断仪和超声图像存储器，技术性能达到70年代末期国际水平，结束了我国只能生产脉冲回波A型显示的超声诊断仪的历史。

1986年起，由姚锦钟领导引进日本超声显像诊断系统制造技术，相继攻克超声DSC成像处理技术、超声显像探头制造技术和表面安装技术，原由国外垄断、控制的超声聚焦技术、多通道高速高反压模拟电子开关等8项关键技术和特种器件，研制成功10种超声显像诊断仪，形成"汕头B超"系列名牌产品。从而大大降低了国产超声产品的生产成本，并进入可与国际同行竞争的地位。其中线阵、凸阵、扇扫超声显像诊断仪技术性能达到80年代中后期国外同类产品的先进水平。

截至姚锦钟退休前，汕头超声在引进产品的基础上，已开发出更多通道数，更低成本，更好前端带宽、高密度宽频探头和多段变频的CTS-485、CTS-415，成为当时黑白B超市场的主打产品。产品一问世即中卫生部的招标，其新的DSC数字扫描转换成为老产品更新换代的技术来源。

这一段历程，亦为姚锦钟日后带领开立公司走向世界打下根基。1995年11月，姚锦钟带领汕头超声仪器研究所展团参加在美国芝加哥举办的全球最大规模放射业盛会——北美放射学会(RSNA)第81届科学大会暨纪念德国科学家伦琴发现X射线100周年医学影像技术展览会；是为中国首家医疗器械制造商在RSNA的首次亮相，与包括美国通用电气公司，日本东芝、日立、阿洛卡，德国西门子，荷兰飞利浦等巨商的全球600多家企业同场展出，引起很大震动（见图3-16）。翌年该所再次组团参展RSNA，

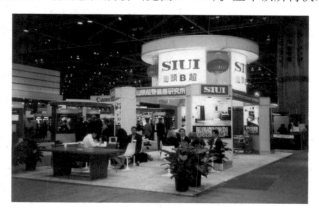

图3-16 1995年美国RSNA出现第一个中国展台

汕头超声仪器研究所和汕头 B 超的知名度大为提高。

长期关注国际超声技术的发展和走出国门开阔眼界，让姚锦钟更真切地感受到中国超声设备与国际水平的差距。也就是在这一时期，姚锦钟开始带领他的同事挑起了发展我国彩色 B 超产业的重担。1996 年，汕头超声仪器研究所引进美国 ATL 公司彩色 B 超制造技术，姚锦钟率领技术人员开展对彩超的消化、吸收、创新、攻关，成功推出我国第一台能够进行产业化生产的全身彩色 B 超，从而使我国成为世界上第 5 个能够生产高档全身彩色 B 超的国家。从黑白 B 超向彩超的过渡，是我国超声技术的一项巨大进步。

1996 年，汕头超声仪器研究所首次赴德国杜塞尔多夫参加国际医院和医疗设备博览会 MEDICA，展出汕头 B 超和彩超，在国际超声界再次产生重大影响。

汕头 B 超的兴起带动了国内 B 超制造业的发展，70 年代我国 B 超全部依靠进口，经过 20 年的发展，目前我国已成为黑白 B 超最大生产国，年产量超过 2 万台，除了满足国内需求外，还大量出口到世界各地，成为中国医疗器械出口量最大的产品。

三、开立公司——延续、创新

（一）新的起步

2002 年，姚锦钟从汕头超声仪器研究所退休，但他没有终止对事业的追求。尽管中国已是一个"黑白 B 超大国"，姚锦钟却有一个尚未了宏愿——让中国的医院用上国产医用数字化彩超。他去过大大小小的不少医院，但作为一个终身与超声设备打交道的技术专家，让他深深遗憾的一个事实是：医院所用的彩超，几乎 100% 依靠进口。既然从 1995 年代表汕头超声所参加 RSNA 开始，就向世界传递了这个信息："中国的医疗器械要走向世界"，为此还特意在展台上挂上了寓意中国的大红灯笼，他觉得有必要重新审视自己的人生追求。

姚锦钟依依不舍地离开了多年奋斗的汕头，来到上个世纪曾让众多年轻人趋之若鹜的创业热土深圳，建立了开立科技有限公司。创建开立公司的原动力就是当时在国内几乎空白的国产数字化彩超。当初汕头超声仪器研究所通过技术引进、消化、吸收和创新设计，已经走出了一条科研与生产紧密结合，发展高科技、实现规模化、走向国际化的成功路子；引进日本、ATL 的超声技术使姚锦钟认识到紧跟国际超声技术发展、吸收国际先进技术的重要性。

开立公司在创建之初，就把发展方向定位于全数字化的彩超系统和宽频带高密度探头。研发机型从国际市场的中端切入，既避免高端机过多的资金和人力投入，减少风险；也避免了产品刚一进入市场，技术就落后的尴尬处境；同时还符合市场、特别是国内市场的需求和开立团队的实际情况。经过两年的奋斗，研制成功拥有完全自主知识产权的中等档次全数字化彩超，并在 2004 年获得了 CE、FDA 认证和中国国内注册，开始小批量投产。姚锦钟和他所领导的团队走在我国发展数字化彩超的新起点。

开立公司的起步是顺利的，凭借团队深厚的技术背景，新产品研发一路绿灯。可是在 2005 年开始将彩超产品推向国内市场时，却陷入了极大的困境——根本卖不出去。尽管开立公司的产品质量得到专家肯定，却难以被医院接受；尽管产品在国际市场开始热销，国内市场却异常冷落，从医院到地方财政部门，从超声医生到院长，国产彩超很少得到认同。

在开立公司有关国内市场问题的讨论会上，最多的建议是："在国外成立公司注册品牌，把国产彩超以洋品牌在国内销售，容易得到认同，甚至售价可更高。"但这却与创建开立的初衷背道而驰，因而不为公司领导层所取。眼看形势迫使开立公司将销售重点转移到国际市场，因为仅靠国内销售，只能维持公司生存，对加大新产品研发和持续发展无能为力。于是开立公司决定先开发国外市场，相信做出成绩后必定能带动国内市场的好转。

这时，多年来在国际市场的实践和体会发挥了重要作用。开立公司凭借扎实的产品品质和对美国医疗仪器审查要求的理解，很快获得美国 F D A 认证、欧盟 C E 认证，彩超出口业务局面开始打开。产品迅速销售到美国、欧洲、南美、中东，产品出口成为开立公司最大的销售方向。2005 年开立公司彩超销售超过 600 台，其中出口达到 80%，在美日企业统领的彩超市场上站稳了脚跟，在国际高端超声影像诊断设备市场上开始占有一定份额。

开立彩超在国际市场上的成功，也推动了国内市场的发展。经过 3 年的奋斗，通过临床成功的应用和知名超声专家的大力推荐，以及姚锦钟个人品牌的感召力，加上国际市场热销的证明，到 2006 年，开立彩超原来"外热内冷"的市场反响局面得到实质性转变。

经过了最困难的 2005 年，开立彩超在国内的销售开始好转。为了证明产品质量，开立彩超在很多省份都是先免费提供试用，用户满意再收款。更重要的是开立彩超能够在与国外同等档次产品进行临床性能对比之后获得好评，而价格又明显低于国外仪器。开立彩超的中国市场开始进入顺境。

（二）创新

中国的医疗器械企业从传统的经济体制中走来，经过改革开放的洗礼，到参与市场竞争，乃至进军国际市场，是一个脱胎换骨的过程。其特色之一在于大多是在引进国外产品进行销售的同时，向国际市场出口自制产品。中国公司一方面学习国外先进技术，一方面以自己的优势参与全球竞争和分工，姚锦钟意识到，这也是全球经济一体化大气候给中国的最好机遇。

对于创新与发展的关系，姚锦钟认为"没有创新就不可能生存，不可能发展"。开立公司创建之初，就把发展方向定位于全数字化彩超，此时，公司创始人对新型彩超项目的可行性研究已进行了 10 多年；积累了相当丰富的经验和技术。但上世纪 90 年代后期最高的彩超技术——美国以 P C 机为基础的数字化彩超技术研发，由于受到 CPU 速度和软件水平的限制，机器性能并不能满足临床需要，数字化彩超技术发展缓慢。

因此，要进入一个在国际上尚未成熟的技术领域，对新成立的开立公司固然是机会，更多的是风险；作为个人筹资的开立公司，有限的资金也根本不足以引进技术，外国公司也不可能把数字化彩超最新技术转让给开立公司。

对于第一台全数字彩超如何定位，做一台什么样的彩超才有竞争力，开立知难而上，选择了技术难度更高的手提彩超起步。后来的实践证明，正因为当时手提彩超难度高，大公司尚未能做到低价格，上市型号很少，开立彩超切入这个档次，赢得了有利的竞争地位。当开立公司第一台彩超以大屏幕、全功能、可携带的手提彩超出现在国际市场时，引起了很大的震动。创新思维为开立公司创造了一个决定成功的起点。

要自主发展彩超产品，除了主机核心技术外，还必需有高密度探头的制造技术，否则必定影响整机性能的同步发展，一套设备 30% 的利润势必"外流"。开立公司坚持以创新精神研发高密度宽频带探头技术，至今研发成功 50 多种适用于彩超的高性能探头，能够应用于全身的各个部位、器官组织的探查；从而成为中国唯一同时拥有彩超主机和探头两项核心技术的公司。

必须承认，全球彩超生产迄今集中在 GE、西门子、飞利浦、东芝、阿洛卡、麦迪逊，但美日垄断彩超技术的局面正在受到冲击。黑白 B 超大国的中国，能否成为彩超大国？有待于开立彩超等有志者作出回答。

（三）国际市场

敢于走向国际市场，是开立公司取得成功的另一个重要因素。一般情况下，创业企业都会先做国内市场，因为注册快、市场投入少、风险低。但开立公司却"反其道而行之"，于 2004 年中先取得欧盟 CE 和美国 FDA 认证，到该年年底才取得国内注册。原因如前所述，开立彩超是在国内市场难以启动的情况下走向世界上；并凭借其超过国外同等档次产品性能的优势，和精心制作、保证质量的功底，在德国 MEDICA 和美国 RSNA 一露面就吸引了许多代销商。国际市场订单给开立公司提供了腾飞的条件和加快发展的信心。

从 1986 年引进日本黑白 B 超，到 1996 年引进美国 ATL 彩超，再到 2006 年开立公司研制的全数字彩超打进国际市场，中国医用超声的发展历程印证了一个事实：少数大企业主宰市场的时代已经过去了，经济的全球化发展有可能惠及每一个企业，日渐开放的数字化和 IT 平台有可能被每一个企业所享用，前提是不能闭门造车，必须了解世界产业发展情况，接受新的技术，新的社会模式和商业模式，像开立等公司那样，在一个"走向平坦的世界"上赢得新的生机。

（四）临床实践

开立公司的经验还表明：好产品一定要经过临床使用、获得充分认可，方能经得起市场考验。

今天的开立公司坚守着姚锦钟过去 20 年所走"技术与临床紧密结合"的发展道路。每款产品立项，必定认真进行市场调研，咨询医生，请医生参加项目组。尽管开立公司的许多工程师都是超声"打图"高手，对超声图像优劣非常敏感，他们仍非常重视临床医生的发言权，总是请临床专家参与设计全过程。

有一个生动的例子，2003 年，开立公司制造出第一台彩超样机时，正值 SARS 流行，要自由进出医院进行临床试用已不容易。姚锦钟带领他的小组到上海，原计划要到市第六人民医院进行临床试验，但医院里有关体温检查和"发热病区"等规定使彩超小组难以开展工作。姚锦钟认为征求临床专家对仪器性能的意见至关重要，决定把宾馆客房作为临时试验室，将专家们请到宾馆来进行临床测试，获得重要的仪器改进意见。他们在同样困难的条件下再到武汉等地，依此办理完成了仪器的临床征求意见的程序。

开立公司严格对待临床结合，敢于将产品与世界名牌产品同时提请专家进行长时间比较，在医院的比较使用期甚至历时数月。这些专家所在医院都装备了国际上性能高档的超声诊断仪器，而且中国的超声医生习惯于亲自操作仪器对患者进行诊断，亲自写检查报告，这使得他们的临床对比性能描述非常准确、可靠。因而这些反馈信息对开立公司至为重要，不仅提供了大量的临床评价，也提供了与国外高性能彩超对比的差距，为仪器性能的改进方向提供了依据。

迄今为止，已有北京、上海、西安、武汉、广州、深圳等多家三甲医院为开立公司无偿提供临床帮助，作过详细的图像对比评价，提出重要的改进意见。

四、远图

开立人清晰地意识到：公司 4 年的迅速崛起，不仅归因于姚锦钟在汕头超声 40 年的积累，归因于全体员工及在管理团队带领下的努力、创新，还应该归功于中国日趋开放的产业环境。如姚锦钟所言："开立公司的发展揭示了中国医疗产业发展的一个特征，同行之间尽管存在竞争，但关系依然很好，迈瑞做出新的彩超产品请我去参观，西门子迈迪特也请我参观。"

姚锦钟及其同事在 4 年中创建了一个令业界瞩目的企业。对于未来，公司领导层认为，应在进一步发展的基础上，充分利用风险投资，使企业迈上新台阶。开立彩超的推出加快了全国彩超诊断技术的普及，推动了黑白 B 超向彩超换代的进展，中国潜在的彩超市场预示着彩超产业的迅速发展。开立人希望他们的努力能够为中国早日成为彩超制造大国作出贡献。

让中国彩超走向世界，这是姚锦钟的追求，也是开立公司的奋斗方向。

第五节　和佳集团——和容天下，科技更佳

一、公司概况

（一）集团构成

1993年，和佳创立于珠海，建成全国最大的医用微波设备生产基地；1998年实现产品差异化，形成微波、高频、亚低温、中频、影像类等常规设备系列；从2000年开始专注肿瘤治疗为主的高端医疗设备研发、生产和销售；2002年，率先推出具有自主知识产权的《肿瘤微创综合治疗方案》；2004年成立和佳泰基公司，推出医用中心制氧系统，进入医用气体工程领域；2005年开始介入肿瘤专科医院的经营管理。目前拥有400多名员工，其中230多名专业技术人员，包括120名专事研发。先后获得"广东省高新技术企业"、"广东省软件企业"、"2005年珠海市十大民营企业"、"2006年广东省知识产权优势企业"等称号。

和佳迄今建成包含国际贸易、医疗投资、医疗服务、物流仓储等多元化经营模式的集团公司。集团下属企业包括：

珠海市和佳医疗设备有限公司，集团依托的核心企业，主要从事肿瘤治疗设备及微波、高频、中频、亚低温、影像等常规诊疗设备的研发、生产、销售和服务。

中国和佳医疗国际投资（香港）有限公司，兼营投资、托管、控股、研发的专业性医疗投资公司，旨在推动国内医疗资源的整合、实现国际连锁经营，打造国际肿瘤诊疗领域品牌及国际医疗产业集团。

珠海保税区和佳国际贸易有限公司，作为一个国际化经营平台，主要经营国外先进医疗设备及产品在中国的代理经销业务，以及为集团拓展国际合资合作项目，寻求产品、技术、品牌、资本和网络资源等方面的国际合作。

珠海保税区和佳泰基医疗设备工程有限公司，由和佳控股、与台湾泰基公司组建的合资企业，从事中心制氧设备的研发、生产与服务。

重庆和佳生物技术有限公司，和佳控股的国内合资企业，从事免疫细胞（CIK、DC）的肿瘤治疗。

和佳爱比克技术服务有限公司，和佳与美国ＴＲＥ公司新近建立的中外合资企业，主要为国内医院提供内窥镜和外科手术器械等维护方面的整体解决方案。

（二）部门职能

1．营销中心　实现年度市场营销目标。

2．研发中心　组织制定公司产品发展规划；整合公司内外资源，实现技术项目商品化。

3．技术中心　技术改造和技术创新；新产品、新工艺、新装备的整合中心。

4．制造中心　组织实施生产、物料、品质全面管理。

5．财务部　财务管理控制；筹融资；经营决策参考依据。

6．医学部　通过临床培训、产品鉴定等临床支持管理、协助经营。

7．客户服务部　客户维系，销售全程服务。

8．商务市场部　探讨营销模式；商务活动监察；降低经营风险；提高项目成功率。

9．市场策划部　市场策划、销售支持；品牌推广。

10．营销管理部（常规／高端）　营销管理内外沟通；监控与市场策划协调；营销决策支持。

11．培训部　人才培训和成长规划。

12．人力资源部　人力资源开发与保障；企业文化建设。

13．物料部　采购作业与仓库物流管理。

14．品保部　全员质量管理；供应商和生产过程管理。

15．放疗工程中心　研发、改进矩阵螺旋断层放疗系统项目；技术项目商品化。

（三）公司管理

1．员工培训　结合公司运营需要，开设系列培训课程："新员岗前培训"、"员工在职培训"、"主管级以上管理人员培训"、"营销系统业务人员培训"等；并聘请资深专家，组织邀请客户参与的年度大型培训活动。按图3-17示"素质模型"对员工实行评估。

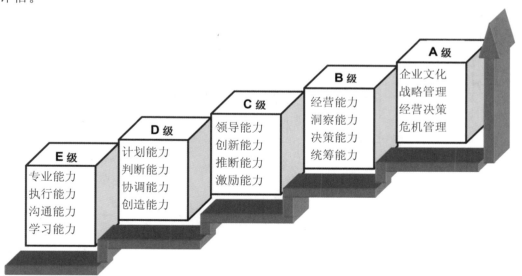

图3-17　员工素质模型

2．工艺流程　主要产品均为组装型生产，所需原材料全部从供应商外购或外协委托加工。原材料（包括所有生产用原辅材料）采购由物料部门负责；为此，物料部门按照质量体系要求，对供应商的开发、选择、评估、采购的实施与供应商管理等环节建立必需的控制流程和管理机制。对供应商的评估采用分类控制；对重要供应商进行生产能力、质量控制能力、服务保证、行业资质等评估，必要时进行现场考察；对所有材料进行样品确认，小批试用，最后转为正式合格供应商。公司的成本监督委员会负责采购价格控制；专设价格谈判团队，通过询价、比价、谈判定价。

全部采购业务运作在ERP系统中完成，实现系统和流程控制，数据集成及信息共享。

制造中心监察风险管理，监视和测量产品的设计、开发、文件、采购和生产，控制产品标识、防护、可追溯性、安装和服务活动、不合格品等环节；确认监视和测量装置、人力资源、生产和服务特殊岗位；控制基础设施、工作环境等资源；通过数据分析、纠正／预防、内部审核、管理评审等措施，提升产品质量；通过最高管理者的管理承诺、各岗位的职责和权限及有效沟通、活动记录，控制产品质量。

公司已通过GB/T19001-2000 idt ISO9001：2000（证书编号：04706Q10146R1M）及 YY/T0287-2003 idt ISO13485：2003（证书编号：04706Q10000161）等质量管理体系认证。

其生产工艺流程及近年生产成本构成如图3-18所示。

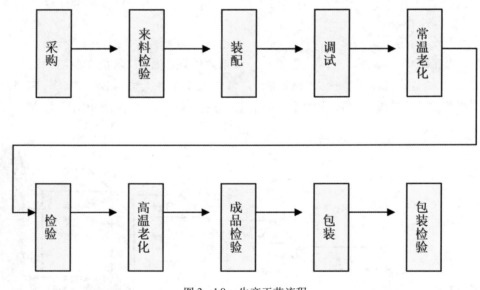

图3-18 生产工艺流程

3．人力资源

（1）专业结构

分　工	人　数	比　例(%)
生产人员	44	9.17
供销人员	231	48.13
技术人员	33	6.88
财务人员	15	3.13
行政人员	79	16.45
其他人员	78	16.24
合　计	480	100.00

（2）受教育程度

学　　历	人　　数	比　例(%)
大专及以上学历	332	69.15
大专以下学历	148	30.85
合　　计	480	100.00

（3）技术职称

职　　称	人　　数	比　例(%)
高工职称	2	0.4
高级职称(含高级技师)	8	1.7
中级职称(含技师)	54	11.3
初级职称	216	45.0
其　　他	200	41.7
合　　计	480	100.0

（4）年龄分布

年龄区间	人　　数	比　例(%)
30 岁以下	262	54.58
31～50 岁	210	43.75
51 岁以上	8	1.67
合　　计	480	100.00

4. 薪酬制度

（1）职业发展"双轨制"。和佳提倡员工发展的"双轨制"："专家路线"，员工在自身热爱和擅长的专业领域向深度发展，成为该领域的"专家"或"权威"；"管理（职业经理人）路线"：热爱管理工作并具有管理才能的员工，将结合自己的专业方向和专长，向"企业管理者"，即"职业经理人"方向发展。

（2）薪酬体系。以"岗位 + 技能评估"为基础，兼顾公司效益的动态宽幅薪资激励管理体系。岗位工资以"职务分析—岗位评估—技能评估"为基础。依照岗位评估和技能评估的等级认定程度，核定薪酬标准。

（3）员工激励。员工的累积贡献按照一系列评价指标累计积分，以此为依据，除常规工资、福利、激励报酬外，给予相应员工不同程度的高额回报、直至终身津贴；旨在将员工长期利益和公司的利益以及员工的发展与公司的发展相结合。前述长期回馈内容主要包括：长期服务公司回馈计划和股权激励计划。在长期服务回馈计划案中，依据一定的"积分方式"划分奖项，如积分 20 为《百合功勋奖》，可获 5000 元奖金；积分达 150，即可获终身荣誉津贴，即按照当地政府公布的保障工资为标准，获奖人员达到国家法定退休年龄时就开始按月发放津贴，相当于退休工资。

（4）管理人员考核。以销售预算为起点，以控制成本费用为手段，制定了中高层管理人员考核办法，依据关键财务和过程指标评价中层以上管理人员的主要工作表现；考核结果不仅作为确定工资、奖金的依据，同时还与管理人员的晋升、调配岗位、挂钩、潜能开发和培训教育等人事决策挂钩。

二、核心科技

（一）科技发展历程

自1997年独立建立技术研发中心后，和佳陆续与部分一流高校和研究所联合建立起4个科研中心，并与德国、美国等国的多家著名企业建立了联合实验室。和佳用于研发经费每年不低于销售额的10%，保证每年新立项研发产品不少于10个。

自1998年以来，和佳专注研究恶性肿瘤标准化、规范化、个性化治疗方案，以微创与综合治疗作为技术创新基点，建立一套适应现状的肿瘤综合治疗模式。

2002年，和佳率先开发出具自主知识产权的《肿瘤微创综合治疗方案》，包含多套肿瘤微创综合治疗专项技术设备——4D-IGRT数字化一体放疗机、全身热疗系统、放射性粒子治疗计划系统（体内伽马刀）、肿瘤介入热疗机、冷极射频肿瘤治疗机、体外高频热疗机、免疫治疗系统、体腔热灌注治疗机等系统，拥有多项发明专利，融合了放射医学、介入技术、热疗技术、免疫治疗等领域的高新技术，弥补了常规手段的不足，提高了恶性肿瘤的治愈率和缓解率。

从2002年起，和佳集团共有13项软件获得省软件产品登记；申请专利21项，其中已获授权10项；成功申报省市各类科技项目5项。先后推出60多项新产品，其中获得认定国家重点新产品2项，广东省重点新产品4项，广东省软件产品8项，省市科技计划项目6项，自主专利16项。

2003年，和佳建立了与国际接轨的IPD研发项目管理体系，CMM研发能力认证体系，以实现在产品的研发阶段构建产品质量。所有产品从设计开发、物料采购、生产制造、出货检验到安装调试，按照已获认证的国际质量体系要求执行。

2005年，珠海市"肿瘤治疗设备工程技术研究开发中心"在和佳落户。"肿瘤治疗设备工程技术研究开发中心"在国际上领先研发中的"4D-IGRT数字化一体放疗机"，是和佳联合山东省医科院肿瘤医院、中华医学会放射肿瘤学会、四川大学、南方医科大学等多家单位最新研制的一套矩阵螺旋双源锥形束容积CT影像引导放射治疗设备。该项目立足于国内多年研究成果之上，具有自主知识产权和成套专有技术，已申请22项国家专利、3项国外专利，其中已获授权国家专利4项。和佳也因之大幅提高了肿瘤微创综合治疗设备和技术的研发和交叉学科新技术研究的实力，以及在国内实现肿瘤治疗产业化的前驱地位。

（二）产品特点

1. 体外高频热疗机 HG-2000体外高频热疗机，1999年推出，拥有实用新型和外观设计两项专利。选用13.56MHz最佳医用工作频率，透热深度达25厘米；无创、无痛、非介入，透热均匀。设备选用"R"型变压器和精确匹配系统，提高输出稳定性；个性化外观和结构设计富现代感；电气布置可实现升降臂、治疗主机、治疗床三维立体运动，排除治疗盲区，利于病人全方位治疗。适于与化疗、放疗联合运用，以弥补肿瘤常规治疗手段不足，并减轻毒副作用。

2．放射性粒子治疗计划系统　HGGR-2000放射性粒子治疗计划系统，2001年推出，现已开发出拥有独立知识产权的新一代治疗计划系统软件。高级硬件配置，计划系统运转速度快；同时拥有TPS治疗计划系统软件和PACS医学图像处理系统软件，并可实现无限升级；扇形布源模式可准确设计粒子植入位置，并结合人体解剖结构设计植入路径，实现肿瘤适形放射治疗与微创治疗。

3．冷极射频肿瘤治疗机　HGCF-3000冷极射频肿瘤治疗机，2002年推出，属第三代射频消融类治疗设备，为国内独家生产。治疗时间短、创伤小，影像实时检测；可实时监测针尖温度，精确控温、针尖组织无炭化；采用内置半导体制冷冰水循环技术，无须配置冰水；自主开发冷机射频针。

4．肿瘤介入热疗机　HGC-3000肿瘤介入热疗机，2001年推出，拥有发明、实用新型和外观设计等4项专利，是国内首创的血管介入热凝固治疗平台。其微创特色适于术前术后辅助化疗；配备多种传感器，计算机能自动精确地控制灌注液体的压力、流率、温度及时间，稳定治疗过程；灌注管道采用特殊高分子聚合物材料，密闭无菌。借助数字减影机（DSA）引导，将导管超选到肿瘤供养血管后，运用高温的生理盐水治疗孤立可数的肿瘤，控温精确，无毒副作用；破坏肿瘤供养血管床，实现对恶性肿瘤的介入热凝固治疗。对不能超选到位的肿瘤，尤其是弥散性肿瘤、巨块型肿瘤进行介入热化疗，减毒增效。

5．免疫治疗系统　IZL-2003 Ⅱ免疫治疗系统，2003年推出，拥有发明、实用新型和外观设计等4项专利。利用多物理治疗因子，实行免疫群体水平调节和免疫网络调控，解决免疫细胞、免疫分子克隆不应答和克隆耗竭免疫反应两大障碍；以其预照射作用，强化患者在放疗中的免疫防御功能；增强红细胞免疫粘附功能，增进免疫识别和清除免疫复合物。

6．体腔热灌注治疗机　HGGZ-102体腔热灌注治疗机，2005年推出；三路高精度温度传感器，计算机多点精确控温，设安全自动保护装置；感应式加热系统，避免药液污染，温升快，药液加热均匀；提供多种治疗模式，可根据患者体腔不同情况选择。重点防治胸腹腔恶性肿瘤，尤其胃肠癌术后腹腔复发和肝转移。综合利用局部化疗、热疗和大容量化疗液对腹腔的自动循环灌洗作用，在清除游离癌细胞及微小癌灶、防治术后腹腔复发和肝转移方面，具药代动力学及流体动力学优势。

7．其他　具瞬时凝固效能的微波治疗仪（CYP-Ⅰ、DWY-Ⅳ、EBH-Ⅳ、WKD-Ⅶ）；快速切割、凝血，不留疤痕的妇科专用FINESSE除烟型高频电刀；骨折辅助治疗用HGB-200电脑骨折愈合仪；促进自愈、保护胃黏膜、拥有专利的HWZ-66溃疡治疗仪；电、热、磁、按摩同步治疗的HGP-1000盆腔炎治疗仪；HGT-200亚低温治疗仪；HGDM数码电子阴道镜等。

（三）销售概况

和佳近年年销售收入超过 1 亿元人民币，产品包括自行研发、生产的微波、高频、中频、亚低温、影像、医用中心制氧系统和极高频，以及国外代理产品等 9 大类、60 多个品种；主要产品分属肿瘤治疗设备（高端产品）和常规诊疗设备（常规产品）两大系列。

1．肿瘤治疗设备系列　放射性粒子计划系统、体外高频热疗机（肿瘤型）、冷极射频肿瘤治疗机、介入热化疗机、免疫治疗系统、体腔热灌注机、全身热疗机等，占据公司全部产品销售收入 50% 以上。

2．常规诊疗设备系列　微波治疗仪、骨折愈合仪、多功能损伤治疗仪、溃疡治疗仪、体外高频热疗机、亚低温治疗仪等。

（四）技术开发理念

国内医疗器械制造企业数量多、规模小，普遍缺乏研发和规模生产实力；而作为一个多学科交叉、知识密集、资金密集的高新技术产业，涉及医药、机械、电子、塑料等多个领域，生产工艺相对复杂，进入门槛较高。同发达国家相比，中国医疗设备生产企业在高端产品的一些关键技术和工艺上尚未完全掌握，一些高性能传感器及信息采集或处理部件还需进口，未来发展空间十分巨大。

面对广阔的市场发展空间，和佳通过调研发现，中国癌症发病率居高不下，专家预测在未来 20 年内仍不会下降，因而肿瘤治疗领域市场需求持久而巨大。鉴于当前国内肿瘤治疗以及医疗管理现状，和佳提出肿瘤综合治疗整体解决方案的思路，率先致力于《肿瘤综合治疗方案》的研究、推广，使相关配套设备支持系统的研发迈向微创手术、精确放疗、局部化疗、区域热疗、靶向综合的阶段，并与中国生物工程学会肿瘤靶向治疗技术分会、中国抗癌协会肿瘤微创治疗专业委员会、上海《肿瘤》杂志、数十家国内著名肿瘤医院或者肿瘤中心形成战略合作。

三、经营特色

本着"为客户创造价值"的经营理念，和佳为医院客户提供设备供应服务、专家手术演示、临床基地考察、人才进修培训等系统化"专业医学服务"；并整合学术资源及社会资源，聘请国内外知名专家，通过组织各类学术研讨会、医院管理论坛、大型体验式考察活动，为医院提供交流与合作的平台。

经 6 年努力，和佳推出具有自主知识产权的《肿瘤综合治疗方案》及多套肿瘤微创综合治疗专项技术，通过顾问式增值服务，为医院提供肿瘤治疗临床解决方案及肿瘤中心建设管理方案，努力帮助医院提升经营理念、推动管理变革、丰富技术手段，形成医院、企业、学术机构三者强强联合的"金三角合作模式"。

迄今和佳已成功帮助 100 多家医院创建了肿瘤中心，形成特色专科，增强了医院的核心竞争力。

（一）专业医学服务

1．设备服务　运用在国内遍布的服务网络和售前、售中、售后服务，提供设备运输、安装、调试及操作讲解，并配有设备相关合法证书，提供常年维护及软件免费升级服务。

2．技术支持　提供肿瘤微创综合治疗方案及临床技术支持，经常组织专家会诊及手术示教，帮助临床科室熟练掌握各项高新诊疗技术，培养专业技术人才。

3．专家网络　定期组织国内著名肿瘤治疗专家、教授为医院开展学术交流、远程会诊、手术指导等服务，帮助医院提高临床治疗水平，发展重点学科，提升专业形象。

4．技术支持　协助医院开展科研项目的立项申报、课题辅导、论文发表及科研成果的报批，提升医院学术地位和科研项目应用能力。

5．人才培训　运用与多家高等院校、科研单位及大型医疗机构合作组建的临床培训基地，为医院提供临床考察、专业进修、人才培训等服务（见图3-19）。

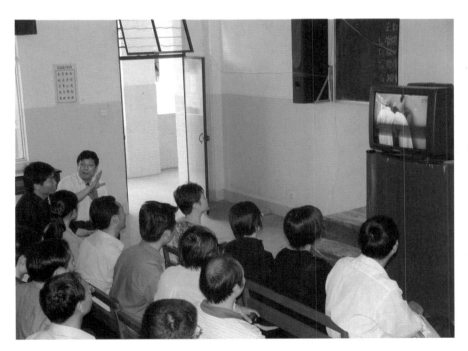

图3-19　在电教室观看和佳专家在CT室手术的同步演示

（二）顾问式增值服务

1．提供具有自主知识产权的《肿瘤综合治疗方案》。

2．提供《肿瘤中心创建和管理方案》，帮助医院整合内部资源，组建多学科综合治疗的肿瘤特色专科。

3．借鉴医院肿瘤中心成功经营模式，以构建肿瘤中心为契机，帮助医院进行项目规划、搭建管理架构、设计运作流程、制定分配方案、组织人才培训。

4．提供肿瘤中心品牌推广策划方案：《肿瘤中心场地设计方案》、《肿瘤中心宣传布置方案》、《肿瘤中心推广策划方案》，帮助医院实施市场化运作，打造专业品牌。

5．借助行业资本积累，探索大型肿瘤专科医院连锁经营道路。

6．提供广泛的信息交流支持平台，整合医学专家资源和肿瘤患者求诊信息，依托现有的肿瘤治疗平台实现诊疗信息共享服务。

（三）帮助医院客户构建"肿瘤微创综合治疗中心"实例

据和佳集团提供的资料，构建肿瘤中心实例包括：上海同济大学附属东方医院、中山大学附属第五医院、广州南洋肿瘤医院、广西中医学院附一院、广西桂林医学院附属医院、广西桂林181医院、福建军区总医院、湖南长沙市第一人民医院、湖北樊襄市第一人民医院、湖北钟祥市第一人民医院、湖北荆门市石化总医院、云南省红会医院、云南曲靖市肿瘤医院、云南昭通市人民医院、贵州六盘水市人民医院、四川省林业中心医院、四川眉山市中医院、广西贺州市人民医院、浙江温州瑞安市人民医院、浙江绍兴第四医院、南京市江宁人民医院、山东省立医院、山东青岛即墨市中医院、安徽理工大学附属肿瘤医院、安徽淮北和佳肿瘤医院、北京263医院、北京地坛医院、河北省肿瘤医院、河北衡水市第二人民医院、河北迁安市人民医院、河南焦作市中医院、河南新乡医学院第一附属医院、第四军医大学附属唐都医院。

四、发展展望

1．立足于医疗健康产业，涉及医疗器械、医疗产业投资与管理、医用耗材、医疗服务等领域，逐步实现同心多元化扩张发展。

2．继续推进《肿瘤综合治疗方案》。

3．整合资源，策划上市，建立资本运营平台。

4．加强国际交流、推进国际合作，产品走出国门。

5．从医疗器械设备供应商，发展向临床解决方案的提供商、医疗高新技术的提供商、医疗管理品牌服务的输出商和国际医疗产业投资的输出商。

第六节　北京万东医疗装备股份有限公司
——国际化高科技现代医学影像设备供应商

一、历程

中国医疗器械行业的骨干企业——北京万东医疗装备股份有限公司坐落在首都长安街东端，是北京市中关村科技园区高新技术企业（见图3-20）。万东长期致力于开发、生产、销售医用放射线影像诊断设备和牙科综合诊断治疗设备等精密医疗装备，主要产品不仅为国内市场前驱，还远销世界50多个国家和地区。近几年，公司陆续推出磁共振影像设备、平板DSA设备等高新技术医疗装备，以满足我国持续增长的医疗临床应用需要。

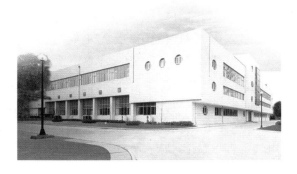

图3-20　核心部件工厂

万东医疗开发和生产医用X射线机产品的历史可以追溯到20世纪50年代末至60年代中期，当时的北京理工厂（医用射线机厂前身）已经可以生产10mA、50mA、100mA、200mA等系列化的X射线机产品，成为那个时代中国X射线机的骨干生产企业。从20世纪70年代中期至80年代末，是企业在医疗器械工业医用X射线机制造业奠定实力地位的阶段。当时的企业（北京医用射线机厂）完成了200mA、300mA、400mA、500mA等诊断X射线机和X射线肿瘤治疗机的开发，以及中等规模化生产能力的建设，成为国内医疗装备的骨干生产企业。20世纪90年代，企业在技术、市场、管理等领域积极探索发展，实力明显增强；1991年被列入北京市首批发展高新技术政策试点单位，享受所得税减免等优惠政策，业绩连年增长；1993年被评为北京市十佳企业；1994年北京万东医疗装备公司正式设立；1994和1995连续两年被原国家医药管理局评为"全国医疗行业五十强企业"；1996年被评为北京市工业系统"双十佳企业"，同时被授予优秀企业管理"金马奖"；1997年北京万东医疗装备股份有限公司成立，初步实现了企业现代化的经营管理格局。

进入21世纪，随着市场经济体系的建立，经济的高速增长，国内外竞争日趋激烈，万东医疗率先实施"多元化、国际化、信息化"发展战略，针对市场需求力推新产品、新工艺和新型服务，坚持走"技术创新推动经济增长"之路。这使万东医疗得以告别粗放式经营模式和国有企业惯有的"科技与经济两张皮"现象，提高了科技成果转化率、企业竞争力和可持续经营能力，进入良性发展。

期间，万东医疗自身重新定位为国际化的高科技现代医学影像设备供应商。在积极开拓国内高端市场的同时，开始进军国际市场。

（一）产品创新

"七五"、"八五"期间，万东公司承接并完成过多项国家医用X射线装备科技攻关项目；20世纪90年代初，万东医疗根据国内外医疗器械的发展趋势，制定了放射线设备的技术发展战略，即"电气主机高频化，床台外部设备智能化，成像方式与载体数字化"。20世纪90年代期间共开发36项新产品，完成了国家"七五"科技攻关项目，包括：中频15kW移动式X射线机、30kW中频机、三相80kW电气主机、50kW单相电气主机、微机控制高压注射器、无片盒遥控床等高新产品的设计、定型、鉴定和投产。其中7种产品曾被列为"替代进口产品"；8种产品分别获国家银质奖和部优、市优产品称号；15kW移动式X射线机被授予国家"七五"科技进步奖。1991年万东获得全国医药企业"七五"技术进步奖，并被列入北京市发展高新技术产业的试点单位。"九五"期间，万东医疗以承接国家"九五"科技攻关项目为基础，全面启动新一代介入治疗与影像设备的开发和生产项目C形臂、导管床、高压注射器、DSA等系列产品；并借助技术合作等举措，使项目跻身90年代中期国际先进水平。到90年代末，企业基本实现"放射线设备电气主机中频化，床台外部设备实现遥控，主机参数预制逻辑智能化，成像方式与载体数字化"的目标。形成了一批具有市场强竞争力的新系列产品。

进入21世纪，万东医疗开始研发和生产基于第三代放射影像技术的X产品，并于2002年推出全身DR直接数字成像系统：新东方1000系列；2006年推出平板直接数字成像DSA系统，为我国医疗器械进入第三代放射影像技术的国际水平作出了贡献。当前，万东医疗已开始进行以3D-4D血管造影重建技术、实时影像三维融合技术为代表的第四代放射影像技术的研究，并初见成效。

万东医疗另一方面向磁共振成像领域进军，经考察近年国内外技术发展水平和市场上的价格和功能需求，于2003年推出既可以满足大中型城市中心医院的临床要求，又符合中小城市级医院和富裕地区县级医院承受能力的0.36T超级开放磁共振成像系统；在2006年进而推出全新的0.4T磁共振成像系统。

万东医疗在这样的发展历程中相继建成医用放射设备和磁共振影像设备等多种高技术产品线。

（二）技术改造

20世纪80年代末，万东医疗引进了数控钣金加工中心；90年代，建立了机械加工中心，彻底改善了工厂的机械加工制造条件；在此基础上完成了电气主机负载调试场地改造、计算机辅助设计工作站建立、组合夹具站等新工艺项目；1992年至2001年期间，实施了一系列重大技术改造项目，包括"八五"整体技术改造项目，新建主机车间，扩建制件车间，翻扩中试开发大楼，引进机加工关键设备，更新部分老设备，增加必要的检测设备等；并完成了平谷涂装生产线改造项目，医用X射线数字图像技术引进、消化吸收、创新改造项目，电加工、电测量技术改造项目，杭万医用X射线(CT)管装置技术改造项目，介入治疗设备技术改造项目，计算机集成制造系统(E1MS)工程项目等，累计投资约2亿元，形成固定资产约1亿元。20世纪90年代末，万东医疗进行了大规模的信息化建设，引入计算机集成制造系统(E1MS)，对公司各个领域进行信息化改造，各项管理、产品开发手段初步实现信息化。

进入新世纪以来，结合北京市工业企业布局调整和CBD规划，万东医疗加大企业整体改造规划力度，基本建成"营销与服务中心、新产品研究与开发中心、产品加工制造中心"等经营格局；并引入"并行工程"、"虚拟设计与制造"等先进技术，开展规划与建设供应链（SCM）系统和客户关系管理系统（CRM）。

（三）国际交往

万东医疗重视通过技术引进、消化吸收，深化科研开发能力；在产品出口、技贸结合引进新技术和新产品、开展技术交流合作等方面，寻求国际市场商机与渠道。1990年开始执行与日本东芝公司签署的技术协议，用3年时间消化、吸收东芝公司技术资料，完成了高频80kW微机控制遥控床的国产化任务。1992与中国医疗器械公司、日本岛津公司合资开办了以生产核磁共振、大型X光机为主的北京岛津医疗器械有限公司。

另一方面，借助跨国公司的国际市场营销渠道与知名国际品牌、先进生产技术工艺管理，努力提升自身X线产品OEM全球供应商和生产加工能力，产品范围涉及中高端X线设备、MRI设备、乳腺机、碎石机等。相关商务谈判已大幅度展开，并初步形成与国外技术相关企业的合作局面。在高端X线设备和直接数字图像（DR）产品的软／硬件开发领域，以万东医疗为主体，分别与美国、法国、加拿大、瑞典等国家的专业化公司建立了单边或多边合作关系，开展新的合作开发尝试。开发、安装了首台新型DR产品样机，市场反应良好。借此，万东医疗迅速率先成为既掌握DR技术又可提供成熟产品的中国企业。

在系列化磁共振成像（MRI）系统开发方面，万东医疗先后与北京大学、清华大学合作，成立了"北大万东磁共振实验室"和"清华万东影像技术实验室"。从中获得重要的人才和技术支持。

万东医疗并与西班牙、美国、日本等国的公司在大型心血管介入设备的相关软件、部件、零件加工等方面建立紧密型合作，借此成为国内唯一具备提供大型心血管介入设备能力、且年销售量超过30台的制造商。

（四）质量体系

在世界经济一体化的竞争环境下，作为制造商，万东医疗重视申请权威机构质量体系认证，使用国际公认的合格标志，以便在公司国际化进程中将产品推向国际市场，参与国际竞争，并在国内市场上更好地获得用户信任。

1995年，万东公司明确产品质量为应予高度关注的企业战略，开始策划引入ISO9000标准，实施质量体系认证和产品质量认证。经过两年努力，成功地建立了质量保证体系，在1996年12月通过中质协和法国BVQI的ISO9001标准的联合认证；1998年12月通过中国医疗器械认证中心的YY/T0287医疗器械产品质量体系认证；2001年10月，经德国TÜV审核，通过CE质量体系认证；同时大力开展医用放射影像设备的CE产品认证，以进一步提升企业适应国际化发展需要的能力和条件；其后通过了更为严格的美国FDA产品认证（见图3-21）。

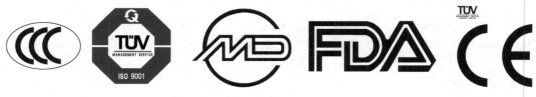

图3-21　质量体系认证

在取得上述多种国际认证后，从2004年开始，万东医疗以参展商身份参加在芝加哥召开的RSNA（北美放射学会）年会，正式进军北美市场。

二、产品

直到20世纪90年代为止，万东医疗的产品多为常规设备，技术水平和科技含量有限，主要用户群为国内县级及县级以下医疗机构；这个阶层的临床水平、医院规模和患者群体数量都制约着购买力和设备更新速度。但从20世纪80年代改革开放以来，我国市场主导用户群体是在地市级以上综合性医院，这后一阶层得国家各项优惠政策支持，医院规模持续扩张，设备添置更新需求看涨；加之城镇居民生活水平提高带来患者群体对医疗水平要求水涨船高，导致医疗机构之间竞争激烈，而医疗设备的技术档次、综合功能和品牌水平成为竞争要素。

当时，我国医疗器械生产企业固然众多，却缺乏有力量生产大型X射线机产品的厂商，数量巨大的进口高端产品涌入国门，迅速抢占了国内高端医疗机构市场。在这样的形势下，万东医疗以振奋民族工业为己任，制定了"以市场为中心，以临床为导向"的方针，推动研发、生产。不久，具有较高科技含量和技术先进性的大型设备开发成功。

万东医疗于1997年上市，技术研究和产品开发获得新的驱动力。一方面运用既有的技术基础和行业经验，另一方面继续多方式、多渠道地强化国际化产品、技术合作，迄今，产品已从原有单一的医用X射线机，拓展到包括医用X线放射影像诊断治疗设备和磁共振成像系列设备，几乎涵盖全部医学影像设备。企业的基础研究和产品开发能力，以及产品的综合水平，亦已跻身国际上同类企业的前驱水平。

（一）X 线放射诊断设备

X 线放射诊断设备一直是万东医疗的主导产品，从 20 世纪 60 年代至今，医用诊断 X 线机生产总量超过 20 万台套，在全国临床机构装机很广。但受国情和自身技术力量限制，直至 20 世纪 90 年代，基本属于低档产品，市场定位在县及县级以下医疗机构。目前已发展为相当完整的高、中、低档系列，其中高端产品已具备与海外跨国企业的竞争力，在国内进入大量的省级三甲医院，获得可观的市场份额。

1. 直接数字成像产品（DR）　出于对这种应用新型半导体器件、将 X 射线直接转换为高质量数字化影像的新技术的预见性，万东医疗从 20 世纪 90 年代中期便开始直接数字化设备的研发，因而得以在 90 年代末与国外大公司同步推出此类第三代放射影像产品，跻身技术推进者行列。

除努力保持技术水平上与跨国企业一致，万东医疗强调适合中国医院国情及东方病患者特点。

在软件方面，与国际顶级医学影像软件开发商合作，结合中国医院工作流程以及国人身体结构特点，开发了全套 DR 系统采集、传输和后处理软件。该套软件基于对国内放射科工作流程和操作习惯的调查，尽量以最少的操作步骤获得最适合诊断的图像；同时吸取国外先进设计思路，结合国内大型医院 DR 设备工作量巨大的特点，为操作人员提供最优化工作流程。其操作流程的便捷性，受到北医三院、积水潭医院等日均拍片数千张的大型医院临床操作人员的好评。

为使操作人员方便快捷地从 DR 丰富的数字图像信息中获得最需要的诊断信息，在国内临床专家的大力支持下，万东医疗依照中国患者特有的身体特性设计出全球唯一以东方人体态特征为基础的全自动图像处理系统，允许操作人员只需选取拍片部位和检查项目，DR 工作站即可自动对获取的影像进行调整，将针对当前检查所需要的全部信息第一时间地呈现给临场人员，大为简化了操作人员在获得 DR 数字图像之后所需进行的手动图像调整，以便医院的临床人员集中精力和时间于患者诊断。

在硬件方面，DR 产品问世之时，因其探测器不可移动，为满足放射科立位和卧位拍片工作的需要，进口厂商普遍采用 1 台 DR 配 2 块探测器的工作模式。但由于探测器价格昂贵，整机价格居高不下，成了在国内普及 DR 的瓶颈。万东医疗针对国情，在全球范围内率先推出立、卧位自动转换的一体化 DR 床台系统。受到国内广大医疗机构好评。万东医疗延续"单板多功能"这一设计思路，进而成功推出结构更简便、功能更丰富的多功能立柱式结构的 DR 产品。其后，多家国际巨商相继效仿"单板多功能"设计思路，先后在 2006 年向中国市场推出类似产品。

面对竞争，万东医疗于 2003 年又率先推出了 CCD-DR，旨在进一步满足区县级医院的需求，加速 DR 产品在中国的普及。其后又吸纳国际上先进的 Canbus 总线设计方式，推出全新智能化 DR 机械系统。该系统操作人员只需选择患者拍片部位，设备即会按照预定程序自动摆位；而且操作人员无须同患者作任何接触，即可完成全部作业，因而尤其适合大规模传染病医院使用。

根据国内医疗器械市场统计，2005年全国DR产品装机460余台，万东医疗以60台的成绩仅位列飞利浦和西门子之后，以1/8的市场份额，获得国内DR产品销售第三名。目前，万东医疗的DR产品用户超过200家，包括北医三院、积水潭医院等全国知名的三甲医院、省级医院，还广泛覆盖国内市、县级医院。5年来，万东医疗的DR产品共计拍片上千万张，为数百万国内患者提供了服务。其新东方1000系列产品因稳定性、可靠性和图像质量而尤受好评。

2．系列化血管介入治疗设备 万东医疗针对心、脑血管疾病和肿瘤疾病的诊断和治疗中的关键设备——血管介入治疗系统，坚持多年研究，并借助引进、消化吸收国外先进技术，成功开发出具有自主知识产权的大型介入诊断治疗设备，打破了跨国企业的垄断。万东凭借性能价格比优势，占据了可观的市场份额；并成为迫使各大进口品牌的同类产品降价（最大降幅达原售价1/3）的关键原因。截至2006年5月，已有200家国内用户，包括许多省级医疗机构，在使用其介入治疗设备。被业界视为对我国心、脑血管和肿瘤临床工作以及放射介入医学发展的重要贡献。

万东医疗在2006年深圳召开的第55届中国国际医疗器械展览上展出了我国自主知识产权的第一台大型动态平板DSA血管造影及介入治疗系统产品，意味着我国继美、日、欧后，也成为掌握这一代先进放射影像技术的大型医疗设备国家。

至此万东医疗的CGO系列大型血管造影及介入治疗数字系统已涵盖从影像增强器到平板直接数字成像技术、从天轨悬吊式到三轴落地式的DSA全线产品，成为心脏介入、神经介入、肿瘤及周边血管介入等广泛临床领域有效的诊断及治疗手段。

3．数字化胃肠诊断系列产品 临床机构大量需求的专用大型设备——胃肠类诊断设备，是万东医疗针对国情，成功竞争进口产品的另一领域。受传统饮食习惯影响，胃肠疾病是国内多发疾病；又因此类疾病与生活水平和劳动强度等因素紧密相连，导致在我国广大地区患者群体数量多年居高不下。通过多方式、多渠道的国际化产品和技术合作，万东医疗先后在主机高频化、床台智能化、图像数字化等方面进入国际先进水平，并在胃肠产品系统化方面取得突破。目前，万东医疗的胃肠诊断产品系列共形成4个系列、近20种配置组合。

（1）高频80kW医用遥控X线机。HF81系列，高频大功率高压发生装置，全数字触摸屏操作，高频技术，恒定输出，脉冲透视提高图像质量；程序摄影控制，适应医生不同习惯，智能化IGBT模块保障系统可靠性，系统可与多种床台结合以满足不同临床诊断需要，可配多种数字图像系统。

（2）高频50kW医用遥控X线机，HF51系列。新系统数字化、智能化IGBT设计；提高图像质量的新概念脉冲透视功能，故障自诊断，并以中文显示错误，600种记忆程序可供选择，条件可随时调整以适应医生不同习惯；多种床台组合可供选择以满足不同临床诊断需要；可增配多种数字图像系统。

（3）数字遥控X线胃肠诊断系统，新东方2000系列。OEM国际合作成果，先进机械设计能力、床台系统和高水平的高频主机、数字图像系统相结合，满足数字化胃肠系统临床诊断各种需要；多功能诊断床、高频80kW高压发生装置和数字图像系统的组合；采用全微机控制，百万像素数字化摄像机12bit采集，可进行普通R／F检查分割点片摄影和连续点片摄影，支持数字脉冲透视和数字点片功能；可扩展实现DSA数字减影以满足周边介入需要。

4.常规诊断设备　考虑到幅员辽阔、经济发展不均衡、大量偏远地区临床机构资金匮乏的国情，万东医疗着手常规产品的现代化改造，控制成本增长；并在普通摄影、高频摄影、普通胃肠以及移动式骨科摄影设备等方面陆续推出新品，以满足基层用户的不同需求。万东医疗常规X线诊断设备在生产销售近30年中，得以保持超过70%的市场占有率，其中东方500系列程控500mA医用X线电视系统（F52-8C），是传统常规产品应用计算机程序控制系统及新型床台系统的总成典型，单一产品年销售收入超亿元。

（二）系列磁共振成像设备

万东医疗注意到MRI技术在国际上的两大发展方向：频谱分析、动态研究、功能成像，以及除氢之外其他核子成像等新技术；满足发展中国家需求及实际承受能力的实用型技术，降低成本、移植高磁场设备功能，提高系统性价比。

根据市场需求及自身基础技术，万东医疗在磁共振成像领域从20世纪90年代中期开始，开展了长达8年的跟踪研究并开展国际化合作。根据目前国内外技术发展水平和市场需求状况，于2003年正式推出既满足大中型城市中心医院的临床要求，又符合中小城市级医院和富裕地区县级医院承受能力的0.36T超级开放磁共振成像系统。

万东医疗的I-open系列永磁开放式MRI系统，应用了多项具有自主知识产权的新技术，包括C形超级开放式结构，自屏蔽、去涡流，高开放度、高场强；计算机自动控制动态有源屏蔽梯度，无涡流；平板式正交线圈射频系统，内置放大器提高图像质量；全数字电子控制系统，多CPU结构，完成快速运算及高质量图像处理；以及强效的图像扫描控制、处理、分析及输出软件。

新型0.4T永磁开放式磁共振系统已上市，并成为国家商务部重点支持出口产品；研发中的0.5T产品也已列入北京市科技攻关重大项目。万东医疗显示出从传统X线放射产品向全领域医学影像产品扩张的实力与决心。

三、战略

（一）科技创新

万东医疗认为：医学影像产品市场的竞争很大程度上表现为科技及产品的竞争。

1.产品创新　依据"生产一代，试制二代，研发一代"的技术发展方针，以及"保持国内领先水平；跟踪国际先进水平；具有自身特色"的新产品发展思路，万东医疗先后在国内率先开发出遥控胃肠X射线机、数字减影血管介入治疗系统、高频X射线机、高清晰X射线电视系统、数字心血管介入治疗系统、0.36T永磁磁共振系统和平板血管介入治疗系统。

在上市前后的几年中，万东医疗开发、销售射线类新产品即累计45种，占目前新产品销售品种的80%；进入新世纪以来，新产品占到年度销售额的66%。从原来的射线类单一工频系列产品扩展到程控产品、高频产品、介入治疗产品、直接数字成像产品、磁共振成像产品等几个系列，增强了市场竞争能力。

万东同国内相关科研院所一道先后承接了国家"七五"科技攻关项目"中频X线发生装置"和"九五"科技攻关项目"血管介入治疗系统"等研究任务，并都通过了国家级验收。

上述科研成果逐步缩短了万东产品与国际先进水平之间的差距。例如，在高端产品方面，两者的差距，在改革开放初期为20～30年；到上世纪90年代，缩短至3～5年；进入本世纪初，万东医疗在直接数字成像等技术上已与国际一流企业并驾齐驱。

2. 市场导向 原万东医疗董事长许家驹曾将万东医疗比喻翱翔的雄鹰，"我们要以鹰眼一样敏锐的目光捕捉市场机遇，找到发展的方向，而技术创新和管理创新则是雄鹰的一对坚强有力的翅膀……只有这样我们才能赢得市场竞争的先机"。在全球医疗器械厂商看好中国市场、高端大型影像设备市场几乎被国外品牌垄断之际，万东医疗之所以能在产品创新上屡建战功，在于其把握技术发展与市场需求相结合。

20世纪90年代中期，万东推出程控X射线机系列产品，将计算机自动控制技术与X线摄影技术相结合，率先在国内实现了基于人体解剖结构的可控程序摄影，推动了传统X射线机技术升级，亦赢得市场先机；90年代后期，推出高频数字胃肠系列产品及数字心血管介入治疗系列产品，填补了国内市场的空白，市场占有率不久即超过30%；本世纪初，推出以"新东方2000"为代表的新系列，将X射线增强电视及数字化等高尖端技术应用于普及型胃肠产品上，将新技术发展的市场拓展到基层医疗单位用户，催生了临床遥控胃肠产品普及时代；继而开发出的新东方1000直接数字成像产品，进一步加强了万东医疗在放射成像市场领域的领先地位。

3. 国际合作 20世纪80年代中期，当国外高档医疗设备开始大量进入中国市场时，万东并不主张以固守中低端市场为战略，而是认识到，市场分割固守局面必定会被打破，由高档产品引领市场发展潮流。但巨大的技术差距不能漠视，既不应以引进为目的，也不能沦为国外产品的组装厂和维修站；因而实施"走出去，请进来"的方针，一方面成批派出技术和管理人员去日本等国学习深造，另一方面加大与国外公司的产品合作力度，先后在高端产品X射线胃肠诊断及血管造影产品的散件组装及安装维修方面达成合作；组织专门技术队伍，在引进、消化国外先进技术的基础上再创新，开发出具有自主知识产权的高技术产品。

90年代中期，目睹改革开放带来对外技术合作环境的巨大变化，国外大公司纷纷在我国设厂实施本地化战略，同时其市场策略从高端领域向中端、低端转移。万东医疗既意识到与国际大公司在多种放射产品领域竞争更趋激烈，也正视与通用电气等国外一流大公司相比，自身技术实力的薄弱，因而一方面加强与国内科研院所的合作，补充技术力量，另一方面选择一些国外专业技术公司进行关键部件方面的合作，解决因关键器件与技术进口限制造成的不足，力求打造"以万东医疗的系统设计能力、质量控制能力与临床研究能力为核心，整合国外专业技术公司专有技术"的技术发展格局。

上述国际合作策略给万东医疗带来在数字胃肠及数字心血管造影系统等高端产品市场上的成功。截止2005年，万东医疗在数字心血管造影系统的国内市场份额名列前茅，而且初步具备了"走出去"的实力。

进入本世纪，万东医疗在国际化方面，再次调整了产品发展及对外合作思路：在与国外专业公司深化合作的同时，拓展为双方利用技术资源共同设计开发产品，同时满足国内外市场需求；并与国外一流大公司建立起高层次的产品及技术合作形式。为国外一流公司定制设计专门部件，成了万东医疗对外技术合作的一个新亮点。在从技术合作、逐鹿市场，走向既竞争又合作的互补性合作中，万东医疗逐步确立了新时期的新型国际合作方针，成为万东医疗国际化战略的重要组成部分。

当前万东医疗已进入其"走出去"战略实施的关键时期。一方面意识到国内市场是企业立足之地，另一方面看到如不走向国际，企业将无法处于强林之列。万东视"注册和认证"为开拓国际市场的敲门砖，先后通过了美国FDA和欧盟CE认证，并在俄罗斯、巴西、乌克兰等多个国家注册。截至2005年底，其永磁C型超级开放0.36T磁共振成像系统除在国内市场大量装机，还成功打入包括美国在内的国际市场，全面进入国际市场的还包括其领先产品X线成像设备。

（二）注重服务

1．特约维修站　万东医疗上市之后，在建立代理商网络的同时，在北京建立了全国技术服务中心（常规产品服务）和技术服务二部（大型高档产品服务），并在各地建立了大量的特约维修机构。截止2006年，所建特约维修站已近100家，覆盖除港、澳、台之外的国内所有地区。除公司本部配备维修工程师外，还为这些维修站及相关机构培训了大量维修工程师及服务人员。持"维修工程师上岗证"上岗，日常工作于各型X线产品售后服务及维修工作线上的维修站工程师，已近400人。

2．用户系统培训　万东医疗还建立了系统安装运行程序和用户系统培训计划，针对用户设备机房的设计、施工、最终验收提供全程咨询服务，直至安装调试和交付使用。用户培训一般包括：

（1）售前培训。派出两名放射科医生或技师在工厂实地培训，掌握设备操作，熟悉整机调试过程及日常维护常识，鼓励用户对定购产品进行实地操作。

（2）售后服务。在设备安装过程中，派出医疗技术人员，提供针对用户设备使用人员和维护人员的现场培训，边调试边培训帮助医院技师掌握设备保养常识，提高维护技能。培训内容包括设备使用要求、临床诊断技巧、日常设备维护等。

3．临床培训中心　在介入治疗领域组织专业培训机构，在北京的数家大医院建立了临床培训基地；根据不同用户临床开展的介入领域和实际工作的特定需求，组织多种进修课程；由公司的医学专家和技术人员，对从神经介入医生、心脏介入医生、设备操作技师到专业护士，在临床培训中心实行介入医学知识、临床操作技术和设备性能特点方面的指导。据统计，在以往 7 年间，临床培训中心共组织培训过 80 余家基层用户、近 400 名介入临床医生和相关操作人员，为我国介入医学的临床的推广和普及做出了一定的贡献；而这些经过培训的临床介入医生，完成了各类介入治疗手术累计超过 10 万例。

4.日常服务保障　针对用户设备的使用需求，定期组织用户座谈使用心得，以收集改进建议，并交流保养及维修诀窍等；还可向医院提供来公司本部的学习、培训机会，以了解有关产品的其他维修人员要求。设备安装完成后，每年安排两次设备运行的现场巡访。针对服务质量的检查，实行每月至少一次的电话追踪服务。为加强大型设备服务能力，实行"服务工程师劳务培训"制度，定期将各特约维修网络工程师集中工作、培训，以支持维修网络建设和实现服务本地化。在公司内部建立"服务绿色通道"，实行市场支持的一票制，以便快速反应用户服务要求，在可控范围内简化相应手续，加速内部运作；在符合规范的资金占用情况下，加大备件储备数量，健全 OEM 产品部件库存，加快备件周转速度。

（三）人才理念

1.视人才为企业发展动力　随着万东医疗的发展，许家驹就管理和队伍建设提出："必须建立一支高素质、国际化的人才队伍，才能在日趋激烈的市场竞争中占得先机。"且在职工代表大会和各种重要会议上反复强调：公司各部门及全体员工必须把尊重知识、尊重人才落到实处，为公司引进人才创造优良环境；并把人才引进作为一项指标来考核各体系、各部门的主管领导。公司上市以后，在吸引人才方面，全面关注办公条件、个人住房、家属及子女安置等硬件设施，以及工资待遇、激励政策等软件条件；在一两年时间内即有来自清华、北大等高等学府的硕士和博士和国外及国外大企业的留学博士先后加盟万东医疗。

万东医疗在 40 多年中形成的企业人才观，包涵如下要点：人才优势是企业的第一优势；高新技术企业的建设，决定于企业高新技术人才的实力；各个历史时期的人才优势都要归功于当时的人才意识；人才流动是大势所趋，"择优"是企业与人才的共有原则；全员人才意识——人人都有成才之路，人人都要为他人成才开路；引进人才、培养人才、使用人才是各级管理人员的业绩体现；浪费人才、挫伤人才、排斥人才是管理人员的失职；充分利用现有条件和资源，建立和培育良好的人才"成长环境与土壤"，使人才得以脱颖而出；大家都来搭舞台，人人都争上舞台。

2.人才机制改革　有鉴于从老国有企业转制过来，计划经济中的一些陈旧观念不时在员工中产生不良影响，特别是机构臃肿、人浮于事和平均主义大锅饭意识严重影响着员工积极性，许家驹视此为"潜在危机"，带领公司自上而下推行了新一轮的用工制度改革。

（1）定岗定编。综合运用结构化面试、基本职业能力测评及工作评价，对原岗位工作内容进行详细调查分析，为定岗定编创造公开、公正、公平的运作环境。

（2）考核上岗。定岗定编后，按照岗位编制及岗位规范公开考核招聘，实行竞争上岗；与此同时，相继出台了20多项员工管理制度。人才管理规范化的效果体现在几年来基本杜绝了劳动争议案；也体现在精简虽近30%员工，公司仍实现平稳过渡和经济效益，自2000年以来，销售额平均每年增长20%以上。

（3）薪酬制度改革。是万东激励机制中与用工制度改革相配套的另一焦点。考虑到在旧体制下形成的工资制度存在若干缺陷——总体分布不合理，论资排辈色彩很浓，工资收入差距不大，工资与岗位职责脱离，"低岗位高工资，高岗位低工资"的"大锅饭"现象普遍存在；工资层次模糊，职务、工作能力的差别在工资上无从体现，实行"结构化职能工资"制度后，由学历、年龄、本企业工龄及个人工作能力等因素构成工资，以开发员工潜能和调动员工学习进取的积极性；注重个人工作能力和岗位工作责任对工资收入的决定作用；对关键岗位和人才实行特殊政策。

（4）绩效考核。目前已建立年薪制工资、职能工资、计时工资、兑现工资等体系化管理工资，并以月度和年度绩效考核为依据实施升降管理；绩效考核结果要与本人见面谈话，并要求个人认可签字确认后生效。每年约有17%的员工得到不同档次的奖励，5%的员工被考核减薪。特别优秀员工不仅能在工资分配上得到奖赏，还能得到任职、晋升、住房、汽车、出国培训或疗养等方面的奖励。

通过上述几项主要制度的改革，企业内部优胜劣汰机制得以形成。

3. 优化人员结构 万东医疗上市以后，许家驹在提出"多元化、国际化、信息化"发展战略的基础上，主持制定了《万东人力资源发展"十五"规划》及《万东人才队伍建设计划》，作为公司人才队伍建设的方向。

迄今，基本形成了公司培训与部门级培训相结合、内部培训与外部培训相结合、国外培训与国内培训相结合、岗位技能培训与业务知识培训相结合的培训体系，益及新入职员、在职老员工，科技人员、管理人员；业务人员、生产工人。近几年来，公司每年对员工的培训均在1100人次以上，人均超过20学时；其中，近五分之一的员工曾出国接受技术交流与培训。

随着发展成一个拥有上千名员工的高新技术企业，万东医疗近年视人才和智力引进为公司工作重中之重。1999年以来，通过北京市"双高"人才和各种信息媒体公开招聘引进近300多人；在工作中，把公司的发展前景和对民族工业的使命感作为吸引人才的重点；协助员工规划职业生涯；在引进人才的同时引进甄选人才的科学方法和手段；健全人才鉴别、评价、考核、培训和试用等方面的程序和手段。另外，利用市政府的有关政策和规定，在国内外聘请医学临床、工程维修、图像处理、计算机、法律及企业管理等各方面的专家，以咨询、指导、科研探讨、技术交流、技术讲座等方式加入公司建设。

"十五"期间，万东医疗确立了"以世界最新技术为根基，以系统集成为手段，以满足临床需求为目标，以改革创新为指导思想，以国际化道路为发展方向"的发展战略，积极发展向多元化经营，在已涉足医用X射线产品线加速向全面医学影像领域拓展，发掘新的利润增长点。

2003年，万东医疗与泰山医学院共同组建泰山医学院万东学院，成为国内首家投资高等教育的医疗企业。泰山医学院万东学院作为国内唯一设有医学影像技术专业硕士生培养点，将为国内医学影像专业持续输送高水平技术人才。2003年9月，首批300名万东学院本科学生通过全国统一高等教育招生考试入学。按照万东医疗与泰山医学院的合作规划，后者将建成拥有1500名在校本科生、600名在校研究生，国内规模最大的医学影像技术专业学院。2004年，万东医疗又先后与北京大学、清华大学合作，成立了"北大万东磁共振实验室"和"清华万东影像技术实验室"，增强公司的人才资源和技术支持。

相信风雨兼程走过40多个春秋的北京万东医疗装备股份有限公司，会坚持以振兴医疗器械民族工业为己任，致力于生产适合中国医院的产品，并将中国医疗机械、将自己的品牌推向世界。

第七节　北京谊安公司——专注麻醉与呼吸的"黑马"

　　长期以来，在中国各级医疗机构中，麻醉机和呼吸机类医疗设备的配备，同实际需求存在着较大差距。根据1998年上海市麻醉质控中心调查该市75所医院的资料显示，麻醉机与手术床的比例为（0.2~0.59）:1，即每台手术床不能匹配一台麻醉机，至少要两台手术床才能共用一台麻醉机。而且，由于历史条件和各地经济发展不平衡，有些医院的麻醉设备存在的缺口较大，不少超期"服役"的麻醉机仍在使用中；有的年久失修，部件残缺不齐，亟待更新。

　　20世纪90年代，中国的麻醉机技术有了很大的进步，除了老牌的上海医疗设备厂、天津8358所和南京金陵等以外，又涌现了航天长峰、无锡中原、扬州宁泰、深圳晨伟等新兴企业，这些企业一部分是国营企业，一部分是民营或家族企业，各以不同模式发展。与此同时，国家改革开放以来，以美国、德国、日本为首的国外品牌陆续进入中国市场，这一方面，给我国麻醉机、呼吸机行业的研究开发注入了新动力；另一方面，与欧美相比，国产品性能和可靠性只处于较初级水平，以及市场竞争力弱等缺点，亦随之突显。

　　北京谊安公司正是诞生于进口设备价格居高不下、一般国产设备徘徊于中低端市场之际。2001年初，谊安主要以进口品牌呼吸机代理业务起步。同年5月18日，变更注册为生产型企业，即为自主研发国产麻醉机揭开新的一页。从最初在北京石景山区万商大厦的一间办公室内屈指可数的5名员工，到如今拥有400余名员工、近10000平方米的办公面积；从麻醉机、呼吸机领域的后来者，到拥有装备精良的专业实验室、研发中心、国际标准的生产车间、20余个销售子公司及办事处、产品覆盖国内外5000余家医院、出口世界40多个国家与地区的国内领先的麻醉机、呼吸机制造商，谊安的发展模式和速度，使其成为中国医疗器械生产企业一匹引人瞩目的"黑马"。

一、"谊安"诠释

　　aeonmed 谊安是英文aeon和medical的组合aeonmed的变体，"谊安"的中文名称即源于英文aeon的谐音。aeon，名词——极长的时期，永世，万古；med，medical的缩写，形容词——医疗。字母n-m相连，象征"谊安"与"医疗"的紧密关联；三种暖色块：红、橙与黄，象征医生、患者与企业的互相依托：谊安以服务广大的医生和患者为己任。标志整体的紫色调，意在传达其公司不断服务社会的美好感受。

　　"aeon"谐音"谊安"的展开诠释：

　　"谊"——友谊、情谊，象征创始者立意将谊安培育成一个注重情谊的大家庭，同事团结，互相体谅，共创未来；对政府部门、金融机构、供应商、合作伙伴等以诚相待，互惠互利，共同发展；对顾客，弘扬关爱与责任。

"安"——平安、安全，既企望自身平安发展，更祈望员工及其家人健康平安，患者早复安康。

像任何企业会在自身发展中形成特有的企业文化一样，谊安人从5年多历程中提炼出其企业文化：

愿景：麻醉和呼吸的专家；

精神：诚信、合作、专注、创新；

行为：关怀、感恩、优雅、大度、宽容；

审美：简约，朴素。

二、创业谊安

从贸易向生产的转变，是谊安发展初期的一个重大抉择。2001年4月的南京春季博览会，催生了谊安转型的意念，随即用两个多月的时间完成了这一角色转变。其间，李云飞、张中山、邓咏如、张红宇、吴满立、李东云等一批国内从事麻醉机和呼吸机研究的精英陆续加盟，成为谊安新产品开发的保障。

2001年8月，谊安制造出其第一台样机。经过性能自测，认定符合设计标准和满足医疗仪器法规后，在上海医疗器械检测中心做第三方检测。第三方检测通过后，其产品又在北京空军医院和煤炭总医院进行了为期3个月的临床实验。

这期间，发生的一个小故事耐人寻味。在上海医疗器械检测中心做检测期间，由于检测中心待检测产品较多，眼见刚送到的谊安产品短期排不上队，副总裁李云飞干脆驻扎上海检测中心，恳切表示"拿不到结果不回北京！"检测中心的工程师们被其执着所感动，在保证其他企业正常检测计划不受影响的情况下，自动周末加班，解决了谊安的问题。这种面对困难不思退却的执着精神，被谊安人传承至今。

北京谊安公司最初的麻醉机产品有 Aeon7100、Aeon7300A、Aeon7300B、Aeon7300C 和 Aeon7500 共5个型号；呼吸机有 Aeon6300 一个型号，初次参加在深圳举行的第36届全国医疗器械秋季博览会，其设计和性能便都获得好评，并签得一批意向性协议。业界反映：其人机界面和操作设计符合中国人的思维方式；产品外形风格简约，现代感较强，设计与工艺注重细节——例如灰白的主色调点缀以绿色的装饰，使机身显得干净而有质感。

谊安从创业伊始即意识到，强的市场竞争力和可信赖的品牌，源于产品质量及新技术应用，为此必须以对客户高度的责任感和不懈的努力克服国产麻醉机和呼吸机在设计与稳定性上常见的诸多问题。

三、挑战—机遇

2003年，"非典"的突袭凸现了我国医疗机构设备（特别是呼吸机）缺乏的问题。随着大量需要救助的病人拥入医院，为众多医疗机构提供医疗设备，成了急需解决的问题。提供尽可能多的优质呼吸机产品，为抗击 SARS 打下必要的物质基础，成了这一特殊时期国内呼吸机生产厂商不可推卸的责任。

　　与国内其他呼吸机制造商共同面临这一机遇与挑战的北京谊安公司，迅速制定了详细的计划与措施；成立以张中山负责的生产领导小组专项负责呼吸机的生产与监督；由徐刚带领的销售领导小组专项负责呼吸机的销售、安装和培训；并对技术生产的一线员工安排隔离、封闭式作业。从2003年4月下旬开始，随着市场需求量的猛增，谊安的月生产计划从100台变为200台，最后定格在600台上。这些措施的实行，保证了谊安在"非典"期间超常规的供货，也为其日后的发展奠定了基础。

　　期间，谊安公司为北京石景山区卫生局捐赠了价值245000元的医疗机械，体现了医疗器械生产企业抗击"非典"的社会责任感（见图3-22）。

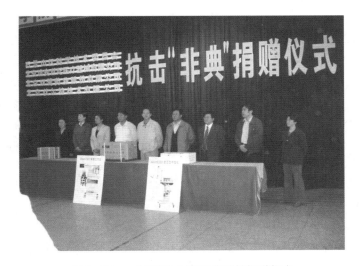

图3-22　　"非典"时期医疗器械捐赠仪式

　　现代呼吸机的发展，最早可追溯到1915年，哥本哈根的Molgaard和Lund以及1916年斯德哥尔摩的外科医师Giertz开创了现代呼吸机发展的先河。1934年，由Frenkner研制成功的"Spiropulsator"气动限压呼吸机，被认为是现代呼吸机开山之作。其后70多年间，呼吸机经历了电动、多功能、智能化等的变迁，现已发展成融机械、电子、微电脑为一体的高科技产品。

　　医疗器械产业是一个多学科交叉、知识密集、资金密集的高技术产业，涉及医药、机械、电子、塑料等多个行业，生产工艺相对复杂，介入门槛较高；加之，我国呼吸机研制起步较晚，故而与世界先进水平存在不小差距。

　　"非典"过后，谊安没有沉醉于所取得的成就，亦不认为国内呼吸机市场已趋饱和因而近年难以再有大作为；反而继续看好呼吸机事业的发展，把研发新型、高科技含量的呼吸机列为下一步发展重点；为此迅速成立了呼吸机事业部，并在北京丰台科技园区建造了新的呼吸机生产基地。

　　事实证明，中国呼吸机市场出现了勃勃生机，为谊安这样有远见的呼吸机生产企业造就了快速发展的环境。有鉴于国产呼吸机产品的不足，谊安通过持续改进工作，促使呼吸机的各项指标日趋成熟。2003年12月，谊安公司在国家有关部门呼吸机招标中成功中标，单个合同台数首次突破1000。

迄今，北京谊安的呼吸机产品更由2003年的单一款式，发展为集急救、治疗两大类型十多个型号的系列产品，从品质、种类到市场占有率，在国内呼吸机市场名列前茅，逐步树立起业内呼吸机行业专家的形象。

四、三年规划

另一方面，从2003年到2004年间，国内市场上麻醉机和呼吸机产品的竞争日益激烈，进口品牌开始向中低端延伸，用户对国产品牌提出了更高的要求。2003年末，经对市场形势和企业现状的认真分析，谊安制定了2004年到2007年的战略发展规划；并称其核心为"四化"——"职业化、规范化、专业化、国际化"。

（一）职业化

指在企业文化内涵上重视培养员工职业化意识，将"关怀、感恩、优雅、大度、宽容"品行作为员工职业准则；对每位员工进行系统的入职培训，由公司总裁李长缨亲自讲授《企业文化培训——根植谊安文化，成就人生理想》为入职第一课；入职后，借助良好的培训体制逐步提高职业修养；让员工明白：好的职业操守将成为自身的终生财富。

（二）规范化

作为衡量企业成熟度的标志，体现在多方面，包括企业制度的规范化、企业结构的规范化、企业产品的规范化、企业管理的规范化等。通过持续的调整、改善，北京谊安公司各个业务环节趋于成熟；2002年7月通过ISO9000质量体系认证，成为谊安产品制造规范化的一个起点；2004年12月，进而通过ISO13485国际医疗器械质量体系认证。

2005年初，正式启动信息化管理，引入办公自动化平台OA、客户关系管理系统CRM、企业资源管理系统ERP等软件系统，使此前建立的管理规定、业务流程、规章制度、行为准则开始通过IT固化；从生产到销售、售前到售后，实现网络系统的全程控制，提高工作效率，减少人为因素干扰。

（三）专业化

涉及多方面，尤指产品研发的专业化。谊安在研发上的投入一直维持在营业收入的10%以上；现已形成100余人的专业研发团队，并与多个专业技术团体、研究所和大学建立了技术合作关系。

（四）国际化

着眼于产品走出国门，尤其进入占据全球医疗消费市场70%的欧美市场，使企业融入经济全球化大潮，打造全球化企业。为此，认真考虑各国技术标准、人文文化和产品文化特色，针对不同地域客户的需求，建立相适应体系，并对产品和服务持续提出改进要求。

2003年，谊安首次派员观摩在德国杜塞尔多夫举办的MEDICA。2004年，首次正式参展MEDICA。从2005年以来，谊安共有3款麻醉机、3款呼吸机、1款输液泵、1款空气压缩机和1款麻药蒸发器相继通过CE认证，取得进入欧盟的"通行证"。2006年，参展在美国迈阿密举办的HIME，并正式迈入欧美市场。同年6月，第一名外籍员工加盟谊安。同年末，进入美国市场需要的FDA认证开始办理。

五、产品研发

（一）研发部门配置

着眼于加速新技术开发与新产品转化，谊安视组织模式科学化、清晰化为衡量企业成熟的重要标志之一。

2005年，在学习国内外众多知名企业组织结构的基础上，通过组织变革，将研发各部门配置为：产品开发部、技术开发部和综合技术部，相互分工与配合并举，核心技术深度挖掘与产品加速更新换代并重。

技术开发部承担关键、核心技术攻关和平台技术、通用技术开发；产品开发部负责将产品按照研发流程尽速推向市场；综合技术部则负责知识产权管理，标准化和技术法规以及技术测评（见图3-23）。

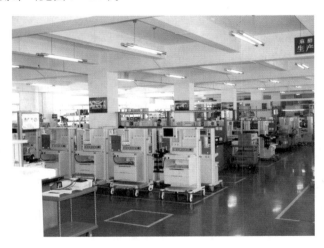

图3-23　研发中心

2001年11月9日，AEON麻醉机首次上市发布。2002年，推出中国首款自主研发、配备有AMIS麻醉信息管理系统的麻醉工作站，Aeon7500。适用于各种类型手术的这一麻醉电子病历系统，可自动记录病人生命指征信息，与标准的医疗统计和分析工具相集成，实现麻醉质量控制并承担临床研究，并可通过数据备份保证数据的完整和安全。鉴于其对于中国麻醉医疗设备的重要意义，2003年4月荣获国家科技部火炬项目称号；2005年5月，7500麻醉工作站获得CE认证。2005年10月，输液泵Epump500上市。同年，接受全国麻醉和呼吸设备标准化技术委员会委托，编纂完成《医用呼吸机·基本安全和主要性能专用要求第三部分：急救和转运呼吸设备》专业技术标准；参与审定《麻醉气体监护仪》、《医用呼吸机·基本安全和主要性能专用要求第一部分：家用呼吸支持设备》、《医用呼吸机·基本安全和主要性能专用要求第二部分：家用呼吸治疗设备》和《医用供应装置》4份技术标准；2005年，获得3项专利权及5项软件著作权；2006年7月，Sousar麻醉机上市；同年10月，新VP300麻药蒸发器上市；同月，Solo呼吸机上市；同年，获得6项专利权及2项软件著作权；同年，Shangrila580呼吸机获得国家重点新产品称号。

（二）麻醉机产品

谊安麻醉机自2005年通过CE认证后，逐渐进入高端市场，包括北京大学第一医院、北京天坛医院、湖南湘雅医院、四川大学华西医院、上海华山医院、重庆市医科大学附属第一医院等多家三甲用户，直接冲击麻醉机中高端传统的进口产品市场，对提升国产麻醉机的整体水平作出重要贡献。

迄今谊安的麻醉机产品已基本覆盖各个细分市场，包括适用乡镇卫生院、美容整形中心和计划生育指导站的简易麻醉机，一级医院使用的普及型麻醉机，二级以上医院使用的多功能麻醉机和麻醉工作站，以及适合军方和急救场合需求、携带灵活的便携式麻醉机等近20个产品型号。满足对成人和儿童患者的使用要求。

（三）呼吸机产品

谊安公司联合外部研发力量，经过4年密集型攻关，在公认技术难度较高的呼吸机产品领域，取得了多方面突破性技术成果，较好地解决了呼吸机的核心技术问题；其呼吸机堪称国内呼吸机代表性产品。

其Shangrila580、Shangrila590治疗型呼吸机突破了屏机分离、流量控制等5项核心技术；Shangrila510、Shangrila590、Solo呼吸机以及Hummer-α空压机更作为中国自主品牌呼吸机中仅有的3个型号产品，获得欧盟CE认证。

谊安的呼吸机产品迄今占据国产呼吸机60%以上的市场份额；同时覆盖急救、治疗两大领域；拥有适用乡镇卫生院、美容整形中心和计划生育指导站的简易呼吸机，一级医院使用的普及型呼吸机，二级以上医院使用的多功能治疗呼吸机和急救场合携带方便的急救呼吸机等近10个产品型号，满足对成人和儿童患者的使用要求。其产品领先地位在治疗型呼吸机市场上尤为突出。

（四）输注产品

谊安从2003年着手研发输液泵；2005年Epump500输液泵正式投入市场。其高精度流量控制技术在国内同行中名列前茅，市场反应不俗。迄今输注产品有输液泵Epump500、Epump500D、注射泵Epump800共3类；其中Epump500D输液泵已获得欧盟CE认证。

（五）"产学研医相结合"模式

谊安视"技术创新"为"产学研"的内核，又以技术与经济的结合为本质特征；以企业为创新主体；挖掘高等院校、科研机构在科研、成果、育人、信息等方面的优势，实现三者结合的创新模式。

先是通过与国防科技大学的合作，在技术创新中沿用"产学研"技术体系，取得良好效果；在此基础上，总结实践经验并结合公司自身特点，提出了"产学研医（相结合）"的创新概念。

其中，"医"，指医院、医生，医疗器械的购买者与使用者——受众。将"产学研"技术创新体系继承、发扬为"产学研医（相结合）"概念，意味着生产医疗器械的企业，在产品的开发与设计中充分挖掘、重视客户需求，与之实现深层的沟通交流，以了解现有产品在临床使用上的不足、常见故障出现的症结所在、维修服务时的不便，以及希望增添或改进的功能；而在临床验证阶段坚持改进产品，最终达到设计目标要求。

在技术创新体系上这一拓展的思路与模式，因视"医"为广义上的消费者、顾客，事实上是"以客户为核心"的企业经营理念在医疗器械产品研发生产过程中的体现。

六、 麻醉呼吸博物馆

现代麻醉和呼吸医学发展过程中作出的各种探索、取得的种种成果、涌现出来的历史人物，是麻醉界和呼吸界的宝贵财富。有鉴于我国尚没有一个专业的收集、保存和展示这些历史资料的专业机构，中国老中青几代人的相关奉献难以被后人所了解，北京谊安公司催生了建立"麻醉和呼吸博物馆"的构想。

为此安排了专人负责筹建，着手收集麻醉和呼吸方面的书籍、刊物、论文和手稿，各历史事件的记录资料和图片，各时期的发现、发明和成果，各时期不同品牌的麻醉机、呼吸机及施行麻醉和呼吸支持时的装置部件，以及有代表性的专家学者资料。

该呼吸麻醉博物馆结构较为特别，既有相对集中的展示空间，又有散落在办公区各条通道、会议室、培训室、办公室等区域的实物与图片展览；它将融合浓郁的历史文化氛围与现代元素，为业内人士提供一个回味100年来现代麻醉和呼吸发展史、查阅史实和资料、交流学术见解的便利场所，在为行业带来历史延续，激励后人奋进的同时，也为自身这家年轻的公司注入历史的厚重感。

七、 流程再造

基于"以客户为经营核心"和"以财务为管理核心"的理念，谊安于2005年开始其流程再造。

（一）以客户体验为经营核心

Bernd H. Schmitt 在《顾客体验管理》一书中定义顾客（客户）体验管理是"战略性地管理顾客对产品或公司全面体验的过程"。客户体验管理注重与客户的每一次接触，通过协调整合售前、售中和售后等各个阶段，各种接触渠道，有目的地、无缝隙地为客户传递良性信息，创造匹配品牌承诺的正面感觉，以实现良性互动，进而创造差异化的客户体验，实现对客户的忠诚，强化感知价值，从而增加企业收入与资产价值。通过对客户体验加以有效把握和管理，可以提高客户对公司的满意度和忠诚度，并最终提升公司价值。

客户体验管理体现了"以客户为中心"的理念。全面客户体验的概念就是："高质量的产品＋优质的服务＋方便的过程"；一个完整的客户体验周期包括：客户细分、产品设计、产品配套、广告宣传、销售、使用、服务和价值挖掘。

2005年8月，北京谊安公司800免费客户电话开通；2006年9月，谊安"客户呼叫中心"正式启用，设有6个座席，直接连通CRM客户资源管理系统、客户数据库和产品数据库。每天有产品专家值守，在线解答疑难问题。配有短信平台，即时向客服和销售等外勤人员发布指令。还有服务监督职能，回访客户对产品和服务质量是否满意。

将传统的关系营销改造为体验式营销，将独特的客户体验创造作为营销的主要诉求点。

从某种意义上来看，客户体验不仅体现了"以客户为中心"的营销理念，而且体现了"以客户为中心"的产品设计理念等。在实际操作中，从企业产品的设计开发到产品的包装、从销售大厅的布局到售后服务的提供，体验式营销都蕴涵着提升客户体验的思想。客户体验的提升最终提高了客户忠诚度和满意度，增加了客户价值。

（二）以财务为管理核心

在中国的中低端市场，价格成为核心竞争力。在这样一个客户对产品认知的层面，谁的价格低往往就能在竞争中获胜；致使在许多招标中，"价格最低者中标"成为规则。由此导致一个突出的危险现象：技术低劣者有了生存机会，品牌企业反而被逼背离持续提升质量和服务的企业宗旨，转而求助于低劣材料、偷工减料、减少质控环节、降低服务标准、使用初级员工等手段来降低成本。毫无疑问，这种市场文化只会导致品牌价值的丧失，甚至导致行业崩溃。从现代欧洲制造型企业的发展看，低成本高效运营是企业的核心竞争力。营销人员面对竞争中价格上的弱势会给后台研发和制造施加很大的压力。

有鉴于上述情况，谊安在公司中推行全面预算管理，财务部门参与产品定价、成本核算和费用监控的各个环节；旨在以合理定价、合理利润、优质产品和超值服务，保证品牌的健康成长。

在财务管理方面，谊安坚持按不低于年营业收入的10%投入研发，每年根据财务预算确定可安排项目数，按照项目的优先级排列实施研发费用的控制，以避免"低价跟风"销售、研发经费无保障、企业发展没有后劲的弊病。

2006年，谊安进而引入ERP系统，对制造体系严格财务监控，通过提高库存周转率有效地控制成本与现金流。

八、信息化管理变革

2004年底，北京谊安公司的信息化建设规划出台；2005年3月，全面启动信息化管理。先是成立了 IT 部门，继而陆续引进办公自动化平台 OA、客户关系管理系统 CRM 和企业资源管理系统 ERP，并加强机房建设和网络环境建设。

（一） OA

在为实施信息化进行选型时，谊安总裁李长缨提出："软件是有思想的，IT 就是一种管理思想，我们在选软件的时候，关注的是它能给企业带来什么样的管理思想和行为方法。"OA 办公自动化系统是在 2005 年 5 月被率先引进的，相继实现了沟通便捷、流程改造、公司行为规范、任务安排、资源整合管理、车辆管理、知识管理等效能，构建了谊安集团化的信息沟通，保证其公司总部与国内各分支及海外分支之间及时有效的业务处理。

（二） CRM

为将企业信息化管理的效益从内部扩展到客户，谊安公司于 2005 年 6 月通过招标确定了专项的项目开发，第一版的 CRM 系统于同年 9 月上线测试使用；随后系统进行了第二次开发，建立了统一的客户资源数据库。

CRM 作为新一代的客户关系管理系统，把企业的销售、市场和服务等部门整合起来，把各个渠道传来的客户信息集中到一个数据完备、功能完善的客户数据库中，使之在营销中发挥整体的功能。由于 CRM 整合了客户、公司、员工等资源，对资源有效地、结构化地进行分配和重组，便于在整个客户关系生命周期内及时了解、使用有关资源和知识；简化、优化了各项业务流程，使得公司和员工在销售、服务、市场营销活动中，能够把注意力集中到改善客户关系、提升绩效的重要方面与核心业务上，提高了企业内部系统对市场的快速反应和反馈能力；也允许客户便利地根据需求迅速获得个性化的产品、方案和服务。

（三） ERP

ERP 把供应链上的人、财、物、产、供、销及相应的物流、信息流、资金流、管理流、增值流等紧密地集成起来，实现资源优化和共享，实现企业内部资源和企业相关外部资源的整合。为将信息化管理进一步推进到整个供应链，2005 年下半年北京谊安公司开始了 ERP 的选型，经过重重筛选评审选定 Exact 公司的信息化解决方案。2006 年 11 月， ERP 系统在谊安上线。由于在前期的流程改造中坚持及时发现问题和解决问题，显著提高了供应链的透明度，亦为 ERP 系统的正式上线打好了基础。目前，ERP 系统已经将谊安公司的整个销售、生产、财务有效地结合，从销售下订单到生产计划到成品入库到发货计划，全面实现网络化管理；公司的每一样货物都有明确的编码，从生产到领用，从新的到旧的，全部纳入 ERP 的规划管理中。

九、 国际化征程

（一） MEDICA 展会

谊安在经过对德国杜塞尔多夫国际医院及医疗设备展览会 MEDICA——公认的全

球最大医院及医疗设备展览会——作认真的可行性探索与研讨后,2004年11月首次参加了其第36届展会,带去了全系列产品在24平方米的展台中进行展示,引起观众的广泛关注。参展期间,谊安公司共接待了来自65个国家242家公司的客人,部分达成了合作意向。

随后的实践表明,参展MEDICA使谊安对国际市场与产品的技术走向加深了认识,也使国际同行认识了谊安,对其未来国际化道路的发展和规划起到了很好的参考作用。此后的1年里,谊安产品的国际销量大幅上升,并从此将MEDICA作为其与国际市场的重要结合部。

(二)CE认证

谊安预见欧美市场是中国医疗器械生产企业未来必争之地,因而对欧盟市场的强制性认证标志"CE"重视有加。为使产品符合欧盟《技术协调与标准化新方法》指令的基本要求,体现对公共安全、卫生、环保及对消费者的保护职责,经过一年的精心准备后,谊安于2004年12月迎来了CE认证的审查。2005年5月,谊安公司生产的Aeon7400A麻醉机在国内率先通过CE认证,得到了打开欧洲市场的钥匙。2006年6月,谊安有4款产品(Shangrila510呼吸机、Aeon7200A麻醉机、Aeon7500A麻醉机、VP300麻药蒸发器)通过CE认证。其中Shangrila510成为中国首款通过CE认证的呼吸机,而VP300的CE认证还被业界称为"率中国麻药蒸发器走向世界"。在此以后,谊安的产品(Shangrila590呼吸机、Solo呼吸机、Epump500D输液泵、Hummer压缩机)陆续通过CE认证,为其公司实现国际化的战略目标打下了基础。

(三)国际同行交往

谊安有鉴于全球的医疗器械生产基地正在向中国转移,近年来越来越多的中国制医疗设备出口到欧美国家,秉承打造国际品牌的理念,依托国际化研发机构和CE产品的严格标准,将产品陆续销往海外40个国家及地区。这在一方面获得了欧美市场的广泛认可,另一方面也吸引了国外同行业的知名企业陆续走近谊安。GE、Philips、Tyco、Penlon、Blease、Heyer等国际同行知名企业相继来访交流与探讨合作。提高国际市场份额,已成为北京谊安今后的重点策略之一。

十、任重道远

北京谊安公司现有员工人数超过400,年营业收入跨过亿元大关,成为中国在麻醉机和呼吸机产业领域人数多、营业规模大、市场份额大、技术领先的企业。但谊安人并不因此而漠视其与欧美企业的差距——尽管已实现出口40个国家,但在欧美的份额仍微薄;对此没有全归因于欧美消费者对中国品牌的历史性偏见,而是承认自身产品技术、工艺、可靠性和可用性方面的不足,经营管理的理念也带有浓厚的中国的传统烙印,制约着走向国际型企业的发展。如何能够成为具有国际地位的"麻醉和呼吸的专家",是摆在这家年轻企业面前的历史性任务。

许多中国企业在创立之初,对知识产权的关注比较淡漠;而是在发展壮大过程中,理解到形成独立自主的知识产权的至关重要。

2005 年，北京谊安公司成立了专门的技术法规部，对自身产品的知识产权负责。迄今谊安已拥有 9 项专利，计划在 2007 年底完成全部独立自主知识产权的清理整改工作。

2006 年 10 月，谊安股份制改造完成，正式启用"北京谊安医疗系统股份有限公司"的新名称；随之建立起清晰、严谨的产权结构、法人治理结构和财务报表制度。随之而来的新课题，还有资本市场运作、多元文化融合等等。谊安认识到，高速发展的中国经济固然给了企业太多的机遇，企业必须抓住这些机遇，并保持足够的冷静与强烈的危机意识。

2007 年，谊安位于北京丰台科技城的新办公大楼正式启用。它是一个很好的象征——年青的谊安志在基业长青，超越前人；6 年的谊安已在规划自己今后的 10 年、20 年……

第八节 北京天惠华数字技术有限公司
——全数字超声诊断之星

一、简史

北京天惠华数字技术有限公司是北京—清华工业开发研究院旗下的骨干企业，坐落于北京中关村科技园区，也是北京市政府认定的高新技术企业，致力于数字化医疗系统的研究、开发、制造和销售，企业注册资金2550万元。以北京—清华工业开发研究院为依托，天惠华公司聚集了一批高素质、多学科的海内外人才，研究、开发了TH系列全数字超声诊断系统等数字化医疗产品，这些产品均具有自主知识产权，取得了众多专利。

天惠华公司超声诊断系统的研究历史可以追溯到1998年，从产品的原理样机设计开始，坚持走自主创新的路线，历时8年的时间，走过了全数字黑白超声诊断系统研发、中试和产业化的全过程。由于所推出产品均具有自主知识产权，性能好、成本低，自2003年进入市场后，一举改变了进口产品垄断中国高端黑白超声市场的局面，迫使其降低市场售价，乃至逐步放弃中国黑白超声市场。天惠华公司在3年的时间内成长为年销售收入过亿元的专业超声企业。

二、创业者

张送根博士，男，1966年12月出生，天惠华公司主要创始人之一，学术带头人，1991年1月～1995年7月在俄罗斯科学院无线电技术与电子学研究所从事声显微成像技术的研究工作，获博士学位，博士论文为：《声显微成像技术和方法研究》；1995年8月开始在中国科学院电子学研究所微波电子学研究室工作，先后承担了"921-2工程用微波遥感器行波管放大器"、"风云二号03星行波管放大器"等多项国家重大航天工程项目研制工作，以及国家自然科学基金"声显微成像新技术研究"等基础研究工作。

1998年3月在国家人事部留学归国人员择优项目支持下，以张送根博士为领导的科研骨干组织了一批来自中科院、重点高等院校的科技队伍，开展全数字化超声诊断系统技术研究。在此后的科研工作中，张送根博士的科研团队还先后获得国家自然科学基金课题、国家外专局"引智"项目和北京市科技合同项目的支持，经过多年的不懈努力，在医用全数字超声诊断系统技术方面取得重大突破，取得了具有完全自主知识产权的创新成果；并在此基础上，在北京—清华工业开发研究院和多家机构的投资支持下，于2001年创办了北京天惠华数字技术有限公司，开始了科技成果产业化的新历程。

持续多年领导团队进行高技术企业的创业工作，使张送根博士积累了丰富的创业经验，通过成功地主持多项企业新技术、新产品的创新、开发，成为在行业内具有一定影响力的专家。其国内学术兼职有：中国医学装备协会理事，中国电子学会生命电子学分会常务理事，中国超声医学工程学会计划生育专业委员会副主任委员，北京生物医学工程学会常务理事，中国生物医学工程学会数字医疗及医疗信息化分会委员。

三、历程

2001 年 5 月，北京天惠华数字技术有限公司创办成立；同年 11 月，天惠华公司获得科技部科技型中小企业技术创新基金支持，是当年光机电一体化领域唯一专题评审的中标项目；2002 年 7 月，天惠华公司被北京市科委批准为"高新技术企业"；同年 11 月，TEKNOVA TH 系列全数字超声诊断系统医疗器械注册许可证；2003 年 3 月，天惠华公司完成年产 200 台小规模生产线建设，并启动市场销售活动；当年销售额即突破 800 万元；同年 5 月，天惠华公司获国家发改委重大高新技术产业化专项支持；同年 7 月，天惠华公司开发的 TH 系列全数字超声诊断系统获北京市重大科技成果转化项目支持；同年 12 月，在黑龙江省卫生厅防"非典"设备招标中，因其出色的性能价格比和优异临床表现成功中标 12 台，为抗击非典作出贡献；2004 年 1 月，天惠华公司通过"医疗器械质量管理体系（ISO9001）"认证；同年 11 月，天惠华公司在卫生部举行的应急系统项目和国家救治体系项目 B 超招标中成功中标；同月，再在卫生部举行的血吸虫防治项目数字 B 超招标中中标；2005 年 6 月，天惠华公司开发的 TH 系列全数字超声诊断系统获国家重点新产品证书；2006 年 1 月，在世界银行"卫八"项目招标中，天惠华公司数字 B 超产品成功中标。

四、文化

天惠华公司的英文标识为"TEKNOVA"，寓意科技之星、智慧之星、民族品牌之星。

如果说企业文化的内核是价值体系——使命感、价值观、价值制度等，那么天惠华公司作为一个中国医用超声诊断设备专业发展商、制造商，其"明星"理念与追求，突显的是"立足本土、具有独立知识产权的专业医用超声诊断技术公司"之企业形象；公司标志选用蓝色，也是科技、希望和生命主题之象征。

在这样的企业文化中，天惠华提炼出几点理念：

核心理念——普天健康，惠我华夏；

发展理念——秉承民族精神，争创世界一流；

服务理念——服务大众，质量第一，取之有道，回馈社会。

在业务实践上，天惠华强调以质量和技术为根基，所谓：

以质量为立足之本——为社会不断提供高品质的产品是核心任务；

以技术为发展之源——依托海内外人才优势，纳百川而汇汪洋，以勤奋创新精神向社会奉献质高价优的产品。

五、创新

以科技创业的北京天惠华公司，由风险投资辅助，在短短几年间，围绕着仅有 4

人的创业队伍，吸纳了一批高素质人才，迅速打造出令人瞩目的研发、生产、销售和技术服务实力。

公司目前拥有的 35 人研发和技术管理团队，分别来自中科院、清华大学、北京大学、北京航天航空大学等重点院校，以及中国医药集团等行业知名企业，其中博士 3 人，硕士 6 人，其余均为大学本科学历，专业涉及电子工程、软件工程、材料物理、临床医学、生物医学工程等，构成了结构比较完整的高水平医用 B 超研发力量。

这支团队，是天惠华成功开发出国内第一台拥有完全自主知识产权全数字化 B 超，并成功进入市场的依靠。2003 年经北京市科委组织专家对"天惠华全数字黑白医用超声诊断系统"进行了成果鉴定，认为该系统"技术起点高，拥有自主知识产权，处于国内领先地位，主要性能达到国际先进水平。"迄今该项目已申报一项国内发明专利和一项国际发明专利，软件方面亦已申报著作权。

统计数字表明，截止 2002 年底，中国市场上高档黑白超基本上为进口产品所垄断，售价均超出 40 万元。2003 年度，天惠华自主创新的数字 B 超成功进入市场，一年多后，上述产品价格下压到不足 30 万元。如按近年高档黑白超市场年销量 2000 台估计，上述形势转折，每年可为国家节约采购支出 2 亿元以上。由此亦可见，提高国产超声设备的技术水平，开发、生产和销售具有自主品牌和知识产权、高技术含量医用超声产品，必要而紧迫，具有重要的社会、经济意义。

可喜的是，作为一个科技型中小企业，天惠华以其学术带头人张送根博士为首的领导班子，重视技术创新，数年不懈攻关，终于攻克全数字 B 超的技术难题，取得完全自主知识产权和核心技术成果；天惠华亦因之成长为民族高科技医疗器械企业之新星。

六、产品

天惠华在产品研发中注重临床合作与市场国情，尤其是经济不发达地区、地域偏远地区、医疗设施和医生水平缺乏的医疗机构之需；同时借助其产品提供的数字化远程实时通讯技术，便利医生从服务中心获取使用指导、维护服务，以及医疗中心的远程医疗诊断。

（一）TH 系列全数字超声诊断系统

TEKNOVA TH 系列全数字超声诊断系统是结合国际上 B 超发展技术成果推出的一款全数字化高档黑白超声诊断系统。该系统采用了高精度数字化波束形成器、连续动态聚焦、动态变孔径和动态变迹，以加强图像细节和真实感；标准 PC 平台和专业设计的控制面板提高临床诊断的可操作性。TH 系列产品系统支持宽频带、高阵元密度、高灵敏度的电子凸阵探头、电子线阵探头、腔内探头、相控阵、电子微型凸阵等多种探头。该系列产品主要适用于对胸部、腹部、盆腔内实质性脏器、浅表组织、心脏及外周血管的超声诊断，可广泛应用于腹部、妇科、产科、儿科、血管、心脏和泌尿系统等多项超声检查。

TH 系列全数字超声诊断系统同时向用户提供多种测量功能，包括距离、面积、周长和容积等基本测量，以及产科、妇科、心脏及泌尿系统的特殊测量；并配备电影回放、病人报告、图像管理等功能，和支持 DICOM3.0，可进行图像的实时动态网络传输。

该系列产品还可配备：穿刺引导架，超声报告软件（可直接在本机编辑、打印标准超声报告），光盘刻录软件（用于将本机内存储的图像、电源回放文件直接刻录到光盘上保存），组织谐波成像软件等。

（二）TH-5000 型系列全数字彩色多普勒超声诊断系统

TH-5000 型系列全数字彩色多普勒超声诊断系统是天惠华在前述全数字超声技术平台基础上，兼顾国际医用超声近期技术发展方向和国内基层医疗市场的需求，进一步研发推出的一款全数字化彩色超声诊断系统。

该系统保持了前述 TH 系列全数字超声诊断系统效能，同样支持多种探头和提供多种测量功能，适用于各级医院各相关科室；并又采用了低噪声、高灵敏度的信号采集、处理技术；其血流显示能力在彩色敏感度和清晰度上有较大幅度提高；所采用关键技术计有：大规模、高速 FPGA 器件开发数字化波束形成器；高精度、高性能数字化前端系统；高速数字信号并行实时处理；彩色血流成像和多普勒频谱分析；谐波成像；彩色血流高灵敏度滤波器；多普勒彩色超声图像后处理；相位校正。

七、业绩

在 2004 和 2005 年医疗设备阶梯选型中，经专家组对国、内外参评超声诊断系统性能、图像、安全可靠性等的全面评估，天惠华超声产品综合性能得到充分肯定，其 TH 系列超声诊断系统连续两年荣获黑白超声第一名。

同时，在血吸虫防治项目、国家医疗救治体系项目和世界银行"卫八"项目招标中，天惠华公司的黑白超产品因性价比优势而连续中标，共计 600 余台。

经过几年的努力，天惠华按照 ISO-9001 质量管理标准建立了产品制造和质量控制体系，并规范了财务管理制、会议管理、人力资源管理及绩效考评、固定资产管理、产品研发管理流程和技术保密等方面的制度；形成了年产 1000 台高品质数字 B 超的生产能力；建立了一支包括制造工艺、质量控制、生产管理等方面结构比较完整的生产骨干队伍，以及高水平的产品研发、试验和生产条件。

在天惠华初步建成的全国性市场营销体系中，用户已覆盖全国 29 个省市自治区；实行产品直销与发展分销代理相结合，逐步壮大营销网络；又开设了售后服务热线电话，相应建立起全国性的售后服务网络。

天惠华预期在 2007 年取得产品的 CE 认证，继而进入国际市场。

八、机制

重视人才激励机制。吸引来自中科院系统、著名高等院校以及大型国企的多专业领域科技骨干，构成高水平、结构比较完整的医用 B 超研发团队和管理核心。

重视技术创新投入。得益于较强的风险投资意识，并积极运用各类国家科技项目支持，从而较快进入发展阶段。

建设学习型企业。以人为本，鼓励员工与企业共同成长；从管理者到普通员工，鼓励、支持全员学习新知识、新技能，提供学习、培训机会，支持鼓励专业培训与业余自学相结合。

九、展望

天惠华从国家医疗市场发展趋势与速度着眼，没有满足于过去取得的成绩；在悉力开发适合中国市场特点的数字化彩超的同时，正在投资建立年产3000台数字超声系统，集研发、制造、服务一体的新型产业化基地（见图3-24）。

另一方面，在继续满足国内医疗市场需求的同时，天惠华正积极准备开拓国际市场——即将推出满足不同国家、地区需要的出口型产品，即将取得欧盟的CE认证，并建立相应的客户服务体系。与此同时，天惠华将加强与国内外同行广泛地开展技术、工业和贸易合作；从单一技术产品模式，扩展到多元化、多边技术交流合作的发展模式，与医疗行业共同进步，共同发展。

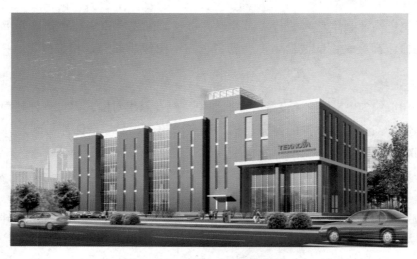

图3-24　新型产业化基地主楼

第九节　山东新华医疗器械股份有限公司
——走向国际化的国有老企业

在中国医疗器械工业近年的快速发展中，涌现出大批新兴生产企业，一些国际知名医疗器械公司也相继进入中国市场，这都在不同程序上促进了国内医疗器械产业的发展。与此同时，医疗器械工业中的国有老企业命运如何？它们能否顺应时代潮流，借助良好的市场环境，在深化企业改革的基础上，学习借鉴国内外成功企业的经验焕发生机，走出自身创新发展之路？在这方面，凝聚着中国革命历史烙印的新华医疗，经历了一个辉煌的发展历程。

一、新华医疗的由来

1942年，时当抗战关键阶段，军需供给困难。八路军胶东军区后勤部决定建立药械厂，研制急需药品和医疗器械。为此从各单位抽调了18名战士，在胶东抗日根据地的牙前县（今山东省牟平县）后垂柳村，借用几间民房，初建药械组；并从前方医院调来银匠出身的蔡锦章，从家中挑来一担工具：1个风箱、1把手钳、1方铜砧、两把小锤，担负起修造制药器具和研制简易医疗器械的任务，此即为山东新华医疗器械厂的雏形（见图3-25）。

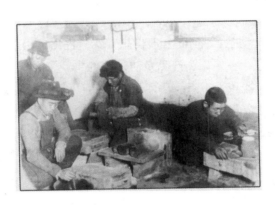

图3-25　战争时期的生产

抗战胜利后，器械组随制药组迁至牟平县观水村，并扩招部分钳工、电镀工和6名日籍技术人员。同年秋天，由军区卫生部命名为"新华药厂"和"曙光牌"商标。

1948年5月，药厂扩大了敷料、玻璃器皿等医用物资的生产，职工已达到747人，隶属于华东财办生产供应部，下设制药、器械、生物制品、电解敷料、玻璃等6个分厂，附设研究室、印刷部和华东化工专科学校。医疗器械分厂职工发展到200余人，加工设备增添了冲床、台钻和钳工案子等。同年10月，器械分厂随制药厂迁到鲁中张店，职工发展到 257 人，下设钳一、钳二、电镀、炉工、发电、冶金、修理 7 个生产室（车间），主要生产剪、钳、镊等手术器械，并负责药厂、各分厂生产用电及张店街道照明供电。从 1950 年起，器械生产计划主要由总厂承接中央定货，然后对器械分厂下达任务指标，产品大部分供应军需。1952 年，器械分厂针对抗美援朝战争需要，主要生产部队急需的 102 件套外科手术器械包和普通手术器械，并出色地完成了战伤器械生产任务。

1953 年 6 月 1 日，器械分厂与新华制药厂分开，划归轻工业部医药工业管理局领导。1953 年 7 月 27 日正式独立命名为"山东新华医疗器械厂"。

二、建国后的发展

1955 年，抗美援朝战争结束后，医疗器械生产任务不足，开始转产农用压缩喷雾器等民用产品。1956 年春，全厂提前 22 个月完成"一五"计划指标，"一五"期间在生产规模、装备、能力和人员素质上都有较大提高，跻身我国医疗器械行业骨干企业。1959 年 1 月，试制成功首台 30mA X 线机、手提式消毒锅、万能手术床、万能产床等。是年完成工业总产值 356.88 万元，利润 190.1 万元。

1960 年正值我国经济困难时期，全厂在厂外积极支援农业生产，在厂内大搞技术革命和技术革新。从 9 月 1 日起，正式使用"新华"牌注册商标。邀请苏联专家指导手术器械制坯工艺等，推进了毛坯冷辊锻重大工艺试验。研制成功 40 公升真空泵、微粒子电动喷雾器等。1961 年在手术器械生产中开始试行冷精压、精密模锻工艺。在新材料试验中，尼龙注射器和针头压铸成功。是年生产品种扩展到手术剪、止血钳、医用镊、帕巾钳、注射器、针头、万能手术床、万能产床、手提式高压消毒器、离心机、真空泵、30mA X 线机、工业手电钻、台钻等 10 多种。

1964 年制定了"三五"期间发展设想方案，提出"仍以常年生产的基础外科器械为主，适当增加注射针头、床类产品及防疫车的生产"，以提高产品质量，增加品种规格和生产不锈钢手术器械为重点。手术器械开始打进国际市场。1965 年新产品神经外科器械包试制成功，全套 60 个品种、111 个规格共 189 件。1969 年 4 月，尼龙座注射针头试制成功，为注射针生产开辟了一条新路。

1970 年 4 月，企业隶属关系下放至山东省卫生局。1971 年大幅度增加塑料尼龙制品，新产品 ^{60}Co 放射治疗机试制成功，并开始研制 200mA X 线机、心血管器械包、同位素扫描机等。

1974 年，建造 5 层 X 线机生产大楼，计划建筑面积 9842 平方米。卫生部和省卫生局共投资 174 万元。省内首台 YZT-I 型医用同位素扫描仪研制成功。SA5 型手外科器械包和血管吻合器械首次在广交会上展出。1978 年，有 4 项科技成果获奖：电子动态喉镜获全国医药科技大会成果奖；500mA 颅脑 X 线机获淄博市科技成果奖；血管吻合器械包获市科技成果奖；神经外科显微器械包获市科技成果奖。

三、改革中的求索

1979 年，国民经济进入 3 年调整时期，厂内医疗器械生产计划大幅下降，200mA

X 线机由 1978 年的 260 台下调到 70 台。在医疗器械生产不足情况下，发挥拉拔工艺和磨光电镀优势，上马拉杆天线类电子产品。10 月，国家工商管理总局批准使用"新华"牌注册商标。11 月 20 日，填补国内空白的"73－Ⅱ"型血管吻合器通过技术鉴定。1980 年完成工业总产值 845.2 万元，有 6 种产品打入国际市场，出口总额达 142.8 万元。

1981 年，厂研究所设计、试制完成了程控消毒柜、垂体瘤器械包、ST5 型环类钳异物起取器、双极电凝器、普通中型消毒柜、音乐治疗机、电动胸片架等 10 项新产品；完成了 ^{137}Cs 治疗机、台式消毒器、30 公升真空泵、手动喷雾器 4 项产品设计。

1982 年，企业管理日趋规范，新产品研制成效明显，开发并投产的新品有程控消毒柜、椎间盘显微器械、鼻蝶入路垂体瘤显微器械、基础显微器械等 28 个品种，其中程控消毒柜和鼻蝶入路垂体瘤显微器械填补了国内空白；输精管环夹式节育器械获省局科研二等奖；气管异物起取钳获省科研三等奖。1983 年，在原经济责任制的基础上，对车间实行"三包"、"两定"、"八制约"。

1984 年在企业整顿"五项工作"验收合格的基础上，向"六好企业"目标继续整改。1985 年推行了以利润为主要指标的经济承包责任制。继续推进美国预真空消毒柜等生产技术的引进，并就生产一次性注射针、注射器的合资及引进广泛探讨。1986 年，完成安瓿灭菌检漏柜、手控小型消毒柜及多功能电动器械的研制。1987 年开始试行分厂制和干部聘任制，对生产车间（分厂）实行工资总额与实现利润挂钩的经营承包责任制。灭菌化学指标卡研制成功（系购买的国内专利项目），达到 80 年代初国际水平。一次性注射针针管生产的出国培训任务完成，生产车间的改造工程基本竣工。至此，企业已发展成为具有独立设计研制能力和完备的工艺制造手段，在国内具有相当规模的综合性医疗器械骨干生产企业。

1989 年，技术开发部完成研制两台环氧乙烷灭菌器；医院设备分厂完成研制 3 台 ^{60}Co 治疗机；自行研制开发的脉动真空灭菌器获山东省科委技术进步二等奖；手术器械分厂完成了 3 种新品设计；一次性注射针和高腔数针座及护套模具通过省级技术鉴定。1990 年，共开发新产品 16 项，完成新工艺应用 8 项。^{60}Co 治疗机等 4 种新产品通过省级技术鉴定。有 10 项科研成果获省级"双革"成果奖，19 项获市级"双革"成果奖。1992 年，在全厂管理、技术、辅助岗位实行"定岗、定责、定员"，开展改革试点，按产品划分为医用焚烧炉和尿液分析仪两个承包体，实行产、供、销一体化经济承包；推进干部人事制度改革；还积极探索发展第三产业、企业股份制改造、保护企业经济技术权益等方面。成立销售处，下设"三科一室"，新增商业销售网点 20 个，产品销售率超过 100%。

1993 年正值企业创建 50 周年，成功改制为山东新华医疗器械股份有限公司，进入大型企业行列，完成兼并淄博电镀厂，取得了自营进出口权，建立国际贸易部；在各个分厂及经营实体中全面实行了产、供、销、人、财、物一体化经济承包责任制。1994 年，把销售工作放在各项工作首位，铜针、一次性注射器成功出口，^{60}Co 治疗机、消毒灭菌器、手术器械成功内销；在国内组建了 8 个办事处，初步形成国际贸易部（产品出口）、销售公司（商业渠道）、生产分厂（各地医疗单位）、各办事处（划片销售）

优势互补，国内外两个市场共同开发。注射器、铜座针、手术器械产品打入美、日、罗、俄等国家，出口形势迅速好转。进一步完善分厂经济承包责任制；改革后勤管理体制，成立了新华经贸总公司；对职工医院、子弟学校、幼儿园逐步实行费用包干；成立了4个科工贸一体化科技公司；进入全省50家现代化企业制度试点单位。新建了消毒灭菌设备和针管生产线扩产车间，FCC-7000型计算机控制60Co治疗机、颅脑手术头架、泌尿外科器械通过了国家和省级技术鉴定，胆囊切除器械、妇科手术器械、电凝器、气腹机、冷光源完成样品并投入临床使用，新型水处理设备投放市场，Ⅱ型尿液分析仪开发成功。与AMSCO消毒灭菌设备技术洽谈完成了可行性报告，并得到市政府批准。

1995年，在年度医疗器械企业50强中，产值和销售收入均列第三位。全年产销率达到99.5%，出口交货值比上年翻两番。手术器械产品产值和销售收入均超过了千万元。坚持以市场为导向，重点保出口、保高效益产品，第一季度出口器械包2400套，下半年出口1447万支消毒针和796万支注射器。首次将新产品开发纳入经济责任制进行考核。一次性生产大楼完成改造设计，内窥镜器械和一次性医用器具毁型机通过技术鉴定，放射治疗模拟机、小型环氧乙烷灭菌器完成设计，螺旋式注射器开发成功，尿10项分析仪投入生产，注射针针尖锋利度攻关项目取得突破性进展，铜针和一次性注射器卫生生产许可证换证通过验收，与意大利伊马公司合资生产制药机械的准备工作全面完成。

四、新世纪的进取

从1996年1月至今的10年时间，是新华医疗发展最快的时期。

（一）整体实力提升

从2000年11月在淄博高新技术产业开发区征地380亩筹建的新华医疗科技园，经过三期工程建设后已初具规模；2001年又在开发区征地200亩组建了安得医疗科技有限公司，并投入运营；2002年，新华医疗2100万A股股票在上海证券交易所挂牌上市，成为国内医疗器械行业第三家上市公司（见图3-26）。

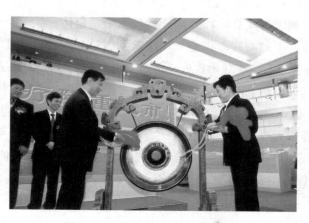

图3-26　新华医疗成功上市

新华医疗为中国医疗器械行业协会副会长单位和国家消毒灭菌设备专业委员会理事长、秘书长单位；2004年，新华医疗在国内医疗器械生产企业首家获评为"全国百家质量管理先进企业"；2005年获得国家企业技术中心认定为国内医疗器械行业首个国家级企业技术中心；2006年，又在国内医疗器械生产企业中首家通过"标准化良好行为"ＡＡＡＡ级确认，实现标准化管理；所生产"新华医疗牌"医用灭菌设备再获中国名牌产品称号。

新华医疗现已发展成为拥有2000多名员工；在全国近百个城市设立了产品销售及服务机构；产品涉及消毒灭菌设备（见图3－27）、放射治疗设备、数字诊断设备、医院整体供应室、制药设备、医用环保设备、外科器械、医用检测用品、一次性医疗用品、空气消毒器等10大类别，在国内医疗器械行业中独树一帜的综合性医疗器械专业生产企业。其中消毒灭菌设备和放射治疗设备两大产品的产量、质量和市场占有率均居国内第一；新华牌消毒灭菌设备产品于2006年5月30日荣获中国质量检验协会颁发的"全国质量检验稳定合格产品（1996～2006）"证书。目前公司年产各类放射治疗设备100多台套，居国内首位。

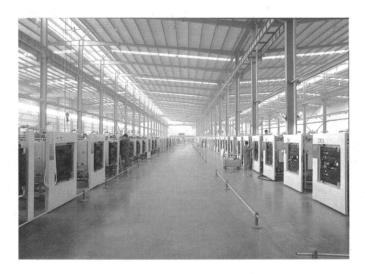

图3－27　灭菌设备生厂车间

其主导产品——消毒灭菌设备，分为消毒设备和灭菌设备两种。在消毒设备类中，消毒方法涵盖主要类别——紫外线消毒器、臭氧消毒器、高压静电场消毒器；用途涵盖床被褥消毒器、全自动清洗消毒器（主要用于手术器械的消毒）、内窥镜清洗消毒机、外车清洗消毒机（用于病床、医务推车等大型用品的消毒）、多舱式全自动清洗消毒器等。在灭菌设备类中，产品亦涵盖压力蒸汽灭菌器、干热灭菌器、环氧乙烷灭菌器、过氧化氢等离子体灭菌器等主要类别；容积则涵盖从几升到几万升的各种品种规格，可以满足医院、制药方面的各种需求。目前公司年产各类消毒灭菌设备已逾3万台。在品种和产量上都跃居世界第一位。新华医疗整体实力已在国内同行业中名列前茅。

（二）技术创新优势

1．为适应公司快速、持续发展的要求，理顺企业技术创新机制，实现产品的开发、生产和销售的有机结合，新华医疗设立了企业技术中心，加强对技术创新的组织、协调和管理（见图3－28）。此技术创新体系主要由两大板块构成，一是按照产品的不同类别，研发人员分别归属各生产分厂进行管理和使用，使产品开发按照市场需求进行，避免与生产、销售脱节，同时提高产品的开发速度，利于市场竞争；二是由公司直属管理5个新产品开发部，分别承担中长期战略不同产品的研发，提供新品储备，加快转产和市场投放速度。

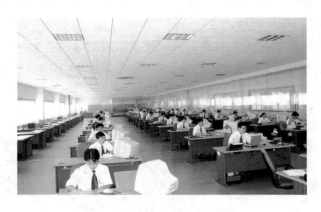

图3－28　技术中心

2．重视人才的引进、使用和管理。多年来，新华医疗重视各类人才引进、管理和使用，除每年从各大院校招收近百名应届毕业生充实技术和管理岗位外，并采取公开招聘方式，从社会各界吸纳有经验、有能力的专业技术人才，也聘请国外研发人员，或者是让他们在国外做研发。使企业人才结构呈现年轻化、专业化、国际化趋势，保证企业创新活力。

3．加大科技投入，改善技术开发环境。在产品设计和技术开发方面，从AUTOCAD到solidworks，公司CAD软件经历了从二维到三维的变革；PDM（产品数据管理）系统和CAPP（计算机辅助工艺）系统在成熟设计重复使用，规范化工艺定制，促进设计水平提高和产品质量改善。许多产品都是按照用户的要求，现场进行设计。

4．积极采用新技术、新工艺。如自行研制开发、具有国内领先水平的钴60治疗机、放射治疗模拟机、医用电子直线加速器、数字X线机等放疗诊断设备和各类消毒灭菌设备、软袋大输液制灌封自动生产线、医院整体供应室等产品，均大量采用计算机控制技术、数字技术及专利技术，多种产品技术指标达到国际先进水平。

5．实行科技奖励政策。制定了一系列科技奖励政策。对当年完成的产品开发项目，除按照技术含量、创新难度、新技术应用、市场前景等情况给予一次性奖励外，还根据产品投放市场后的销售收入按一定的比例连续3年进行提成奖励；所有奖励都在每年召开的企业技术创新奖励大会上兑现。目前企业拥有的国家级新产品数量已达到

15个。

（三）营销机制灵活

在国内市场开发方面，为拓宽销售渠道和销售方式，在营销机制、人员配备、网络建设、展会组织、企业标识、形象宣传等方面投入大量人力、物力。在营销方式上，除实行按产品和区域销售外，还通过邀请国内重点客户来企业参观考察、组织召开新产品推介会等方式，扩大企业影响。目前在企业从事产品销售和服务的人员已超过300人。加大投入、精心组织参加国内外大型展销会。针对国家近几年强化政府采购措施，新华医疗加强了对国内医疗器械产品的投标工作。仅2004年参加的国家发改委和卫生部组织的大型医疗设备、医疗用品招标会，就有近1亿元的医疗设备中标。相继在全国100多个城市建立了产品销售及服务机构。组织参加各种行业研讨会、学术交流会、专业推介会、专家座谈会、国际研讨会、专业培训班，均取得了很好的效果。

（四）质量和标准

自70年代以来，公司就提出"以质量求生存"的战略，建立健全了质量管理制度，完善和规范了质量管理体系，把质量管理贯穿于企业生产和经营的全过程（见图3－29）。公司被评为"中国品牌质量无投诉企业"；先后通过了ISO9001、ISO13485质量体系认证，消毒灭菌设备产品还通过了美国压力容器的ASME质量体系认证和欧盟的CE产品认证；放射治疗设备产品通过了国内的3C认证、欧盟的CE产品认证和CB安全认证。

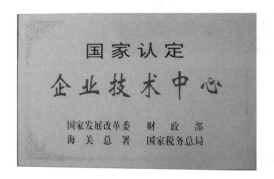
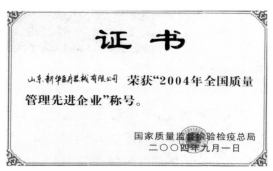

图3－29　"以质量求生存"

新华医疗也是"全国消毒技术与设备标准化技术委员会"、"卫生部消毒标委会"等多个标准化委员会的成员单位，参与了26项国家标准、行业标准的起草，正式颁布的有GB18281.1－2000、GB18281.2－2000、GB18281.3－2000、GB18282.1－2000、GB18278－2000、YY/T008.2－1992、YY0085.1－1992、YY0085.2－1992等。

（五）国际化的新华医疗

面对世界经济一体化的发展趋势，新华医疗正发展为国际先进的医疗器械供应商和服务商。

新品牌标识的设计使用，就是其打造国际化品牌的重要一步，在从30多个国家和地区反馈了各种关于新标识的信息之后，已经开始应用。新商标更适合于国际经济交往、识别和竞争的要求。

产品出口种类逐年增加，数额逐年加大，出口国家和地区更加广泛。目前，新华医疗已与近40个国家和地区建立贸易关系，并在东南亚、中东、东欧、北美等地区设立授权销售和服务机构35家，扩大了国外销售服务网络。

在国际经济技术合作方面，相继与德国、瑞士、奥地利等国际知名公司进行了多项技术合作，运行情况良好；和GE在影像诊断领域的全球合作战略已于2006年启动（见图3-30）；现有两个运行良好的合资企业：一是与德国贝朗公司所属蛇牌公司合资的"新华手术器械有限公司"，主要生产各类外科基础器械和专科器械；二是与意大利伊马公司合资的"伊马新华制药设备有限公司"。

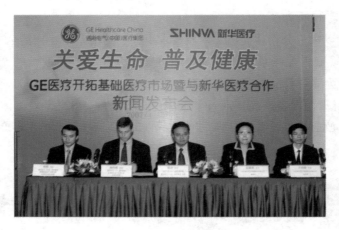

图3-30　新闻发布会

为有效降低成本，提高产品工艺水平，新华医疗采取国际化的采购，从而在保障质量的前提下有效地降低了采购成本。

做好中国医疗器械行业先进水平和完善服务的代表，做国际化的专业医疗器械企业是新华医疗的追求。随着国家成长而发展壮大的新华医疗，用积极进取、力求完美的一贯作风，与世界分享着中国创造的成就。

第十节 力康生物医疗科技控股有限公司
——注重决策、经营透明化的国际型集团

一、发展历程

(一)现状

力康生物医疗科技控股有限公司作为一家国际型控股集团公司,是医疗设备和生命科学实验室仪器的专业制造商和代理商。总部位于香港(见图3-31);力新(上海)仪器有限公司作为力康集团旗下专业的销售公司,在国内香港、上海、北京、广州、南京、合肥、济南、长沙、福州、南宁、成都、昆明、西安、沈阳、武汉、重庆、郑州、石家庄、南昌、兰州、新疆、深圳、杭州、天津、哈尔滨、长春、青岛、太原、银川、内蒙古等30个一、二线城市设有办事机构及售后服务点,已基本形成一个覆盖全国市场推广和服务的专业网络平台。

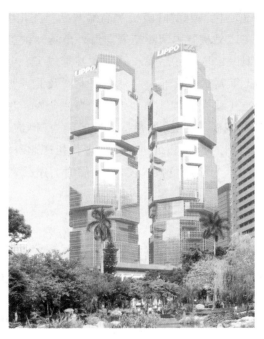

图3-31 力康集团总部:香港力宝中心

集团现有员工1500人左右,包含医疗、医药、化学、计算机、电子等技术领域的专家、博士、硕士;技术支持和客户服务同时辐射国内外。

力康集团除致力于国际知名医疗设备在国内市场推广外,正努力加强发展自主产业,打造具备完全自主知识产权品牌及产品。为此已在上海投资建造占地近百亩、第

一期建筑面积超过 26000 平方米的现代化产业研发制造基地。力康 Heal Force 品牌从创建之日起，即以国际化标准为目标；近年来已在全国投资建立了 9 个产业基地。在装备现代化硬件生产设施的同时，又先后通过了国际 ISO9001、13485 体系认证以及产品 CE 认证，迄今已拥有近百项专利技术。

(二) 发展史

1991 年 8 月，力康公司在香港正式成立，创建人为沈钦华、李伯基及罗坚等。公司成立之初，以代理销售欧美高档医疗设备和生命科学仪器为主，产品主要涵盖医院手术室、ICU 及大专院校、研究所等部门，共数十个品种，陆续取得了多家欧美著名品牌在中国全境或部份地区的独家代理权，其中包括 Datex-Ohmeda 的麻醉机和监护仪、Tyco 的呼吸机和 Abbott 的 I-stat 血气分析仪、美国 Hamonetics 的自体血液回收机、Alaris 的输液和注射泵、德国 SG 公司的超纯水系列等。自 1995 年起，市场网络逐步拓展到除台湾省以外的全国各省市自治区，形成了一个以上海为中心、在各地拥有 30 个办事处的推广平台。在推进代理业务的同时，本着"实业为本，多元化发展"的思路，1993 年 12 月成立了上海力申科学仪器有限公司，与德国著名的生命科学仪器制造商贺利氏公司合作生产二氧化碳细胞培养箱，并成功推向市场。同时，加大研发和市场推广力度，先后成功研制出基因扩增仪、气套/水套式二氧化碳培养箱、高频电刀、生物安全柜、高速冷冻离心机、麻醉呼吸机等高端产品，并相继推向市场。从 2003 年起，组建出口部，将自主产品从国内市场拓展向海外市场。截止 2006 年，已有 80 多个国家、地区代理和销售 Heal Force 品牌产品，逐步形成了一个全球营销服务网络，销售额亦大幅增长。2003 年成立投资部，专事集团发展及业务所需的调研和整合。迄今力康已从"代理为主、自主研发为辅"演变为"以自主研发、生产为主，代理为辅"的产业集团。为扩大生产的规模效益，加强持久发展能力，顺应市场发展需求，力康于 2004 年 3 月斥资在上海工业园建造占地近百亩的现代化产业研发制造基地；于 2005 年 9 月 28 日奠基；2007 年上半年即可投入使用，届时力康公司的工业研发生产能力将会有大幅度提高。

二、大事记

2003 年，当选上海市医疗器械行业协会副会长单位。同年 6 月，在伊拉克政府全球采购招标（联合国援助项目）中，力康高频电刀从众多国外竞争对手中胜出，获得批量订单；力康电刀是当时国内同类产品中唯一通过欧盟 CE 认证的产品。2006 年 6 月 28 日，力康集团产业基地一期工程在破土动工 9 个月后，结构封顶。9 月 22 日，在京举行国内首台具备自主知识产权的便携式心电图仪的新闻发布会，该产品亦是力康集团自主研发的第一款面向家庭用户的医疗保健器械。同年 12 月，被上海市政府侨办评为"2003~2005 年度上海明星侨资企业"。

三、企业文化

"力康——让生命更健康！" ——企业理念。

"成为世界最知名医疗仪器设备和实验室仪器领域的产业集团"——企业目标。

"以人为本、以文为魂"——企业文化理念。

"以人为本"——以人才为创造一切的基础;调动人才潜能、集合人才智慧为企业生存发展重中之重;以"选人、育人、用人、治人、为人、裁人"为人力资源政策标准;尊重价值,注重凝聚人力,营造和谐气氛。在此基础上形成人力资源储备和管理体系。

"以文为魂"——以市场开拓为中心,依托公司的服务体系,根据市场变化调整培训制度,理论与实践相结合,提高员工职业素养,吸引高素质人才。

发掘个体价值,整合团队力量。培植良好的文化氛围。

三点"人才承诺":

感觉开心——好的心情下才有好的工作状态。员工把 1 周最宝贵的 5 天时间与公司分享,公司则希望每位员工体会到"家"的温馨。

珍视价值——时间的长度与宽度是有限的,要求"每一天都是在高质量中度过"。

树立愿景——不仅通过产品体现公司持之以恒的责任心,还须尊崇每个部门、每个员工的价值;当员工为公司创造价值时,公司也同步地为每一员工树立鼓舞前进的愿景。

四、公司运营

(一)营销和服务

以中国市场为根本,以国际市场为全球战略的发展空间。为此所打造自主品牌Heal Force(力康牌)产品线,涉及医疗、生物、科学仪器多个门类,并持续更新换代,注重在国际上建立体系完备、响应快速的营销网络。产品已覆盖亚洲、中东、非洲、欧洲、澳洲、美洲的 80 多个国家和地区;出口欧美等国所占公司整体业务的比重平稳快速上升。

(二)管理体系

在公司的管理规划中引入三级管理模式,并融入"三个代表"的思想,提出:公司员工代表着公司的核心竞争力和生产力,公司的企业文化要代表同行业最先进的企业文化,公司的高层、党员、干部代表着公司和所有员工的根本利益。在公司内提倡"六新":"学习新知识、研究新问题、适应新变化、抓住新机遇、迎接新挑战、再创新辉煌"。

(三)国内外参展

为扩大国际知名度和品牌影响,每年参加德国杜塞尔多夫国际医疗设备展,并参展迪拜、突尼斯、土耳其、韩国、阿根廷、埃及等国及地区知名医疗及实验室仪器设备展。仅 2006 年全年,集团参展的海内外展会 90 多场,其中国内展会 50 多场,国际展会 30 多场,企业的影响力、知名度持续提升。

（四）企业商学院和内刊

随着企业规模的扩大和人员、管理层面的增多，为防止出现信息交流迟缓，采取两方面措施来支持企业文化建设，即通过"软文化"搭建企业新的交流平台——内刊《力康视窗》，并创建培养力康员工的"力新商学院"。

该商学院的创办，源于对人才发掘与培养的重要性的认知。力康认为，现代企业竞争已经不局限于产品竞争或技术竞争，而是包含人才因素和品牌因素的全方位、多角度竞争。所以，在培养和造就人才方面，集团给予最大程度的重视与支持。

商学院自2005年创办至今，已陆续开办了数十期培训学习班，顺利结业的学员达数百人次，其中绝大多数已经成为集团发展的骨干力量。集团董事长兼总经理沈钦华博士相信，一个有远见的企业是愿意在员工身上投入大量资源进行培训的；而这种投入带来的是员工在工作中更多的积极性、更强的创新精神以及企业文化认同、企业忠诚度的提升，回报是巨大的。给员工培训，实际上是对员工核心竞争力再塑造的一个过程，其效果不是简单给员工发放奖金可以比拟的。

力康每年都提供形式多样的培训机会，从外面邀请专业老师、选送管理层就读ＭＢＡ、聘请归国的专职培训师来对员工进行培训，以表彰员工为企业作出的贡献。通过内、外部合力共同促进力康发展，使企业在激烈的竞争中保持清醒的头脑，维系多年树立的品牌形象；进一步体现"员工价值最大化"精神。

（五）财务管理

在中低端的产品市场，成本控制是核心竞争力，致使在许多招标中，"价格最低者中标"成为规则。由此导致一个突出的危险现象：技术低劣者有了生存机会，品牌企业反而被逼背离持续提升质量和服务的企业宗旨，转而求助于低劣材料、偷工减料、减少质控环节、降低服务标准、使用初级员工等手段来降低成本。毫无疑问，这只会导致品牌价值的丧失，甚至崩溃。

力康努力推行全面预算管理以回避上述情况：财务部门参与产品定价、成本核算和费用监控的各个环节，旨在以合理定价、合理利润、优质产品和超值服务保证品牌的健康成长。

在财务管理方面，力康坚持按不低于年营业收入的8％投入研发，每年根据财务预算确定可安排项目数，按照项目的优先级排列实施研发费用的控制，以避免"低价跟风"销售、研发经费无保障、企业发展无后劲的弊病。

力康近年又引入ＥＲＰ系统，对制造、营销体系加强财务监控，通过提高库存周转率控制成本与现金流。

（六）信息化

为将企业信息化管理的效益从内部扩展到客户，2003年第一版ＥＲＰ系统上线测试使用；2004年对该系统进行二次开发，建立起统一的客户资源数据库；2005年在原有基础上完成了新一轮的整合。

借助于信息化管理系统，集团得以紧密集成供应链上人、财、物、产、供、销及相应的物流、信息流、资金流、管理流、增值流等环节，实现资源优化和共享，以及企业内外部相关部资源的整合，结构化的分配和重组，便于在整个客户关系生命周期内及时了解、使用有关资源；简化、优化了各项业务流程，使得公司和员工在销售、服务、市场营销活动中，能够把注意力集中到改善客户关系、提升绩效的重要方面与核心业务上；因而亦提高了企业内部系统对市场的反应和反馈能力；并允许客户根据需求迅速获得个性化的产品、方案和服务。

五、产品线

集团业务目前的主要产品线如下。

手术室产品系列：麻醉机、麻醉监护仪、高频电外科手术器、手术无影灯、手术床、手术室吊塔、净化工程。

监护室产品系列：多参数监护仪、监护床旁吊塔、净化工程、呼吸机。

临床检验产品系列：全自动生化仪、超纯水及水处理系统、血液分析仪。

生命科学产品系列：CO_2培养箱、生物安全柜、高速（冷冻）台式离心机。

超纯水及水处理系统、超低温／低温冰箱、净化工程。

妇婴产品系列：母婴监护仪、产床、妇科检查床、妇科专用高频手术器。

消耗品系列：所有上述产品涉及的消耗品。

医疗／医药信息科技产品：用药安全防火墙系统、医疗信息管理平台及基础架构、电子病历系统。

家用医疗健康产品系列：爱心宝（快速心电检测仪）、氧乐宝（指式脉搏血氧仪）。

医用康复产品系列：神经功能重建治疗系统。

六、社会公益

力康生物医疗科技集团除致力于为国内外医院及科研院所提供先进的仪器设备外，还通过社会公益性活动，支持国内科研事业发展。

在获悉国家大熊猫克隆项目缺乏资金设备难以开展时，力康先后捐献了两批实验急需的科研仪器和资金，助力该计划重新启动，因而获得"科技知音"称号。集团领导倡导"以慈善回报社会"的企业理念，在1998年抗洪救灾期间，带领员工积极捐款；2003年"非典"时期，为疾病防治中心捐献一批生化医疗设备；2004年参与政府组织的云南帮困活动，捐助当地建设希望小学；2005年为响应"实现社会和谐、建设美好社会"号召，再次为上海市慈善基金会捐款。

集团董事长兼总经理沈钦华博士在企业内部倡议设立"帮困爱心基金"，为企业员工突发事件排忧解难。

在精神文明建设方面，集团资助首届"力新杯"商务楼五人制足球赛，并支持企业内部党建活动。其"把支部建在楼上"的工作得到上级领导肯定，并被授予2003年度"党建之友"的荣誉称号。2005年，公司商务部获得上海市总工会颁发的"上海市文明班组"奖牌。

七、科研实力

力康生物医疗科技集团先后获得近百项国家级专利。集团现阶段以国际先进水平为目标的医疗仪器研发工作，集中在医院的手术室、重症急救及净化、手术麻醉及监护、临床检验、妇产婴设备、医疗信息化软件、家用仪器及病人康复设备等方面。主要产品先后获得了欧盟 CE 认证，力康亦是国内行业标准 YY0569《生物安全柜》的起草单位之一。

2005 年先后研发推出的麻醉机、高速冷冻离心机等新品，延伸了 Heal Force 品牌的产品线；2006 年推出国内首台便携式心电检测仪——PRINCE 180；"用药安全防火墙"从 2003 年起即入选国家科技部"国家科技成果重点推广计划"，先后获得"国家级火炬计划项目"认证及"科技型中小企业技术创新基金"立项支持。

八、二次创业

顺应国内经济和市场发展形势，力康集团把上海作为其经营事业的发展基地，以加速扩大在华业务与经营范围。除致力于先进医疗仪器、实验室仪器产品在海内外市场的开拓推广外，业务拓展到医疗仪器、家用医疗仪器的研发和制造，产业投资，医用 IT 及家用医疗保健产品，以及生命科学等领域。

医疗器械市场正由粗放型增长向集约型过渡，主导产品也由原先高端设备市场结构向普及型设备发展，国产品牌同样面临新一波的发展浪潮。其中，政府采购所占比例急剧扩大，市场空间放大，这都意味着新机遇的产生。我国《政府采购法》规定："除特殊情况外，政府采购应当采购本国货物、工程和服务"。《政府采购法》的实施，在市场方面形成对企业坚持自主研发、发展自主品牌的有力支撑，为医疗领域发展本土化品牌与产品赢得了宝贵的时间。

国家对自主创新的鼓励与支持也体现在上一年度的《政府工作报告》所谈关于深化医疗卫生体制改革、深入整顿和规范医疗服务、药品流通秩序的政策中。上海市委、市政府也号召"把信息化作为实施科教兴市主战略突破口，使上海信息化整体水平保持领先地位"，同时社会为企业自主创新创造了各种各样好的氛围条件，"科学发展观"与"创新"制度在不断完善。以上种种，都被力康集团视为坚定走自主创新道路的重要因素。

力康集团决策层将下一步的发展战略归纳为"十二字方针"：贸易起步、实业为本、多元发展；继续走"自主品牌、自主研发"的发展道路。为此，企业须在内部完整贯彻从"贸易"向"制造、销售一体化"的"集团转型"，而在时间规划表上把这个过程分解为"准备期"和"实施期"。"准备期"，指完成内部认可、对企业现在及未来发展道路的认同。为此从"企业文化"入手；从原先单一的"能力 + 努力"理念，转变为以"创新"为核心，以"公平、公正、公开"三原则为基础，以前述"六个新"为行为准则的新型企业文化风格的转变。

从2005年开始做了大量"磨合",帮助员工适应新的企业文化氛围。

（1）创建前述力新商学院与创办企业内刊，着力培养员工创新精神。由集团董事长兼总经理沈钦华在内刊上开设固定专栏，向员工直言所想所思，及对当前企业内外一些现象的看法；同时对一些员工的困惑进行解答；集团其他高层也纷纷参与到商学院的课程设计和对各级员工的培训。

（2）开通"领导信箱"与"总经理信箱"，为创新思维、管理变革、技术创新广开言路。随着企业规模的扩大，员工（横向）和管理层级（纵向）逐渐增多，集团意识到企业内部"言路"存在障碍。"领导信箱"与"总经理信箱"即为员工"无所顾忌""畅所欲言"而开设。

（3）支持企业党支部、工会组织员工健身等系列活动，强化内部融合与企业凝聚力。董事长兼总经理沈钦华博士在2006年会上题为《创新》的主旨发言中提出：由于整个国家进入科教兴国以及科技自主创新的"快车道"，"建立创新型国家和创新型机制"也已经通过全国科技大会和十六届五中全会确定为基本国策，力康集团将进入发展的黄金期；在2006年中须加大在自主产业方面的投入，重点放在Heal Force力康品牌建设上；逐步完善医疗器械、生命科学仪器及消耗品等领域的系列产品线；同时意识到，力康要在保持现有市场份额、现有业务继续高速增长的基础上实现平稳转型，难度甚大，因而着重关注"六个转变"。

1）身份转变：从传统代理商跨越到制造、研发厂商，意味着全新产品线的建立，产品线与产品线之间的融合，以及对制造、流通、销售各环节的通盘规划。

2）定位转变：从代理国际高端医疗产品到定位于中低端医疗产品主推自主品牌，须围绕销售一线的产品重新组织培训，客户群需要重新定位。

3）产品转变：从原先单一的ICU、手术室领域产品线，扩展到涵盖ICU、麻醉、检验、手术室、数字化医疗软件等综合领域产品线，就须重新划分产品架构，包括在弱关联性产品线之间建立协作，以获得各线并进的效果。

4）渠道转变：在2005年初启动直销制到区域代理制的转变后，原销售人员须加速适应渠道管理、维护、开发的新职责，包括提高对突发事件的应对能力。

5）人才转变：从熟悉医疗产品到通晓医疗软件的人才需求变化，带来从营销到企划、推广、制造、研发、人力资源各环节的大量人才需求。

6）市场转变：从专业医疗领域扩展到涉足家用健康器械市场，需要面对新的消费人群；从分众营销发展到大众营销，需要建立新的支持体系。

面对上述新的挑战，力康内部就当前阶段形成如下共识。

1）不做重复性开发：例如遇有适用专利场合，即履行购买、合作政策；

2）不涉及非核心开发：以免浪费有限精力和科研经费；科研开发主要跟踪国际一流企业产品技术；

3）注重"成本领先"：以己之长攻竞争对手之短；

4）推行"渠道为王"的营销战略：确立"先市场，后技术"，"先第三世界国家市场，再进入欧美国家市场"的市场策略。

九、尾言

对于"企业的生命力从何而来？"这一基本问题，力康生物医疗科技集团认为："经营、决策的透明化是很重要的因素，只有这样，才能打造出长青企业"。

"力康——让生命更健康！"是力康人执着的目标。

第十一节 苏州六六视觉科技股份有限公司
——服务眼科 真情爱眼

2006 年，中国迄今规模最大、历史最久的眼科医疗器械研发、生产基地——苏州六六视觉科技股份有限公司，迎来了五十华诞。这家诞生于上世纪 50 年代国家对私营企业实行社会主义改造和第一个"五年计划"建设热潮的弄堂作坊，如今已发展成为国家重点高新技术企业，医疗器械行业中的佼佼者。其生产的裂隙灯显微镜、手术显微镜、人工晶体、显微手术器械、电子诊察器械和激光诊疗仪器六大系列产品，多达 160 多个品种、600 多种规格，覆盖了眼科和视光学专业对器械的绝大部份需求，因而亦引起国际眼科界和眼科医疗器械领域的高度关注。

苏州六六公司的 50 年，是服务眼科，自主创新，走向世界的 50 年。

一、坚持改革的 50 年

50 年前，我国眼科医疗器械工业尚是空白，所需医疗器械全靠进口，能做眼科术的医生极为罕见，眼科医疗水平十分落后。

1956 年，六六视觉公司的前身，苏州医疗器械厂靠银匠、铜匠、铁匠"三匠"起家，由 63 家作坊公私合营组建而成。全厂职工 328 人，固定资产 14300 元；虽拥有一批技艺精湛的技师，但全厂最贵重的生产设施只是两台老式皮带车床。

1963 年，工厂被国家卫生部确定为全国唯一定点生产眼科医疗器械的专业工厂，开发出了包括被称为"一两黄金一把刀"的我国第一把线状手术刀在内的 130 多种眼科手术器械，被誉为"草窝里飞出了金凤凰"，成为"工业学大庆"的先进典型；之后又开发成功我国第一台裂隙灯显微镜，被我国眼科专家称之为"争气灯"。

上世纪 80 年代，作为"苏南模式"重要发源地之一，苏州市的乡镇企业在全国改革浪潮中异军突起，给传统观念和体制以巨大冲击。当时的苏州医疗器械厂除了改进的裂隙灯显微镜尚有市场优势外，再无其他新品激活点；企业一度陷入困境，领带夹、"猫眼"（家居门装小透镜）、电冰箱、土豆炸片机等杂项都被列入了产品系列。中国眼科器械企业唯一定点厂"苏州厂要转产"的消息不胫而走。

1987 年，苏州市推行国有企业经营承包责任制改革，选择苏州医疗器械厂为试点，以招投标方式筛选厂长。60 年代毕业于名牌大学、时任副厂长的周永耀，以其在本厂 20 年的实践基础，在 14 条"投标书"中陈词言志："（本）企业的优势是眼科医疗器械，必须坚持发展不动摇，盲目地跟在别人后面转产那些看似热销的大路货产品等于自掘坟墓；企业的根本出路在于'科教兴企'，成功的关键在于开发高新技术产品。"经过竞标，层层考核，周永耀成为苏州市第一位国企招标厂长。

新领导班子上任后，在总结工厂30年发展历程、分析优劣势和国内外眼科器械市场及科学技术发展趋势的基础上，制订了后来长期指引企业坚持专业化发展道路的三项战略决策：① "为眼科服务" 的经营方针；② "科教兴厂" 与 "参与国际竞争" 的发展战略；③ "为眼科服务，创世界一流" 的企业精神。

定位 "为眼科服务" 的苏州医疗器械厂，当时固定资产只有400万元。周永耀带领企业毅然投入数十倍于固定资金的资金，组织实施 "八五"、"九五" 大规模的技术改造，引进当时国内一流的数控机床群和先进的软硬设备，使企业的制造、检测水平达到国际水平。另一方面积极引进人才，创办了国内首家厂办眼科器械研究所，开发出了中国首台同光路手术显微镜、首套显微手术器械、首枚人工晶体等高科技产品。企业并通过了质量体系国际认证，产品通过CE认证、FDA认证。

时当上世纪90年代，国有企业状况激烈动荡，苏州医疗器械厂却发展成为苏州医疗器械总厂，连续十余年保持稳定快速发展，产销利税保持着年均24%以上的增幅，并迈入中国医药工业50强。其支持医疗卫生事业及防盲治盲活动，向中国残联无偿捐赠价值88万元的人工晶体，以及配合国家及有关省区医疗队，多次派出技术服务小分队深入老少边穷地区开展义务复明活动，一再获得党和国家有关部门以及社会各界的肯定与褒奖。

面对市场经济发展的要求，尤其是国家加入WTO后的机遇与挑战，厂领导意识到企业发展受到一般员工观念的滞后和国企种种弊端的严重障碍，唯一出路是强力推进改革机制，建立 "产权明晰、权责明确、政企分开、管理科学" 的现代企业制度。从1998年开始了历时两年余艰巨的改制改革。特别是，根据企业 "不是关系到国计民生的大企业，完全属竞争性行业" 的实际，按中央规定，提出了不是国有控股，而是 "由企业员工控大股" 的改制构想，先后八易方案，终于得到省、市领导的理解与支持；其企业改革方案于2000年11月25日获苏州市政府正式批准。

2001年6月6日，在第6个 "全国爱眼日"，由苏州医疗器械总厂整体改制，联合中国医疗器械工业公司、广州中山大学中山眼科中心、西安恒瑞科技投资发展有限公司、苏州大威投资发展有限公司共同发起设立的跨地区、跨行业、股权多元化的苏州六六视觉科技股份有限公司诞生。

二、50年历练的企业文化

（一）服务眼科，真情爱眼

这是六六视觉公司专业化的基本市场定位，立意把专业发展眼科和视光学的医疗器械作为公司主业，在这一领域做专、做精、做优、做强、做大、做久；其主要产品占领了60%以上的国内市场，"苏州厂" 亦成了眼科界对六六公司的昵称；一些眼科老专家不无感慨："没有苏州厂，就没有我国眼科发展的今天！"

（二）走向世界，创国际知名品牌

1987年决策参与国际竞争；1999年决策将外经外贸作为 "重中之重"，同年首次参加美国眼科年会（AAO）；2000年改制后，进一步明确以国外大公司为主要竞争对手，以国际市场为主要市场空间，从此坚持每年参加美国眼科年会（AAO）、美国视光学会（ARVO）、欧洲白内障与屈光会议（ESCRS）等重要国际会议，并带去新产品面世（见图3-32）。与此同时，外贸出口量6年递增6倍多，从1999年的500万元增至2005年的3825万元，2006年以来亦保持着50%以上的增长率，预计全年突破6000万元。

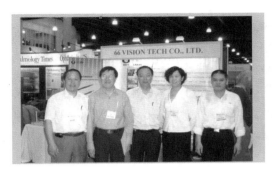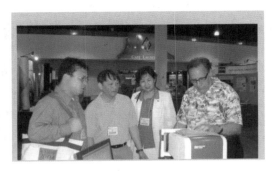

图3-32 赴国外参展
a 公司领导和专家在美国 ARVO 年会上 b 公司外聘专家在和客户交流

公司的"66"牌省著名商标，还在瑞士、法国、德国、西班牙、美国、英国等8国注册，成为国际品牌。

六六视觉公司的国际化理念，是在全球经济一体化、科技发展日新月异的认知基础上，"跟进去"，扩大国际市场和资源的国际化；以自主创新的新型工业化和道路，以及环保型、资源节约型的企业建设，支撑国际化。

（三）以人为本

对外以客户为本，对内以员工为本。为了充分发挥员工的主动性、积极性、创造性，让员工共享改革发展成果，六六视觉公司当年的改制方案，便力排异议，就员工参股问题作出明确规定：员工人人有自愿参股权，股权优先向公司经营层、科技骨干、营销骨干及重要管理岗位倾斜，结果97.3%的员工成了公司股东。

（四）价值观

在公司企业文化第一层次的8条核心价值观中，包括了"卓越领导是核心竞争力的核心"，"质量是我们的尊严"，"创新才能生存"，"专业才有竞争力"，"核心技术是最重要的竞争力"，"诚信是立世之本"等，其中不少是员工群众的创新。如从"质量是企业的生命"理念升华为"质量是我们的尊严"。从2005年以来，该公司的人工晶体合格率一直稳定在80%以上，高于国际水平6个百分点。

三、坚持自主创新

（一）冲击先进水平

六六视觉公司不满于我国出口医疗器械产品以低档、劳动密集型为主，国内所用中高档产品多得依赖进口，进口产品销售额大于国内产品销售总额的现状。从 1988 年开始，六六视觉公司坚持自主开发，经过 3 年努力，成功生产出中国第一代人工晶体，继而研发出全部拥有原创自主知识产权的各种规格新品，被认定为国家级新产品、高新技术产品；经美国、新西兰等国外和我国的权威机构按 ANSI Z80.7-1994、ISO／DIS11979、ISO10993 等标准检测，所产人工晶体的质量性能指标达到国际水准，襻脚强度等多项关键指标优于国际先进水平。

1996 年，六六公司捐赠的人工晶体在宁夏实施了 1384 例复明手术，成功率 100%。1998 年，在国际狮子会、国家卫生部与中国残联联合组织开展的"视觉第一，中国行动"复明行动中，六六视觉被确定为该行动唯一的人工晶体定点生产厂。

如今该公司的常规器械质量性能达到国际水平，准分子激光眼科治疗机、人眼像差仪、折叠式人工晶体等一批新开发的高新技术产品领先于国际水平，取得了 80 多项专利，其中包括在美国、德国、西班牙、日本、韩国以及我国台湾地区的专利 10 件。

（二）着眼原创知识产权

1. 坚持规模扩张与技术升级同步，上新项目必须引进先进生产设备与技术专利。如今，企业的固定资产总值超亿元。

2. 组建了苏州市首批技术中心，拥有一批高素质研发人员，配有先进的研发检测仪器设备，采用国际先进的开发设计软件和设计流程及控制手段，具有光机电与微电子、软件、高分子、激光、超声波等高新技术研发能力，使之成为六六视觉公司新品开发与产品升级换代的重要载体。2002 年，全国博士后管委会办公室批准在六六视觉公司设立博士后企业工作分站。

3. 加强创新队伍建设。从 1993 年起每年引进大批大学毕业生与工程技术骨干，逐步建起由博士、硕士及资深工程技术人员组成的创新队伍。借鉴德国"双元制"模式，创办了职业技术学校，为企业培养了成批实用技工，促进发挥引进设备的先进功效和科技成果转化。

4. 开展产学研医联合。与我国眼科界相互支持，共同发展；与多家高等院校与科研院所合作良好，以此成为科研创新的重要资源与依托，为此并获得江苏省政府颁发的"产学联合先进集体"奖牌，并被授予省专利百强称号。

5. 开展国际技术交流合作，尤其发掘与利用海外华人专家所掌握的信息与尖端技术。

6. 在引进、消化、吸收的基础上再创新，申请专利，从而形成新的自主知识产权。以准分子激光眼科治疗机为例：准分子激光眼科治疗机是上世纪 90 年代问世的近视治疗设备。我国近视发生率达 33%，高出世界平均发病率近半，在校高中学生更达 70% 以上。六六视觉公司于上世纪 90 年代初曾与中科院某研究所合作开发，后因关键技术不过关而失败，但积累了宝贵的经验。1999 年，再与美籍华人专家合作，用半年时间即成功生产出第一台国产机器，使我国成为继美、德、日本之后第四个掌握这一高端技术的国家；在此基础上又持续改进、创新，取得新的成果，并在多项关键技术方面领先于国际水平，目前已拥有 21 项专利。

7. 系统集成创新，即发掘、优化资源，实现多学科、多技术的系统集成和多种资源的系统集成创新。荣获 2005 年国家科技进步二等奖的准分子激光人眼像差矫正系统即是一成功案例。该系统是视光学等基础理论、应用技术与现代眼科医学的高度结合，是光、机、电、计算机、控制技术与临床医学等多学科多技术的系统集成。它首次实现了像差仪与准分子激光眼科治疗机的无缝对接，通过对人眼像差的精确测量计算，引导控制准分子激光对人眼像差进行真正意义上的"个性化矫正"。由王大珩院士、金国藩院士和国内眼科、工程技术专家组成的项目鉴定组对之给予了高度评价："准分子激光人眼像差矫正系统项目达到国际先进水平，突破的重大关键技术处于国际领先，对振兴我国大型精密医疗装备事业，有积极的示范和带动作用"。

（三）坚持体制改革

1987 年，企业实行厂长招投标竞争上岗的改革，推行厂长负责制。

1992 年，被列为苏州市"放开经营、转换经营机制"的改革试点单位，乘势推行内部三项制度改革。

1998 年，被列入江苏省 197 家大中型企业改革名单，开始了股份制改造。新公司注册资本 2600 万元，其中员工占 65%，国有占 25%，外来法人股 10%；相应规范法人治理结构，设立股东大会、董事会、监事会，在董事会中，独立董事占三分之一以上，并制定了股东会、董事会、监事会、总经理议事规则，董事长与总经理分设。继而在公司内部建立扁平化、网络化流程式管理组织体系，为后来实施的 ERP 奠定基础；引入激励机制，建立薪酬体系；优化劳动组合；组织员工自愿参股。

（四）坚持管理创新

上世纪 80 年代初，企业开展全面质量管理活动，产品获得苏州市首枚国家质量金质奖，企业先后获省、部（国家局）质量管理奖，并实现创国家二级企业。1996 年，邀请日本国际协力事业团前来开展国际企业诊断，针对 198 页诊断书开展整改。1997 年，开展国际质量体系认证。1998 年，通过了挪威船级社（DNV）的 ISO9001 体系认证；继而开展 CE 认证和 FDA 认证；并先后通过 ISO13485 质量体系、ISO14001 环境管理体系以及 OHSAS18001 职业健康与安全卫生管理体系的认证。由于建立了扁平化、网络化与流程式的管理组织机构，管理机构与人员分别缩减 56.25% 与 24.3%。从上世纪 90 年代中期开展的企业信息化管理，全面推广 CAD、CAM、CAPP、PDM，被列为省信息化示范工程。至 2005 年，所实施的 CRM 与 ERP 项目全面上线，ERP 通过了省级验收。到 2006 年，所实施的 ECS 项目已使分布在国内各地的 10 家子公司与总公司之间的信息传递与管理实现数字化。从 2004 年开始，引进卓越绩效管理模式，开展平衡计分卡管理；以美国波多里奇管理奖标准逐项与公司实际对照，以此与冲击全国质量管理奖、创中国名牌产品和中国驰名商标相结合。目前已经在国家工商行政总局注册二大系列 8 件商标，有 2 件被认定为江苏省著名商标，1 件在欧美亚 8 国注册，1 件在香港地区注册；产品从上世纪90年中期以来蝉联省名牌称号；企业获省先进单位、全国实施用户满意工程先进集体的省部级以上荣誉数十项。

六六视觉公司坚持管理创新，在内涵上，由传统管理、基础管理、专业管理向综合管理发展；在层次上，由生产经营开始向资产经营、产权改革、资本运作发展；在标准上，从企业标准、行业标准、国家标准着手，逐步走向为适应国际大市场所需的各项国际认证标准；并聘任独立董事、高级管理顾问，以及通过咨询来充实经营层决策管理；管理手段也由人工管理开始向信息化、数字化迈进。

四、"十一五"科技发展规划

在2006年召开的第四届六六视觉科技研讨会上，发布了公司《十一五科技发展规划》，突出了信息化、高科技。"十一五"期间，计划完成包括视网膜细胞显微镜、立体视频手术系统、变色人工晶体、亲油性折叠式人工晶体、准分子激光人眼像差矫正系统等一批高新技术产品在内的36项产品研发和改进项目，其中视网膜细胞显微镜、变色人工晶体等目前在国际上尚为空白，最近已经启动。

为此，规划在未来的3年中，科技研开发费用占到公司销售收入的8%；并计划提高资本运作水平，实现公司股票在"十一五"期间上市。

公司将继续把外经外贸作为重中之重，拓展国际市场。规划到2010年度的销售总额达15亿元，到2015年达30亿元，其中一半为出口外销；并争取在"十一五"期间实现创国家级研发中心，产品创中国名牌产品，"66"牌商标创国家驰名商标，企业创全国质量管理奖的目标。

第十二节 江西特康科技有限公司
——由试剂到仪器，科技报国

江西特康科技有限公司是专业从事医学检验仪器及其试剂研发、生产、销售的国家级高新技术企业。经14年的发展，公司由创建时的10万元贷款启动费、单一产品、租用厂房，发展成资产近亿元，年销售额近2亿元，在上海、南昌拥有两个科技园的医疗器械制造业内知名企业；其在医学检验仪器领域的自主创新——率先成功研发了国内唯一具有自主知识产权的血细胞分析仪和血细胞分析仪用试剂，更令国内外业界瞩目。屹立在特康科技综合楼前，镌刻着"科技报国"4个大字的一块天然巨石，似乎评说着这个公司由试剂到仪器自主创新发展之路（见图3-33）。

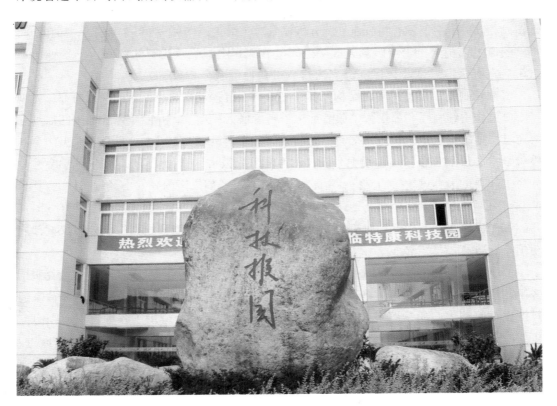

图3-33 特康人的企业理念——科技报国

一、春萌

1992年春天，"小平南巡"昭示着科技和经济大发展的春天来临，激励着包括周洪华及其创业团队在内的全国广大知识分子。

时值卫生部颁布实施 18 号令，即废除以往的 35 种化验方法，推荐采用以酶法分析为主的临床化学试剂。激发了周洪华这群创始人利用自己在酶学方面的专长，研发成套临床化学试剂的愿望。不难理解，特康科技创建伊始即铭刻了典型中国传统知识分子的人文烙印——"精诚创业，科技报国"。10 万元的银行贷款作为启动费，在南昌大学租了几间简陋的办公室权充办公和实验场所，项目以生化试剂为主。

二、创业

特康科技经历了一般创业企业难免的困难：资金短缺、人手不足等等，1993 年还克服了因资金未能及时回笼而延误发放工资的危情。好在特康人面对困难更加齐心协力，以最快的速度完成了干粉生化试剂生产线的安装并投产。

与此同时，特康意识到血细胞分析仪配套试剂的巨大市场潜力。当时，血细胞分析仪试剂完全依赖进口，一套试剂价格近万元，异常昂贵。不仅每年消耗国家大量外汇，进口试剂供应商服务还往往不及时，给医院和患者带来很重的负担，给操作者也造成了使用麻烦。

有鉴于此，特康决定将生产重点从生化试剂转到血细胞分析仪配套试剂上，集中研发力量攻关。由于没有相应血细胞分析仪做对比试验，1993～1994 年一年多的时间，特康的研发人员奔走于全国各大医院之间，在火车上睡觉（为节约经费，不坐卧铺），下车后直赶医院做试验，以充分利用这些进口血细胞分析仪。

经对溶血后白细胞的超微结构及其血细胞溶血过程进行长达 1 年的深入研究，发现了溶血过程中细胞膜"分层"、"膜表面电子密度增大"现象，并能较系统地阐明血细胞溶血过程中的变化规律和溶血剂对白细胞分类的作用机理。1995 年 8 月在武夷山全国检验学术会议上公布了《血细胞分析仪试剂的研究报告》，得到了当时中华医学会检验分会主任委员朱忠勇教授的支持，并形成会议决议："如果国内开发出经过严格的对照，证明与原厂试剂测定结果完全一致（包括正常及异常标本的白细胞分类及三种直方图），并经过专家鉴定和有关部门抽查合格产品，亦可使用"，成为我国血细胞分析仪试剂启动国产化进程的学术依据。

1995～1996 年，特康创业团队顺利解决了市场反馈的试剂众多质量问题，克服诸多工艺难题，完善了试剂生产线工艺，实现了血细胞分析仪试剂规模生产，并首家通过卫生部临检中心质量鉴定。鉴定结果表明，特康产品完全适用于各种进口血细胞分析仪，产品种类发展到 20 多个系列、70 多个产品。随后，特康发表了大量论文并参加了许多学术会议（见表 3-1）来介绍相关技术。1997 年，公司研究人员撰写的《溶血剂对白细胞形态的影响》在《中华医学检验杂志》上发表。

同年，按 GMP 要求，建成国内唯一大型血细胞分析仪试剂净化生产车间（年产400 万升），并于 1998 年通过国家星火计划验收与科技成果鉴定；1999 年，《血细胞计数分析仪用试剂》项目获省科技进步一等奖；继而于 2000 年列入国家火炬计划项目与国家重点新产品，并协同起草我国首部血细胞分析仪试剂行业标准。

特康的试剂产品面市，令国外企业感受到很大冲击。例如，在 1997 年的一次临检

表3-1 特康发表论文和参加学术会议情况

时 间	论文或学术会议	杂志或地点	作 者
1995年8月	在武夷山会议宣读《血细胞分析仪试剂的研究报告》	福建武夷山	周洪华、颜箫等
1996年4月	发表《溶血剂对白细胞形态的影响及作用机理初探》	《江西医学检验》第2期	周洪华等
1996年6月	发表《Coulter JT-IR 血细胞计数仪国产试剂的研制和应用》	《江西医药》第3期	揭克敏、颜箫、周洪华等
1996年10月	在中华医学会检验学会第四届学术会议宣读《溶血剂对白细胞形态的影响及作用机理初探》和《CELL-DYN系列血细胞分析仪试剂的研制及共应用》	湖北武汉	周洪华、颜箫等
1997年4月	发表《溶血剂对白细胞形态的影响》	《中华医学检验杂志》第2期	周洪华等
1999年11月	在中华医学会检验分会第三届临检学术会议宣读《温度对全血细胞计数（CBC）结果的影响》	北京	杨佳等

学术会议上，某国外公司的负责人质疑特康为什么可以把产品（"雪球牌"试剂）用到其仪器上？但竞争的结果是特康的"雪球牌"血细胞分析仪试剂全面占领了国内市场。与此同时，也为特康后期的发展奠定了良好的经济基础。

三、坚守

"雪球牌"血细胞分析仪配套试剂1995年问世后，特康制定了"确保湖南、湖北、广西、江西4省市场占有率，再辐射周边市场，进而进军全国"的市场战略。但就在这4个省份陆续收到用户反映试剂的质量问题。经过技术分析，发现主要是由生产工艺不完善引起的。为此，特康创业团队将主要精力放到完善生产工艺的技术攻关和提供售后服务两方面；但这两方面的加强，需要大量资金，又值公司销售因难之际。于是，公司陷入困境。

另一方面，在上述问题出现前，公司创业团队曾拟定开拓医疗仪器贸易领域，试图通过经销国外仪器来掌握更多的流动资金。为此已获得美国产品BT-2100血细胞分析仪的OEM总代理权，并且首批设备即将到货。

在这样的背景下，公司创业团队经营理念上发生了分歧。部分人主张放弃血细胞分析仪配套试剂项目，全面发展贸易；而周洪华等另外几位创始人坚持自主创新，走发展高新技术产品之路，为此将有限资金继续投入研发，坚持完成国产血细胞分析仪配套试剂的研发和产业化。

坚守下来的特康创业团队重新集聚精力，关注国内医学检验仪器市场动态，发现对三分群全自动血细胞分析仪的需求旺盛，但完全依赖进口。为此针对研发国产血细胞分析仪的可行性立项调研，并于1998年正式组成项目研发组，着手攻克国家曾投资数亿元未能完成、涉及多学科交叉、技术难度很大的全自动三分群血细胞分析仪。

四、秋实

特康从此进入其高速成长期。

经过公司研发人员两年艰苦攻关（1998～1999 年），在全自动三分群血细胞分析仪的微孔技术、抗干扰技术、数学模型、嵌入式软件系统等方面取得重大突破，掌握了该类仪器的核心技术。

2000 年初，国内首台全自动三分群血细胞分析仪研制成功，并在太原市召开的全国卫生产业企业管理协会医学检验产业分会上展出了第一台样机；随后，样机又通过了国家型式试验。

2000 年 10 月，在大连星海会展中心召开的中华检验学会第五届学术会议上，特康发布了研制生产出国产全自动血细胞分析仪的消息，受到与会专家高度评价。会议过程中，特康在展位上打出"中国造"口号；据悉，相邻一同类产品的国外厂商即时降低售价 4 万～5 万元／台。

2001 年，特康研制的全自动三分群血细胞分析仪取得医疗器械注册证。

2001～2002 年，TEK 系列血细胞分析仪完成中试生产。项目列入科技部火炬计划项目和创新基金项目，国家无偿资助 120 万元。

2003～2005 年，TEK 系列血细胞分析仪先后列入国家发改委高技术产业化示范工程项目和信息产业部电子发展基金项目等国家项目，国家资助 1000 万元。特康通过 ISO9001 质量体系认证和 CE 认证；建成国家最大血细胞分析仪生产线（见图 3-34），实现规模化生产（年产 2000 台）。

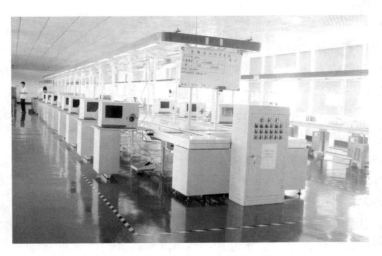

图 3-34　现代化和自动化的生产线

2005 年，TEK 系列全自动血细胞分析仪开始出口。公司开展全血细胞成像分析系统的研制。

2006 年 7 月 3 日，江西省科技厅组织以中国科学院和中国工程院院士为首的专家组对《全自动血细胞成套分析技术及其设备的研发》项目进行了科技成果鉴定，认定该项目达到国际先进水平，改变了在这一领域的试剂和仪器被进口产品垄断的局面。

此次成果鉴定会的成功，不仅表明特康科技在全血细胞分析领域取得的成功；亦象征着这家年仅 14 岁的年青公司，已走出一条依靠自身力量，进行从试剂到仪器，医疗器械高档产品自主创新的科技发展之路。

在其他领域，特康科技也取得可喜的发展。针对"医疗器械制造业涉及众多边缘交叉学科，一旦开发成功，可将积累的成熟技术和成功经验拓展其他产品上"的典型特点，公司陆续成功研发并投产TC系列半自动生化分析仪、全自动电解质分析仪、"雪球牌"系列生化试剂和尿试纸条等项目；公司资产突破亿元，销售额突破2亿元，分别在南昌和上海投资建成两个科技园区，成为国内最大的医学检验仪器生产基地。

特康制定了《特康科技有关技术开发的发展规划》，规定新产品开发的资金将为销售收入的8%~10%；依托公司产品开发研制中心，结合省科技厅在公司设立的体外诊断试剂生物医学工程中心等科研平台，进行医学检验仪器、体外诊断试剂、医学信息系统开发等方面的开发。

五、腾飞

我国医疗器械学者曾评价："特康科技有两点很值得一提。第一，特康的产品是在自主技术上研发出来的成果，是多年技术积累的成果。第二，特康拥有一成套技术，这是从临床需求出发的，是从下而上，由试剂开始，最后到仪器发展之路。"

在特康科技具自主知识产权的产品中：

试剂类，自1994年销售额20万元起步，至2006年（统计至10月止，后同）达1.67亿元，国内市场占有率38%；

血细胞分析仪类，自2000年销售额1089万元（89台）起步，至2006年达1.42亿元（1830台），国内市场占有率20%；

半自动生化仪，自2004年销售额28万元（21台）起步，至2006年达245万元（268台）；

电解质分析仪，自2004年销售额36万元（46台）起步，至2006年达298万元（384台）；

生化试剂，自2003年销售额120万元起步，至2006年达900万元。

特康科技用其14年的自主创新发展史，印证了"科技创新和自主创新的主体是企业"。

特康科技计划加大科技开发的投入和力度，加快江西特康生物医学工程研究所和上海特康生物医学工程研发中心的建设，在武汉市与华中科技大学合作建立联合研发中心；同时，依托人事部博士后科研工作站、省科技厅生物医学检验工程中心等科研平台，深入开展生物医学工程技术和产品的研发；并继续加强与国内知名大学的合作，走产学研结合之路；强化自主知识产权意识，鼓励企业科技人员积极申报专利。

特康科技已进入新的战略发展期。业界期望特康科技积极做好海外出口市场，运用资本市场的力量，依靠管理和技术创新，抓好全血细胞成像分析系统和影像学的成像分析两个重大项目，实现新的腾飞。